Síndrome de Down
Reabilitação Neurocognitiva

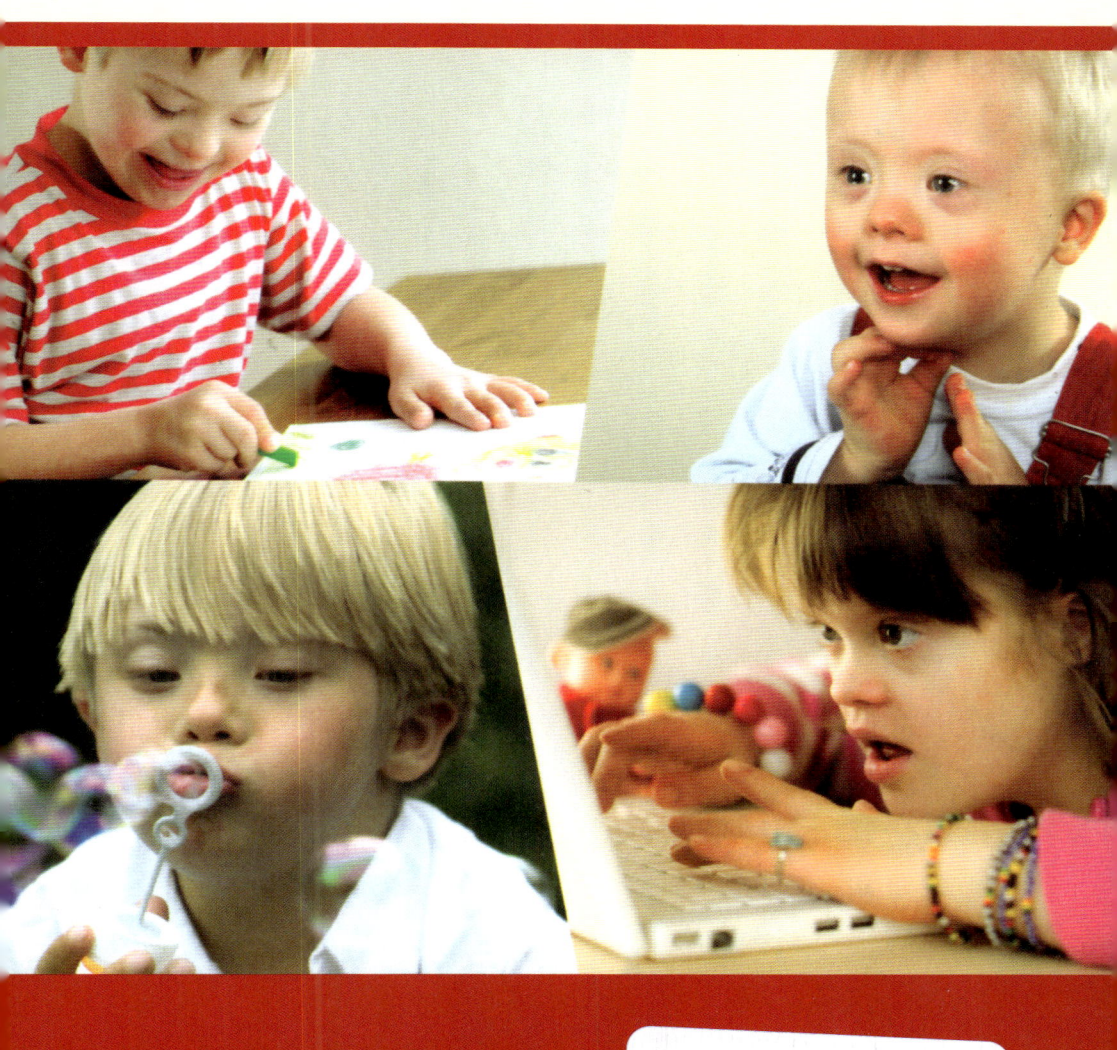

Síndrome de Down
Reabilitação Neurocognitiva

Jean-Adolphe Rondal

Juan Perera

Donna Spiker

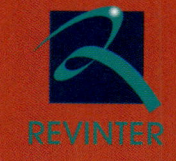

REVINTER

Tradução:
RENATA SCAVONE
Médica-Veterinária
Tradutora Especialista na Área da Saúde, SP

Revisão Técnica:
FERNANDA TAVARES BASBAUM
Fonoaudióloga Clínica
Pós-Graduação em Voz pela Universidade Estácio de Sá
Especialização em Terapia de Família Relacional Sistêmica Formada pelo
Centro de Estudos da Família, Adolescência e Infância (CEFAI)
Membro da Sociedade Brasileira de Fonoaudiologia

CIP-BRASIL. CATALOGAÇÃO NA PUBLICAÇÃO
SINDICATO NACIONAL DOS EDITORES DE LIVROS, RJ

R68s

> Rondal, Jean-Adolphe
> Síndrome de Down : reabilitação neurocognitiva / Jean-Adolphe Rondal, Juan Perera, Donna Spiker ; tradução Fernanda Tavares Basbaum, Renata Scavone. - Primeira. ed. - Rio de Janeiro : Revinter, 2015.
> il.
>
> Tradução de: Neurocognitive rehabilitation of Down Syndrome
> Inclui bibliografia e índice
> ISBN 978-85-372-0609-6
>
> 1. Down, Síndrome de - Pacientes - Cuidado e tratamento. I. Perera, Juan. II. Spiker, Donna. III. Título

| 14-15258 | CDD: 616.858842 |
| | CDU: 616.899.6 |

Título original:
Neurocognitive Rehabilitation of Down Syndrome
Copyright © by Cambridge University Press

Livraria e Editora REVINTER Ltda.
Rua do Matoso, 170 – Tijuca
20270-135 – Rio de Janeiro – RJ
Tel.: (21) 2563-9700 – Fax: (21) 2563-9701
livraria@revinter.com.br – www.revinter.com.br

À memória de nossa amiga,
Professora Krystina Wisniewski.

Agradecimentos

Gostaríamos de expressar nossa gratidão às seguintes pessoas e instituições pelo generoso auxílio de apoiar financeiramente as reuniões preliminares e o trabalho editorial envolvido na realização de um texto abrangente e de cunho internacional como este: em especial, a Gabriel Escarrer, presidente da cadeia Sol Meliá; Miguel Fluxá, presidente da Iberostar; Carmen e Luis Riu, presidentes da RIU Hotels & Resorts; banco SA NOSTRA; e àqueles que ajudaram a preparar este texto para publicação: Carmen Crespo, Raquel Marín e toda a equipe ASNIMO de Palma de Mallorca e Marie-Thérèse Lysens, APEM-T21, Heusy-Verviers, Bélgica. Somos também gratos a Richard Marley, Diretor de Publicações, Ciências Biológicas e Medicina; Joanna Souter, Editora-Assistente, Medicina, Cambridge University Press; e Lucy Edwards, Editora de Produção, Ciência, Tecnologia e Medicina, Cambridge University Press, pelo seu auxílio e apoio no planejamento deste volume, no preparo do manuscrito final e na supervisão da produção deste livro.

Jean–Adolphe Rondal, Juan Perera, Donna Spiker

Prefácio

O estudo da síndrome de Down, a doença genética que, com maior frequência, afeta o desenvolvimento, tem gerado um rico corpo de pesquisa interdisciplinar em genética, neurociência, psicologia e educação. Estas colaborações não apenas promoveram o melhor entendimento da síndrome em si, mas também favoreceram o crescente reconhecimento de que muitas doenças do desenvolvimento neurológico apresentam fortes componentes genéticos, apesar da necessidade de maior compreensão de suas bases genéticas e maior especificação das características do desenvolvimento neurocognitivo. Cinquenta anos de intensas pesquisas sobre a síndrome de Down, após a descoberta de sua base genética, levaram ao entendimento razoável de muitos dos principais aspectos de seu desenvolvimento. Desta maneira, possibilitou-se definir uma estrutura de trabalho interdisciplinar para o estabelecimento, a justificativa e a avaliação da intervenção precoce de reabilitação.

O objetivo deste livro é mostrar algumas das principais formas em que um abrangente programa de reabilitação neurocognitiva pode ser conceituado e realizado, considerando o espectro de informações atuais sobre o genótipo, o desenvolvimento cerebral e o fenótipo comportamental. Por abrangente, entende-se uma abordagem neurocognitiva de conexão transicional aos principais esforços terapêuticos em campos vizinhos, como a neurogenética, o enriquecimento ambiental experimental em modelos animais, os tratamentos moleculares e gênicos (vistos como sinérgicos à reabilitação neurocognitiva), a farmacologia, a pediatria e a cardiologia em bebês acometidos pela síndrome de Down.

Este livro é dividido em cinco seções, com o objetivo de auxiliar a orientação do leitor e a classificação das informações dadas. Cada capítulo apresenta um resumo e a lista completa de referências bibliográficas.

A *Seção 1* apresenta as questões de definição, metodologia e avaliação. O Capítulo 1 propõe a definição da intervenção precoce de reabilitação, seus limites etários, objetivos, modelos de ação e grupos-alvo. Este capítulo também examina os desafios práticos da reabilitação precoce a curto e médio prazos. O Capítulo 2 resume os 50 anos de prática da intervenção de reabilitação em bebês e crianças com síndrome de Down e as alterações e progressos testemunhados durante tal evolução. O Capítulo 3 revisa os atuais conhecimentos sobre o perfil cognitivo da síndrome de Down, discute os recentes avanços na nossa compreensão das vias que podem ser alvos terapêuticos e detalha as propriedades ideais das avaliações destas intervenções. Também apresenta o *Arizona Cognitive Battery Test* (Teste Cognitivo do Arizona), um conjunto de testes primariamente não verbais para avaliações neuropsicológicas, e discute, em detalhes, os demais exames que podem ser incluídos no contexto de um ensaio clínico.

A *Seção 2* analisa os modelos genéticos, cerebrais e animais relacionados com a reabilitação neurocognitiva precoce. O Capítulo 4 expõe e discute as novas perspectivas experimentais das terapias moleculares e gênicas da síndrome de Down. O Capítulo 5 analisa os resultados de diversos trabalhos recentes realizados em modelos animais da síndrome de Down. Os autores debatem os efeitos do enriquecimento ambiental na redução de algumas das anomalias moleculares encontradas em camundongos Ts65Dn, sugerindo que estas também possam apresentar potencial terapêutico em crianças acometidas pela doença. Este capítulo também examina a questão da nutrição adequada e da suplementação alimentar da mãe e do feto durante o desenvolvimento fetal (e anterior, para a mãe) e pós-natal, sugerindo suas profundas influências sobre o desenvolvimento do cérebro e do sistema nervoso.

A *Seção 3* é dedicada ao manejo e tratamento farmacológico e médico. O Capítulo 7 analisa os recentes avanços da farmacoterapia para crianças com síndrome de Down, principalmente aqueles relacionados com a melhora cognitiva. Os agentes farmacológicos que têm como alvo os receptores de GABA e glutamato e os transportadores de dopamina são promessas de futuros estudos clínicos. O Capítulo 8 é centrado no atendimento médico precoce e no acompanhamento de crianças com síndrome de Down. O Capítulo 9 discute os prós e contras da cirurgia cardíaca em bebês com síndrome de Down à luz dos recentes progressos na técnica cirúrgica e na terapia intensiva pós-operatória. Aparentemente, os defeitos cardíacos congênitos apresentados por bebês acometidos pela síndrome de Down podem ser reparados com baixíssimos riscos de mortalidade e morbidade.

A *Seção 4* analisa os principais aspectos da reabilitação neurocognitiva precoce. O Capítulo 10 expõe os princípios básicos da abordagem teórica do desenvolvimento, que é um importante instrumento conceitual para avaliação do desenvolvimento e da interpretação do impacto da reabilitação neurocognitiva em crianças com síndrome de Down. O Capítulo 11 trata do desenvolvimento e da reabilitação motora. O difícil problema da hipotonia em crianças com síndrome de Down é discutido junto à análise das técnicas de redução de sua incidência negativa no desenvolvimento neurocognitivo. O Capítulo 12 aborda as características das memórias a longo e curto prazos em crianças com deficiências intelectuais e, em particular, síndrome de Down. Os achados sugerem que procedimentos intervencionistas específicos possam melhorar de forma significativa o desenvolvimento e o funcionamento da memória. O Capítulo 13 é fundamentado na literatura derivada da pesquisa sobre o desenvolvimento normal para recomendar diversas etapas e estratégias no treinamento muito precoce de bebês e crianças com síndrome de Down e doenças genéticas congênitas correspondentes que levam à deficiência intelectual e às dificuldades de linguagem. Este capítulo também discute os aspectos convencionais do desenvolvimento da linguagem em crianças acometidas pela síndrome de Down, como o desenvolvimento pré-lexico e léxico inicial, o pragmatismo e o padrão gramatical. O Capítulo 14 explora o trabalho referente à percepção da fala na síndrome de Down e defende que, no projeto eficaz de métodos precoces de reabilitação, a percepção da fala nesta população deve ser investigada de forma mais abrangente. O Capítulo 15 enfatiza as questões de temperamento e personalidade no projeto de programas eficazes de reabilitação para bebês e crianças com síndrome de Down. O Capítulo 16 analisa o papel dos pais na participação ativa no treinamento e educação de filhos acometidos por essa síndrome, já que a eficácia da reabilitação precoce é altamente associada ao impacto do nível de responsividade dos pais às crianças. As formas de interação entre pais e filhos pequenos com síndrome de Down são responsáveis pela maior parte da variabilidade dos resultados cognitivos e comunicativos destas crianças durante seus primeiros anos de vida.

Por fim, a *Seção 5* trata das perspectivas terapêuticas. O Capítulo 17 analisa o futuro das terapias genéticas na síndrome de Down e enfatiza a necessidade de continuar a oferecer uma forte reabilitação neurocognitiva em uma futura estrutura de trabalho interdisciplinar denominada "estratégias genético-neurocomportamentais híbridas", que deve melhorar, de forma decisiva, o funcionamento biológico e psicológico de indivíduos acometidos pela síndrome de Down.

Colaboradores

Giorgio Albertini
Child Developmental Department, IRCSS
San Raffaele Pisana, Rome, Italy

Jacob A. Burack
Department of Educational and
Counselling Psychology, McGill University
and Hôpital Rivières-des-Prairies,
Montreal, Quebec, Canada

George Capone
Kennedy Krieger Institute and School of
Medicine, Johns Hopkins University,
Baltimore, Maryland, USA

Katie Cohene
Department of Educational and
Counselling Psychology, McGill University,
Montreal, Quebec, Canada

Jean-Maurice Delabar
Laboratory "Modelling genes
dysregulation: trisomy 21 and
hyperhomocysteinemia," University of
Paris Diderot, Paris, France

Guy Dembour
Department of Paediatric Cardiology,
Cliniques Universitaires Saint-Luc,
Catholic University of Louvain, Brussels,
Belgium

Jamie Edgin
Department of Psychology, University of
Arizona, Tucson, Arizona, USA

Digby Elliott
Department of Psychology, Liverpool John
Moores University, Liverpool, UK

Deborah Fidler
Human Development and Family Studies,
Colorado State University, Fort Collins,
Colorado, USA

Heidi Flores
Department of Educational and
Counselling Psychology, McGill University,
Montreal, Quebec, Canada

Adam Golabek
Pediatric Neuropathology and
Neurogenetic Laboratory, Institute for
Basic Research in Developmental
Disabilities, New York, New York,
USA

Susan L. Hepburn
Department of Psychiatry, University of
Colorado, Denver Health Sciences Center,
Denver, Colorado, USA

Katarzyna Jarzabek
Department of Reproduction and
Gynecological Endocrinology, Medical
University of Bialystok, Bialystok, Poland

Anne Jobling
School of Education, University of
Queensland, Brisbane, Australia

Elizabeth Kida
Pediatric Neuropathology and
Neurogenetic Laboratory, Institute for
Basic Research in Developmental
Disabilities, New York, New York, USA

Gerald Mahoney
Mandel School of Applied Social Sciences,
Case Western Reserve University,
Cleveland, Ohio, USA

Deny Menghini
Department of Research and Clinical Care,
Bambino Gesù Children's Hospital, Rome,
Italy

Stephane Moniotte
Department of Paediatric Cardiology,
Cliniques Universitaires Saint-Luc,
Catholic University of Louvain, Brussels,
Belgium

Lynn Nadel
Department of Psychology, University of
Arizona, Tucson, Arizona, USA

Diane Osaki
Osaki Consulting, Denver, Colorado, USA

Sonia Palminiello
Child Development Department, IRCSS
San Raffaele Pisana, Rome, Italy

David Patterson
Eleanor Roosevelt Institute, Department of
Biological Sciences, University of Denver,
Denver, Colorado, USA

Frida Perales
Mandel School of Applied Social Sciences,
Case Western Reserve University,
Cleveland, Ohio, USA

Juan Perera
Center Príncipe de Asturias, University of
the Balearic Islands, Mallorca, Spain

Michèle Pettinato
Department of Language and
Communication Science, City University,
London, UK

Ausma Rabe
Pediatric Neuropathology and
Neurogenetic Laboratory, Institute for
Basic Research in Developmental
Disabilities, New York, New York, USA

Alberto Rasore Quartino
Pediatric Department, Ospedali Galliera,
Genoa, Italy

Jean-Adolphe Rondal
Department of Psycholinguistics,
University of Liège and School of
Psychology, Pontifical Salesian University,
Venice, Italy

Goffredina Spanõ
Department of Psychology, University of
Arizona, Tucson, Arizona, USA

Donna Spiker
Early Childhood Program, Center for
Education and Human Services, SRI
International, Menlo Park, California, USA

Stefano Vicari
Department of Research and Clinical Care,
Bambino Gesù Children's Hospital, Rome,
Italy

Naznin Virji-Babul
Down Syndrome Research Foundation,
Burnaby, British Columbia, Canada

Marius Walus
Pediatric Neuropathology and
Neurogenetic Laboratory, Institute for
Basic Research in Developmental
Disabilities, New York, New York, USA

Daniel Weeks
Research Services, University of
Letherbridge, Alberta, Canada

Sumário

Síndrome de Down
Reabilitação Neurocognitiva

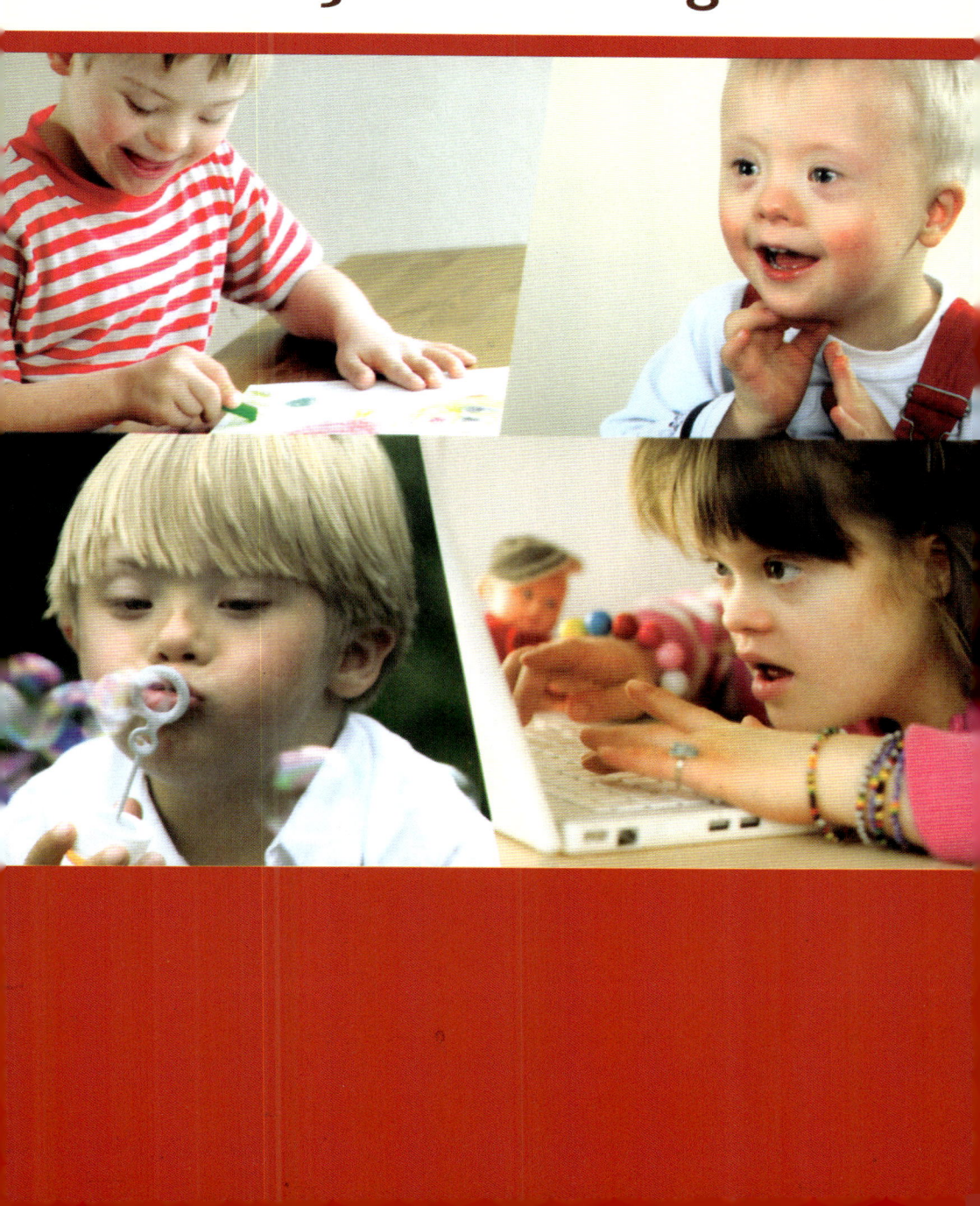

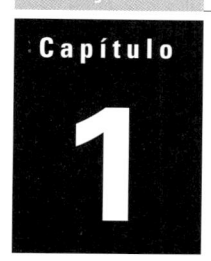

Capítulo

Intervenção precoce de reabilitação

Definições, objetivos, modelos e desafios

Juan Perera

Introdução

Estimativas realistas indicam que cerca de 780 milhões de crianças podem vir a apresentar deficiências intelectuais entre o nascimento e os 5 anos de idade (Olness, 2003). Este número representa a crescente quantidade de fatores biológicos e ambientais identificáveis associados à deficiência intelectual, assim como as condições em que as crianças são colocadas em risco de desenvolvimento de tais alterações.

Fora o crescente número de causas genéticas e infecciosas de deficiências intelectuais atualmente conhecidas, as condições que também podem levar a tais alterações incluem: desnutrição, alcoolismo fetal, trauma craniano, envenenamento por chumbo, baixo peso ao nascimento e câncer, entre outros. Dentre as causas ambientais, incluem-se os efeitos da pobreza, o abuso de menores e a negligência infantil (Guralnick, 2000). Estas causas ambientais geralmente se associam a condições biológicas (Msall *et al.*, 1998; Fujiura & Yamaki, 2000; Park *et al.*, 2002). Além disso, ao considerarmos as possíveis causas ou fatores de risco, é o efeito cumulativo que representa a maior ameaça ao desenvolvimento intelectual das crianças (Sameroff *et al.*, 1987; Burchinal *et al.*, 2000). Em todo o mundo, o número de crianças que tendem a apresentar deficiência intelectual é somente inferior à diversidade e à complexidade dos padrões de desenvolvimento (Guralnick, 2005a).

No entanto, as expectativas são relativamente otimistas no que se refere ao que pode ser conseguido durante os primeiros 6 anos de vida com a aplicação de bons programas de intervenção precoce (EI), ou seja, programas sistemáticos e multidisciplinares com base na experimentação (Guralnick, 1998).

Por que focamos a síndrome de Down?

Das 750 a 1.000 doenças genéticas e cromossômicas que provocam deficiência intelectual, a síndrome de Down (DS) é a única com registros de pesquisa datados do início do século XIX (Seguin, 1846). Como a mais frequente causa genética de deficiência intelectual, a DS foi usada, em numerosos estudos, como grupo-controle ou contraste durante a análise de outras formas de deficiência (Hodapp, 2008). A DS é também a única doença genética em que a expectativa de vida foi duplicada nos últimos 30 anos (Bittles & Glasson, 2004) e que foi etiologicamente associada às modificações neurológicas observadas no mal de Alzheimer (Zigman & Lott, 2007). Além disso, é detectada ao nascimento e as crianças com DS representam um grupo etiologicamente heterogêneo, embora uma de suas características mais notáveis seja, precisamente, sua diversidade quanto ao progresso do desenvolvimento (Perera, 1999).

É por isto que, aqui, consideramos a DS o paradigma da deficiência intelectual, pois acreditamos que, de modo geral, e sem subestimar a especificidade da síndrome (como discutido a seguir), os princípios e práticas da EI são úteis em outras doenças de origem genética (síndromes do X frágil, de Williams, Turner, Cri du Chat, Angelman, Prader-Willi, Asperger etc.) que não foram tão estudadas.

Definição da intervenção de reabilitação precoce

Desde a década de 1970, nos Estados Unidos e na Europa, principalmente na Espanha, foram dadas diversas definições de EI (Bricker & Bricker, 1971; Hayden & Dmitriev, 1975; Shearer & Shearer, 1976; Villa Elízaga, 1976; Coriat, 1977; Hanson, 1977; Gútiez *et al.*, 1993; Candel, 1998; Dunst, 1998; Guralnick, 1998). A partir da década de 1990, muitas pesquisas focaram em como as crianças com DS e outros distúrbios do desenvolvimento agem durante vários estágios de seu desenvolvimento, com o objetivo de planejar estratégias de intervenção mais adequadas às suas necessidades específicas (Dunst, 1990, 1998; Candel & Carranza, 1993; Spiker & Hopman, 1997; Wishart, 1997; Beeghly, 2000).

Em paralelo a isto, o maior envolvimento familiar possibilitou o planejamento e a execução de numerosos estudos que tentaram investigar as características da família de crianças com DS, suas reações e sua capacidade de adaptação à nova situação de ter uma criança com a síndrome, além da relação entre diversas variáveis familiares e o desenvolvimento da criança (Crnic *et al.*, 1983; Erickson & Upshur, 1989; Harris & McHale, 1989; Sloper *et al.*, 1991; Candel *et al.*, 1993; Minnes, 1998; Stoneman, 1998).

Além disso, ao revisar a pesquisa acerca da plasticidade do sistema nervoso central, surgem duas intrigantes questões: (1) está claro que os eventos neurofisiológicos são revelados em resposta à experiência, permitindo que o cérebro se organize. Este é um forte argumento em favor da intervenção, já que as experiências são traduzidas em alterações específicas no sistema nervoso e no comportamento; (2) há também evidências de que as modificações do sistema nervoso não são limitadas aos primeiros meses de vida, o que leva ao questionamento da eficácia da intervenção em outros períodos da vida (Nelson, 2000). De fato, há aqueles que defendem que a intervenção não apenas deve ser precoce (ou seja, durante os primeiros anos da infância), mas continuar por toda a vida do paciente (Flórez, 2005).

A partir disso, surgem também duas hipóteses que baseiam ou motivam a EI: de um lado, o fato de que os problemas genéticos e biológicos podem ser superados ou minimizados e, de outro, a suposição de que a experiência precoce é importante para o desenvolvimento da criança. Assim, existem três argumentos teóricos que são a base do desenvolvimento de programas de EI:

1. As crianças com problemas de desenvolvimento precisam de experiências precoces em maior número e/ou de naturezas diferentes do que aquelas não acometidas por tais distúrbios.
2. Programas com a participação de equipes especializadas são necessários ao oferecimento das experiências precoces exigidas na compensação das dificuldades de desenvolvimento.
3. O progresso do desenvolvimento é maior em crianças acometidas por distúrbios que participam de programas de EI (Candel, 2003a).

Atualmente, em todo o mundo, a EI é vista como o tratamento abrangente dado a crianças e suas famílias durante os primeiros meses e anos de vida em razão da existência de distúrbios do desenvolvimento ou situações de alto risco. A intervenção é composta por tratamentos médicos, educacionais e sociais que, direta ou indiretamente, influenciam o funcionamento dos pais, da família e da criança.

Nesta linha, o Livro Branco da Intervenção Precoce *(Libro Blanco de la Atención Temprana)* define que, na Espanha, a EI é "o conjunto de intervenções direcionadas a bebês do nascimento aos 6 anos de idade, à família e ao ambiente, com o objetivo de dar a resposta mais rápida possível às necessidades transitórias ou permanentes que as crianças apresentam ou podem vir a apresentar durante seu desenvolvimento. Estas intervenções, que devem considerar a criança por completo, devem ser planejadas por uma equipe de profissionais com treinamento inter ou transdisciplinar" (GAT, 2000).

Objetivos

Os seguintes objetivos são resultantes das definições anteriormente dadas:

- Redução dos efeitos de uma deficiência ou déficit no desenvolvimento geral da criança.
- Otimizar, ao máximo, a progressão do desenvolvimento da criança.
- Introdução dos mecanismos necessários de compensação, eliminação de barreiras e adaptação a necessidades específicas.
- Evitar ou reduzir o aparecimento de efeitos ou déficits secundários ou associados à doença ou à situação de risco.
- Atender as necessidades e exigências da família e do ambiente em que vive a criança.
- Considerar a criança um sujeito ativo da intervenção.
- Considerar a família o principal agente da intervenção.

Assim, os programas de EI têm como objetivo:

1. Dar aos pais e a toda família as informações, o apoio e o aconselhamento necessários, de forma que os indivíduos possam se adaptar à nova situação e manter relações afetivas adequadas com a criança.
2. Enriquecer o ambiente de desenvolvimento da criança, dando estímulos adequados em todos os aspectos, de forma a estimulá-lo.
3. Encorajar a relação entre os pais e a criança, impedindo o aparecimento de estilos de interação inadequados.
4. Aumentar ao máximo o progresso da criança, para obtenção de independência em diferentes áreas do desenvolvimento.
5. Empregar estratégias de intervenção em um contexto natural e nas situações rotineiras da criança, evitando o uso de fórmulas excessivamente artificiais.
6. Instituir medidas preventivas, já que os programas de EI diminuem parcialmente a velocidade da deterioração progressiva dos níveis de desenvolvimento, o que impede que a criança apresente distúrbios mais graves em diferentes aspectos do desenvolvimento. Esta faceta preventiva também se estende ao restante do ambiente familiar, com o estabelecimento, desde o começo, do comportamento adequado que é mais bem adaptado à realidade da situação.

Modelos de intervenção precoce

Os modelos tradicionais com base em critérios comportamentais que inspiraram os programas de EI até a década de 1980 são agora obsoletos e, hoje, são empregados modelos que apresentam pelo menos dois pontos em comum: veem o desenvolvimento humano como um processo de transição e têm sido amplamente aplicados a crianças deficientes ou em alto risco.

Na última década, foram propostas três teorias que influenciaram de forma decisiva a incorporação das novas abordagens: a Teoria de Sistemas Ecológicos de Bronfenbrenner

(1979), o Modelo de Transição de Sameroff e Chandler (1975) e a Teoria de Possibilidade de Modificação Cognitiva Estrutural de Feuerstein (1980).

O modelo ecológico destaca a complexidade do desenvolvimento e o grande número de influências ambientais sobre as crianças (Sameroff & Fiese, 2000). As teorias ecológicas postulam que as estruturas ecológicas e as unidades sociais, assim como as pessoas e o que acontece a elas não operam de forma isolada, mas influenciam umas às outras, direta ou indiretamente, de modo que as alterações em uma unidade ou subunidade influenciam os membros de outras unidades (Dunst & Trivette, 1988). A teoria do apoio social tenta descrever as propriedades das unidades sociais, as relações entre estas e a maneira pela qual tal apoio melhora o bem-estar do indivíduo, da família e da comunidade (Cohen & Syme, 1985).

A ecologia humana enfatiza as interações e os ajustes entre as crianças em desenvolvimento e seus ambientes animados e inanimados, e como os eventos de diferentes estruturas ecológicas afetam, de forma direta ou indireta, o comportamento de uma pessoa (Bronfenbrenner, 1979; Cochran & Brassard, 1979). A teoria adaptativa tenta explicar como as influências ecológicas afetam as reações ao nascimento e à criação de uma criança com problemas, além de como diversas forças ecológicas têm influências positivas e negativas sobre a capacidade de a família lidar com e adaptar-se ao nascimento e à educação de uma criança com dificuldades de desenvolvimento (Crnic *et al.*, 1983).

O Modelo de Transição é embasado na capacidade de resposta social do ambiente e na natureza interativa da troca criança-ambiente. A partir desta perspectiva, o desenvolvimento da criança é produto das constantes interações dinâmicas entre esta e as experiências provenientes da família e do contexto social. O aspecto inovador deste modelo, de acordo com Sameroff & Fiese (2000), é colocar igual ênfase nos efeitos da criança e do ambiente, de modo que as experiências dadas pelo ambiente não sejam vistas como independentes da criança. A criança pode ter sido um fator determinante nas atuais experiências, mas seu desempenho em relação ao desenvolvimento não pode ser descrito de maneira sistemática sem a análise dos efeitos do ambiente sobre ela.

As principais consequências da aplicação deste modelo no campo da EI são as seguintes: (1) a díade pai/mãe-criança deve ser o objetivo da intervenção doméstica; (2) as crianças aprendem e se desenvolvem por meio de trocas positivas e recíprocas com o ambiente, principalmente seus pais; (3) os pais ou responsáveis, quando adequado, são as figuras mais importantes no desenvolvimento da criança; (4) a infância é a melhor época para iniciar a intervenção em crianças com problemas de desenvolvimento ou em risco biológico ou ambiental e seus pais, dentro do contexto da família.

Segundo a teoria da Possibilidade de Modificação Estrutural Cognitiva, a intervenção sistemática e consistente possibilita alterações na natureza estrutural que podem alterar a progressão e a direção do desenvolvimento cognitivo. Neste contexto, o desenvolvimento cognitivo é o resultado da combinação da exposição direta do organismo aos estímulos ambientais, relacionados aos processos de amadurecimento, e de experiências de aprendizagem mediadas, com participação de todos os processos de transmissão cultural.

Com a boa mediação, não há limites para o desenvolvimento cognitivo, independentemente das deficiências individuais. O que é importante é a boa interação entre o organismo e o ambiente que o cerca (Feuerstein *et al.*, 1991).

Esta teoria declara que dois tipos de fatores influenciam o desenvolvimento cognitivo: (1) fatores distais, associados, fundamentalmente, aos fatores genéticos, orgânicos, ambientais e de amadurecimento, que não provocam danos irreversíveis aos indivíduos; (2) fatores proximais, relacionados com as condições e com o contexto do aprendizado. Feuerstein *et al.* argumentam que é possível oferecer experiências mediadas de aprendizagem de forma eficaz a todos os indivíduos, qualquer que seja sua doença ou idade, já que o fator relevante consiste apenas no uso da forma adequada de aprendizagem mediada.

O ambiente em modificação ativa deve ter as seguintes características: (1) organização da vida da criança de forma a provocar modificações estruturais cognitivas; (2) criação de reforços positivos, desencadeando um desequilíbrio que gera mudanças; (3) promoção de desafios; em outras palavras, confrontos controlados com o novo e o inesperado; (4) a heterogeneidade do ambiente é um importante elemento para o desenvolvimento de processos cognitivos mais elevados; (5) mediação individualizada.

Assim como os três modelos anteriormente discutidos, é válido também comentar a abordagem com base em atividades (Bricker & Cripe, 1992), fundamentada na teoria do aprendizado e no trabalho de vários autores, como Vygotsky, Piaget e Dewey. Esta abordagem é baseada em três elementos: (1) a influência e a interação dos ambientes socioculturais imediatos e superiores; (2) a necessidade da participação ativa da criança; (3) a melhora do aprendizado, ocupando as crianças com atividades funcionais e significativas.

De acordo com esta abordagem, a aquisição do conhecimento e das habilidades de aprendizado deve ser realizada em condições autênticas. Dentre estas estão incluídas atividades que refletem a realidade e as obrigações da vida diária. As crianças, assim, aprendem e praticam habilidades que melhorarão sua capacidade de adaptação às numerosas demandas de seus ambientes físicos e sociais.

Por fim, um dos modelos mais amplamente utilizados hoje, devido à sólida base que oferece à intervenção, é o do desenvolvimento precoce e fatores de risco, uma recente contribuição de Guralnick (1998). Este modelo possui três componentes principais: padrões familiares, características familiares e possíveis fatores de estresse. Tanto as características familiares quanto os fatores de estresse tendem a ser distais à criança, enquanto os padrões familiares são proximais e influenciam, de forma direta, o desenvolvimento da criança.

O componente dos padrões familiares é formado por três elementos: a qualidade das transações pai/mãe-criança, as experiências orquestradas pela família e as medidas ambientais que melhoram a saúde e a segurança da criança. Estes fatores, por sua vez, são influenciados pelos outros dois componentes do modelo. Um destes, as características da família, inclui dois grandes fatores conceituais: as características pessoais dos pais e as características da criança, que não são relacionadas com seu distúrbio. O terceiro componente, os possíveis fatores de estresse derivados do distúrbio da criança, também podem distorcer a dinâmica familiar. Guralnick classifica estes fatores em quatro categorias: necessidade de informações derivadas do distúrbio da criança; ansiedade interpessoal e familiar (reações surgidas em decorrência do distúrbio da criança, problemas no relacionamento dos pais, reações negativas de pessoas próximas à família); necessidade de recursos; perda da confiança na capacidade de criar uma criança com problemas.

Guralnick (1998) propõe, além disso, que o programa de intervenção deve incluir os seguintes componentes: apoio de recursos (coordenação e acesso aos serviços); apoios subsidiários (auxílio financeiro, programas de apoio familiar); suporte social (grupos de pais, orientação familiar, amigos, redes comunitárias); e informações e serviços (programas formais de intervenção, comunicação entre pais e profissionais).

Todos estes modelos de intervenção apresentam elementos comuns e concordam quanto aos princípios que constituem a base da maioria dos atuais programas de EI: (1) a importância das trocas sociocomunicativas entre as crianças e seu ambiente é enfatizada; (2) as crianças são aprendizes ativos; (3) o aprendizado no contexto natural é enfatizado; (4) para atingir os objetivos, são empregadas atividades funcionais que têm significado para a criança e que são inseridas em sua rotina diária; (5) são usados reforços naturais; (6) os pais são os principais agentes da intervenção e não meros receptores.

"Independentemente do caso, cada profissional tem suas próprias preferências e recorrerá àquelas premissas que melhor se adaptam a suas circunstâncias pessoais e profissionais. A experiência nos diz que, com o passar do tempo, tornamo-nos mais ecléticos e começamos a pegar o que há de melhor das diferentes opções à disposição, até criarmos abordagens individualizadas. Os modelos anteriormente descritos talvez possam ajudar a fazer tal seleção" (Candel, 2003b).

Desafios a curto e médio prazos da intervenção precoce

Desafio 1

Avanços na pesquisa genética em modelos animais e a possível aplicação a seres humanos. Experimentos laboratoriais com modelos murinos trissômicos, transgênicos e transcromossômicos tentam obter resultados de três ângulos: (1) relacionando as características fenotípicas da DS, de forma precisa, com os genes cuja superexpressão é responsável por seu aparecimento. Qual(is) gene(s) está(ão) envolvido(s) no surgimento de, por exemplo, deficiência intelectual, cardiopatia etc.?; (2) descobrindo os mecanismos responsáveis por tais fenômenos: o que faz a superexpressão de um gene, de modo que uma alteração patológica em determinado órgão apareça em certa idade no indivíduo com DS?; (3) testando medidas terapêuticas que podem ser utilizadas a curto e médio prazos: algumas relacionadas com genes (terapia gênica), outras de natureza química (drogas que inibem a presença excessiva de um produto provocada pela superexpressão de um gene), outras de natureza imunológica (vacinas que neutralizam a ação negativa destes mesmos produtos) e outras, ainda, de natureza geral (intervenções direcionadas à melhoria dos mecanismos de aprendizagem ou ao comportamento) (Flórez, 2001).

Nos Capítulos 3-6 e no capítulo final deste livro, são passadas informações detalhadas sobre os avanços da pesquisa genética em modelos animais e sua possível aplicação em seres humanos.

Desafio 2

A pesquisa e a prática da intervenção precoce devem ser estabelecidas a partir de uma perspectiva multidisciplinar e interdisciplinar. O enriquecimento ambiental (o ambiente é capaz de alterar a função e a estrutura cerebral), a terapia gênica (a possível substituição de um gene danificado por outro normal) e os programas de saúde e educação devem, necessariamente, convergir com o objetivo de entender o genótipo e suas causas específicas. Por muitos anos, nos países desenvolvidos, a EI tem sido muito fragmentada e compartimentalizada. Em diversas nações, ainda há controvérsias acerca dos poderes e da jurisdição (Serviço Social, Saúde, Educação), que precisam ser superadas. É preciso unir forças. Devemos tentar integrar os conhecimentos da genética molecular, dos modelos animais e sua manipulação experimental, da nova ciência, da medicina, da psicologia do desenvolvimento, da ciência cognitiva, da terapia familiar e da prática sistêmica, da tecnologia educacional e da integração escolar – e isto somente pode ser conseguido por equipes multidisciplinares bem treinadas, com perspectiva ampla, que sejam capazes de sintetizar os atuais conhecimentos e estabelecer novos objetivos conjuntos para a pesquisa e a intervenção.

Desafio 3

A urgente tradução dos crescentes achados científicos em programas específicos de intervenção. Precisamos de bons programas de intervenção que sejam fundamentados em pesquisas científicas sérias e bem conduzidas e que, portanto, aliviam ou curam o que dizem fazê-lo.

Na EI, a estratégia consiste em aproveitar o começo da infância para ativar, estimular e otimizar estruturas e processos neurocomportamentais que permaneceriam não desenvolvidos em razão dos efeitos genéticos adversos na gênese do neurocomportamento (Rondal & Perera, 2006).

Existem vários motivos para empregar esta estratégia sistemática. No caso da deficiência intelectual congênita (DS), assumindo o diagnóstico precoce, é aconselhável começar a intervenção semanas após o nascimento para reduzir, o máximo possível, o retardo dos aspectos sociopessoais, físicos e cognitivos do desenvolvimento. A ontogênese é altamente acumulativa. Isto significa que as aquisições mais precoces são a base do desenvolvimento posterior. Quanto mais precoce o estabelecimento das estruturas básicas, melhor o prognóstico do progresso subsequente e, assumindo-se que o treinamento seja contínuo, maior a probabilidade de que os maiores níveis de desenvolvimento permitido pela doença sejam atingidos.

Uma segunda razão é que a neuroplasticidade, como sabemos, é maior durante os primeiros anos de vida, e isto também se aplica a crianças com deficiência intelectual; desta forma, o terreno é mais fértil para o emprego das intervenções bem projetadas.

Os dois motivos anteriormente mencionados sugerem que a aplicação da EI, provavelmente, é mais benéfica do que qualquer outra intervenção realizada em estágios posteriores da vida. No entanto, isto não significa que esta última não seja importante ou que a intervenção em crianças com DS deva ser interrompida após os 6 anos de idade (Perera, 1995).

Guralnick (1997, 2005b) tem avaliado o conhecimento atual em uma série de dimensões que melhoram o desenvolvimento e concluiu que décadas de estudo, em pequena e grande escala, indicam que somos capazes de modificar o desenvolvimento individual como resultado de bons programas de EI. Além disso, o autor ressalta que programas abrangentes de EI demonstram que somos capazes de prevenir, em grande parte, o declínio do desenvolvimento cognitivo geralmente apresentado por crianças com DS durante os primeiros anos de vida.

Embora a demonstração dos efeitos a longo prazo ainda represente um desafio metodológico, há documentação de tais resultados em diversas doenças do desenvolvimento, incluindo a DS.

Por fim, o desafio reside na necessidade de tradução dos achados científicos em programas específicos de intervenção, estratégias e métodos terapêuticos que possam ser usados em serviços de EI e em salas de aula para melhoria da maturidade, da saúde e das aptidões cognitivas, de memória, linguísticas e comportamentais das crianças com problemas de desenvolvimento de origem genética (Perera, 2007).

Desafio 4

A necessidade de aprofundar os conhecimentos acerca da "especificidade" de cada síndrome. A abordagem científica à deficiência intelectual precisa considerar a dimensão etiológica (Rondal & Perera, 2006). Por razões teóricas e clínicas, é necessário aprofundar os conhecimentos em vários tipos de deficiências intelectuais, começando por aquelas de origem genética, e determinar, com uma firme base empírica, quais traços são diferentes em uma ou outra doença e em qual grau e quais são os sintomas observados em diversas ou todas as síndromes (Rondal *et al.*, 2004).

A perspectiva da especificidade parece ser mais clara em nível sistêmico. Pesquisas recentes revelaram alto número de características sintomáticas na DS que, juntas, mostram um quadro específico da síndrome, chamado por alguns de especificidade parcial (Dykens *et al.*, 2000), e por outros de especificidade sindrômica (Perera, 2006).

A principal dimensão metodológica para o estudo da especificidade deve ser focada na comparação intersindrômica, já que não é possível discutir a especificidade de qualquer síndrome sem a realização de comparações sistemáticas com outras patologias.

As implicações teóricas e práticas da existência de fenótipos comportamentais e sua possível especificidade são da maior importância. Do lado teórico, as evidências de especificidade parcial entre síndromes genéticas, ou aquelas associadas a deficiências intelectuais parecem indicar que há certas relações comuns entre determinados genes e alguns padrões de desenvolvimento comportamental, com importantes variações. Do lado prático, a verificação de padrões específicos de desenvolvimento e funcionamento leva à pergunta estratégica de quais métodos, únicos ou diferentes, de intervenção devem ser usados.

A consequência disto é que se padrões específicos, ao menos parciais, puderem ser demonstrados em indivíduos com diferentes síndromes genéticas, as estratégias de intervenção devem ser, então, projetadas precisamente em relação às necessidades particulares de um grupo genético, deixando somente características funcionais compartilhadas por outros grupos em estratégias comuns de reabilitação (Hodapp, 2008). Além disso, o critério mais razoável é aquele que diz que "aspectos específicos exigem determinados métodos de intervenção, enquanto aspectos não específicos requerem métodos mais gerais, que podem ser estendidos a diversas patologias" (Rondal & Perera, 2006).

Parece evidente, portanto, que a boa intervenção deva seguir este critério, já que se os programas, estratégias, métodos terapêuticos e instrumentos didáticos usados na EI ou nas salas de aula foram projetados considerando-se tais aspectos específicos, que pertencem a determinadas síndromes e se referem a formas particulares de captura, processamento e assimilação da informação (em seus aspectos cognitivos, linguísticos, de percepção, de memória, sensoriais etc.), serão mais diretos e eficazes ao ensinarem as crianças a pensar, falar, ler, escrever etc.

Desafio 5

Promover o papel dos pais (principalmente da mãe) como agentes principais da EI. Demonstrou-se que a eficácia da EI é fortemente associada ao nível de responsividade e à boa intervenção dos pais com seus filhos.

Mahoney, no Capítulo 16 deste livro, apresenta os resultados de seus estudos longitudinais e pesquisa no papel desempenhado pelos pais na EI de crianças com DS e outras doenças do desenvolvimento. Seus achados, entre outros, são os seguintes:

1. A forma de interação dos pais com seus filhos pequenos com DS influencia bastante a variabilidade dos resultados cognitivos e comunicativos conseguidos por estas crianças durante os primeiros 3 anos de vida.

2. Tal interação também está associada às conquistas acadêmicas e do desenvolvimento nos anos posteriores à infância.

3. O desenvolvimento observado em crianças participantes de programas de EI que não contam com o trabalho dos pais está relacionado com o estilo de interação parental, mas não com o tipo de intervenção recebida.

4. A eficácia da EI é bastante influenciada por seu impacto sobre o grau de aceitação e responsividade dos pais em relação a seus filhos.

5. A única forma de envolver os pais na EI que, sistematicamente, melhora o desenvolvimento de seus filhos e seu funcionamento emocional e social é aquela que os encoraja, através do treinamento, a aprender e usar as interações responsivas com as crianças. As interações responsivas são aquelas em que os interesses da criança são seguidos, respondendo a suas necessidades, adaptando-se ao seu ritmo e delicadamente corrigindo seus erros. Este enfoque melhora o funcionamento cognitivo, comunicativo, social e emocional da criança (Mahoney *et al.*, 1998).

É provável que tudo isso nos leve a insistir em programas menos padronizados, com enfoque muito maior no futuro da interação entre pais e filhos.

Desafio 6

Encorajar governantes e representantes políticos a confiar e investir nos serviços de EI. Não me estenderei muito neste ponto, mas convencer os políticos, onde quer que vivamos, é uma responsabilidade de todos. A eficácia dos programas realizados durante os primeiros anos da infância foi cientificamente comprovada, embora ainda existam desafios metodológicos à demonstração de sua eficiência a longo prazo, como anteriormente discutido.

É provável que possamos fazer mais por indivíduos com DS nos primeiros 6 anos de idade do que durante o restante de suas vidas. Caso um bom programa da EI seja oferecido, seremos capazes de compensar suas limitações e fortalecer suas habilidades, tornando as crianças indivíduos mais ativos, independentes e autônomos, em vez de pessoas passivas e dependentes. É, portanto, necessário convencer os governantes a priorizar a EI em seus programas médicos, educacionais e sociais.

Desafio 7

Qualificação profissional e trabalho em equipe. O conceito de interdisciplinaridade vai além da simples soma paralela de diferentes disciplinas. O preparo dos profissionais envolvidos na EI implica no treinamento em uma disciplina específica e em uma estrutura conceitual comum a todas as disciplinas, que devem ter seu próprio espaço de desenvolvimento através da reflexão e do trabalho em equipe. O planejamento de planos de treinamento regular e a necessidade de contínua experiência profissional supervisionada são condições essenciais à organização de serviços de EI de alta qualidade, em nível de acordo com sua responsabilidade (GAT, 2000).

Qualidade. Não é suficiente dizer que somos bons. É preciso prová-lo. No mundo comercial, isto é demonstrado por certificados externos que possibilitam o emprego de controles rigorosos para analisar a adequação a regulamentações internacionalmente aprovadas, com critérios de melhoria contínua, satisfação do cliente, eficácia e eficiência.

Nos serviços de EI, a qualidade é um direito e uma garantia ao usuário e uma obrigação da equipe profissional. Além disso, tem significado e importância especiais nas situações que envolvem crianças acometidas por distúrbios do desenvolvimento, onde a aplicação de práticas boas ou más podem gravemente afetar seu progresso biológico, psicológico ou social.

No conceito de deficiência intelectual (AAMR, 2002), os distúrbios do desenvolvimento são considerados desde um traço absoluto de um indivíduo ao resultado da interação entre uma pessoa com limitações específicas e seu ambiente. Este conceito, sobretudo, não é limitado ao estudo de crianças e à intervenção em seu ambiente, mas ainda gera a necessidade de avaliação e alteração de onde estas vivem. É por isso que o assim chamado apoio adquire tamanho significado especial.

A intervenção precoce não é um refúgio para iniciantes. Requer sólido treinamento multidisciplinar, experiência comprovada, continuidade sistemática, rigor nos procedimentos e constante avaliação de resultados (Grupo PADI, 1996; GAT, 2000; ICASS 2001; European Organization for Quality, 2002; Millá, 2003; Ponte *et al.*, 2004).

O principal desafio é, portanto, exigir um padrão internacional de qualidade para a EI.

Conclusão

Por fim, gostaria de resumir e apresentar três futuras perspectivas que, a curto e médio prazos, podem trazer importantes melhorias nos resultados da EI.

A primeira é a pesquisa atual e futura acerca da deficiência intelectual genética usando modelos animais, que é de extrema importância, como já explicado. Além disso, a difícil extrapolação de dados e achados relevantes em mamíferos inferiores (camundongos etc.) a seres humanos é muito importante. Esta pesquisa promove a melhor compreensão de algumas dificuldades e limitações orgânicas que são importantes na DS e, também, possibilitará a definição de drogas e o enriquecimento ambiental inicial que podem auxiliar, da melhor forma, os resultados do desenvolvimento e a compensação das deficiências.

A segunda é o estímulo que logo poderá ser realizado no útero – principalmente de natureza auditiva, caso seja detectado que o feto apresenta alterações relacionadas com o início da aquisição da linguagem quando comparado a bebês de desenvolvimento normal.

Nas últimas décadas, diversos avanços transformaram a neonatologia. As alterações no tratamento e no desenvolvimento de neonatos e outros grupos com peso muito baixo têm sido muito importantes.

Os tratamentos realizados em fetos antes do nascimento representam um destes avanços. A indução do amadurecimento dos tecidos fetais pela administração de corticoides demonstrou ser eficaz na prevenção não apenas da doença da membrana hialina, mas também da hemorragia cerebral e da enterocolite necrótica, que põem em risco a sobrevivência e o desenvolvimento posterior do neonato.

A manipulação pós-natal destes pacientes também foi alterada. O melhor conhecimento da fisiopatologia das doenças características da prematuridade possibilitou a introdução de novos tratamentos.

Na década de 1980, era difícil que um neonato com menos de 800 g fosse viável. Hoje, os limiares de viabilidade estabelecidos são a idade gestacional de 24 semanas e peso de 400 g. No entanto, tais limites são obscurecidos pela necessidade de individualizar cada situação.

Neste contexto, assim como nas orientações terapêuticas específicas, as medidas destinadas à melhoria do desenvolvimento de neonatos por meio de intervenções que favorecem o bebê e sua família foram estimuladas, com a compreensão de que, na verdade, formam um conjunto. Tais medidas são conhecidas como "cuidado focado no desenvolvimento e na família" e representam uma alteração radical, não tanto de natureza tecnológica, mas também no envolvimento da equipe médica e paramédica e da família de cada bebê em tal abordagem. É uma questão de tentativa de criação do ambiente mais favorável possível, por redução de malefícios macroambientais (barulho, luz) e microambientais (postura, manipulação, dor) e de participação da família no cuidado do bebê, promovendo a amamentação e o contato cutâneo entre o neonato e os pais, além de permitir, ao máximo possível, a entrada da família nas áreas de atendimento médico. Esta filosofia deve ser entendida como uma forma de EI em que, através da melhoria do relacionamento entre o bebê e seus cuidadores, tenta impedir o aparecimento de morbidades menos graves, mas que podem determinar as limitações a longo prazo. Esta forma de agir será lentamente introduzida nos países desenvolvidos e representa uma considerável troca cultural nas unidades neonatais que são, às vezes, restritas por limites estruturais.

A terceira perspectiva que gostaria de enfatizar é a futura possibilidade, que não é mais ficção científica, de ver a chegada de uma forte convergência entre as terapias gênicas e a intervenção neurocomportamental, ou seja, o que Rondal e eu denominamos, neste livro, estratégias terapêuticas híbridas. Podemos ainda demorar a observar a materialização das terapias gênicas para deficiências intelectuais, embora o caminho deva ser menor para as síndromes monogênicas, como a síndrome do X frágil, e maior para as doenças multigênicas, como a DS ou a síndrome de Williams. No entanto, a gradual estratégia gene a gene, que é eficaz em doenças orgânicas, pode ser adequada. Quando este momento chegar, longe de eliminar a necessidade de medidas de reabilitação neurocomportamental, estas serão ainda mais exigidas, para combinar as duas estratégias (a terapia gênica e a intervenção comportamental) e obter máxima eficácia. Além disso, o diagnóstico precoce (desde que completamente seguro, não invasivo e livre de erros) terá as conotações positivas, permitindo o início da genuína cura para o benefício da criança, em vez de ser, como infelizmente observado hoje, o prelúdio de um aborto.

Resumo

Este capítulo propõe uma definição da intervenção precoce (EI) e suas limitações, objetivos e grupos-alvo. Tal texto revisa os principais modelos de intervenção: a Teoria do Sistema Ecológico de Brofenbrenner (1979), o Modelo de Transição de Sameroff e Chandler (1975), a teoria da Possibilidade de Modificação Estrutural Cognitiva (1980) e o Modelo de Desenvolvimento Precoce e Fatores de Risco de Guralnick (1998). Todos estes modelos apresentam elementos comuns e coincidem quanto aos princípios que representam a base da maioria dos atuais programas de EI: (1) a intercomunicação entre a criança e o ambiente; (2) a criança como aprendiz ativo; (3) o aprendizado no contexto natural; (4) o uso de atividades funcionais que têm significado para a criança e são inseridas na rotina diária; (5) o uso de reforços naturais; (6) os pais como agentes principais e não meros receptores da intervenção. Por fim, os desafios a curto e médio prazos apresentados pela EI são analisados e discutidos.

Referências

American Association on Mental Retardation (AAMR). (2002). *Mental Retardation: Definition, Classification and Systems of Supports.* (10th edn.). Washington DC: AAMR.

Beeghly, M. (2000). El temperamento en los niños con síndrome de Down. In J. A. Rondal, J. Perera, L. Nadel (eds.), *Síndrome de Down. Revisión de los últimos conocimientos,* pp. 167-183. Madrid: Espasa Calpe.

Bittles, H. A. & Glasson, E. J. (2004). Clinical, social and ethical implications of changing life expectancy in Down syndrome. *Developmental Medicine and Child Neurology,* **46**, 282-286.

Bricker, D. D. & Bricker, W. A. (1971). *Toddler, Research and Intervention Project Report, Year* I. IRMID, Behavioral Science Monograph, 20. Nashville, TN: Institute on Mental Retardation and Intellectual Development.

Bricker, D. D. & Cripe, J. (1992). *An Activity-based Approach to Early Intervention.* Baltimore: Brookes.

Bronfenbrenner, U. (1979). *The Ecology of Human Development.* Cambridge: Harvard University Press.

Burchinal, M. R., Roberts, J., Hooper, S., Ziesel, S. A. (2000). Cumulative risk and early cognitive development: a comparison of statistical risk models. *Developmental Psychology,* **36**, 793-807.

Candel, I. (1998). Atención temprana. Aspectos teóricos y delimitaciones conceptuales. *Revista de Atención Temprana, 1,* abril, 5-9.

Candel, I. (2003a). Aspectos generates de la atención temprana. In I. Candel (ed.), *Atención Temprana. Niños con Síndrome de Downy otros Problemas del Desarrollo,* pp. 7-17. Madrid: FEISD.

Candel, I. (2003b). Propuestas de organización del servicio de atención temprana. In: I. Candel (ed.), *Atención Temprana. Niños con Síndrome de Down y otros Problemas del Desarrollo,* pp. 19-27. Madrid: FEISD.

Candel, I. & Carranza, J. A. (1993). Características evolutivas de los niños con síndrome de Down en la infancia. In I. Cande (ed.), *Programa de Atención Temprana. Intervención en niños con Síndrome de Down y otros Problemas del Desarrollo,* pp. 55-87. Madrid: CEPE.

Candel, I., Carranza, J. A., Galiana, R., *et al.* (1993). Interacción Padres - Hijos. In I. Candel (ed.), *Programa de Atención Temprana. Intervención en niños con Síndrome de Down y otros Problemas del Desarrollo,* pp. 30-31. Madrid: CEPE.

Cochran, M. & Brassard, J. (1979). Child development and personal social networks. *Child Development,* **50**, 601-616.

Cohen, S. & Syme, S. L. (eds.) (1985). *Social Support and Health*, pp. 132-143. New York: Academic Press.

Coriat, L. (1977). Estimulación temprana: la construcción de una disciplina en el campo do los problemas de desarrollo infantil. *Escritos de la Infancia, 8, 29*, Buenos Aires: Fundación para el Estudio de Problemas de la Infancia.

Crnic, K. A., Friedrich, W. N., Greenberg, M. T. (1983). Adaptation of families with mentally retarded children: a model of stress, coping and family ecology. *American Journal of Mental Deficiency, 88*(2), 125-138.

Dunst, C. J. (1990). Sensorimotor development of infants with Down syndrome. In D. Cichetti & M. Beeghly (eds.), *Children with Down Syndrome. The Developmental Perspective*, pp. 180-230. New York: Cambridge University Press.

Dunst, C. J. (1998). Sensorimotor development and developmental disabilities. In J. A. Burack, R. M. Hodapp, E. Zigler (eds.), *Handbook of Mental Retardation and Development*, pp. 135-182. New York Cambridge University Press.

Dunst, C. J. & Trivette, C. M. (1988). A family system model of early intervention with handicapped and developmentally at risk children. In D. R. Powell (ed.), *Parent Education as Early Childhood Intervention: Emerging Directions Theory, Research and Practice*, pp. 131-179. Norwood: Ablex Publishing Corporation.

Dykens, E. M., Hodapp, R., Finucane, B. (2000). *Genetics and Mental Retardation Syndromes*, pp. 125-135. Baltimore: Brookes.

Erickson, M. & Upshur, C. C. (1989). Caretakin burden and social support: comparison of mothers of infants with and without disabilities. *American Journal on Mental Retardation, 94*(3), 250-258.

European Organization for Quality (2002). *Modelo Europeo de Excelencia EFQM*. Bruselas: Unión Europea.

Feuerstein, R. (1980). *Instrumental Enrichment: an Intervention Program for Cognitive Modificability*. Baltimore: University Park Press.

Feuerstein, R., Klein, P., Tannebaum, A. (1991). *Mediated Learning Experience. Theoretical Psychosocial and Learning Implications*. Tel Aviv: Freund.

Flórez, J. (2001). Los modelos animales en el síndrome de Down. In *Canal Down 21*. Available from: http://www.down.21.org/salud/genetica/modelos.animales.htm

Flórez, J. (2005). La Atención Temprana en el síndrome de Down: bases neurológicas. *Revista Síndrome de Down de Cantabria*. 22(4), 132-142.

Fujiura, G. T. & Yamaki, K. (2000). Trends in demography of childhood poverty and disability. *Exceptional Children, 66*, 187-199.

Grupo de Atención Temprana - GAT. (2000). *Libro Blanco de la Atención Temprana*. Real Patronato de la Discapacidad. Serie Documentos n 55. Madrid: Genysi.

Grupo PADI. (1996). *Criterios de Calidad en Centros de Atención Temprana*. Madrid: Genysi.

Guralnick, M. J. (1997). *The Effectiveness of Early Intervention*. Baltimore: Brookes.

Guralnick, M. J. (1998). The effectiveness of early intervention for vulnerable children: a developmental perspective. *American Journal on Mental Retardation, 102*, 319-345.

Guralnick, M. J. (2000). The early intervention system and out-of-home childcare. In D. Cryer & T. Harms (eds.), *Infants and Toddlers in Out-of-home Care*. Baltimore: Brookes.

Guralnick, M. J. (2005a). An overview of the developmental systems approach to early intervention. In M. J. Guralnick (ed.), *The Developmental Systems Approach to Early Intervention*, pp. 3-28. Baltimore: Brookes.

Guralnick, M. J. (2005b). Early intervention for children with intellectual disabilities: current knowledge and future prospects. *Journal of Applied Research in Intellectual Disabilities*, 18, 313-324.

Gútiez, P., Saez-Rico, S., Valle, M. (1993). Proyecto de atención temprana para niños de alto riesgo biológico-ambiental con alteraciones o minusvalías documentales. *Revista Complutense de Educación*, 4(2), 113-129.

Hanson, M. J. (1977). *Teaching your Down's Syndrome Infant. A Guide for Parents*. Baltimore: University Park Press.

Harris, V. S. & McHale, S. M. (1989). Family life problems, daily caregiving activities and the psychological well-being of mothers of mentally retarded children. *American Journal on Mental Retardation*, 94(3), 231-239.

Hayden, A. H. & Dmitriev, V. (1975). The multidisciplinary preschool program for

Down's syndrome children at the University of Washington Model Preschool Center. In B. Z. Frienlander, G. M. Sterriff, G. E. Kirk (eds.), *Exceptional Infant: Assessment and Intervention,* 3. New York: Brunner/Mazel.

Hodapp, R. M. (2008). Familias de personas com síndrome de Down: perspectivas, hallazgos, investigación y necesidades. *Revista Síndrome de Down de Cantabria,* **25**(96), 17-30.

Institut Catalá d'Assistençia i Serveis Socials. (2001). *Indicadors d'Evaluació de la Qualitat. Centres de Desenvolupament Infantil i Atenció Precoç.* Barcelona: ICASS.

Mahoney, G., Boyce, G., Fewell, R., Spiker, D., Wheeden, C. A. (1998). Early intervention effectiveness depends upon parental involvement/responsives. *Topics in Early Childhood Special Education,* **18**(1), 5-17.

Milli, M. G. (2003). La calidad en Atención Temprana. *Revista Minusval,* **3**, 71-74. Madrid: IMSERSO.

Minns, P. (1998). Mental retardation: the impact upon the family. In J. A. Burack, R. M. Hodapp, E. Zigler (eds.), *Handbook of Mental Retardation and Development,* pp. 693-712. New York: Cambridge University Press.

Msall, M. E., Bier, J., Lagasse, L., Tremont, M., Lester, B. (1998). The vulnerable preschool child: the impact of biomedical and social risks on neurodevelopmental function. *Seminars in Pediatric Neurology,* **5**, 52-61.

Nelson, C. A. (2000). The neurological bases of early intervention. In J. P. Shonkoff & S. J. Meisels (eds.), *Handbook of Early Childhood Intervention,* pp. 204-227. New York: Cambridge University Press.

Olness, K. (2003). Effects on brain development leading to cognitive impairment: a worldwide epidemic. *Journal of Developmental & Behavioral Pediatrics,* **24**, 120-130.

Park, J., Turnbull, A. P., Turnbull, H. R. (2002). Impacts of poverty on quality of life in families of children with disabilities. *Exceptional Children,* **68**, 151-170.

Perera, J. (1995). Intervención temprana en el síndrome de Down: estado de la cuestión y aspectos específicos. In J. Perera (ed.), *Síndrome de Down. Aspectos específicos,* pp. 75-85. Barcelona: Masson.

Perera, J. (1999). People with Down syndrome: Quality of life and future. In J. A. Rondal, J. Perera, L. Nadel (eds.), *Down Syndrome. A Review of Current Knowledge,* pp. 9-26. London: Whurr.

Perera, J. (2006). Specificity in Down syndrome: a new therapeutic criterion. In J. A. Rondal & J. Perera (eds.), *Down Syndrome Neurobehavioral Specificity,* pp. 1-16. Chichester: Wiley.

Perera, J. (2007). Professional inclusion as global therapy for the individual with Down syndrome. In J. A. Rondal & A. Rassore Quantino (eds.), *Therapies and Rehabilitation in Down Syndrome,* pp. 181-194. Chichester: Wiley.

Ponte, J., Cardama, J., Arcanzon, J. L. *et al.* (2004). *Guía de Estándares de Calidad en Atención Temprana.* Ministerio de Trabajo y Asuntos Sociales. Madrid: IMSERSO.

Rondal, J. A., Hodapp, R., Soresi, S., Dykens, E., Nota, L. (2004). *Intellectual Disabilities, Genetics, Behavior and Inclusion.* X Preface. London and Philadelphia: Whurr.

Rondal, J. A. & Perera, J. (2006). Specific language profiles. In J. A. Rondal & J. Perera (eds.), *Down Syndrome Neurobehavioral Specificity,* pp. 101-103. Chichester: Wiley.

Sameroff, A. J. & Chandler, M. J. (1975). Reproductive risk and the continuum of caretaking casualty. In F. D. Horowitz, E. M. Hetherington, S. Scarr-Salapatek, G. Siegel (eds.), *Review of Child Development Research,* **4**, 187-244. Chicago: University of Chicago Press.

Sameroff, A. J. & Fiese, B. H. (2000). Transactional regulation: the developmental ecology of early intervention. In J. P. Shonkoff & S. J. Meisels (eds.), *Handbook of Early Childhood Intervention,* pp. 135-159. New York Cambridge University Press.

Sameroff, A. J., Siefer, R., Barocas, R., Zax, M., Greenspan, S. (1987). Intelligence quotient scores of 4-year-old children: social-enviromental risk factors. *Pediatrics,* **79**, 343-350.

Seguin, E. (1846). *Idiocy: It's Treatment by Physiological Method. New* York: Wood.

Shearer, D. E. & Shearer, M. S. (1976). The portage project: a model for early childhood intervention. In T. D. Tjossen (ed.), *Intervention Strategies for High Risk Infants and Young Children.* Baltimore: University Park Press.

Sloper, P., Knussen, L., Turner, S., Cunningham, C. (1991). Factors related to stress and satisfaction with life in families of children with Down syndrome. *Journal of Child Psychology and Psychiatry*, 32(4), 655-676.

Spiker, D. & Hopman. (1997). The effectiveness of early intervention for children with Down syndrome. In M. J. Guralnick (ed.), *The Effectiveness of Early Intervention*, pp. 271-305. Baltimore: Brookes.

Stoneman, Z. (1998). Research on siblings of children with mental retardation: contributions on developmental theory and etiology. In J. A. Burack, R. M. Hodapp, E. Zigler (eds.), *Handbook of Mental Retardation and Development*, pp. 669-692. New York: Cambridge University Press.

Villa Elízaga, I. (1976). *Desarrollo y Estimulación del Nino Durante sus Tres Primeros Anos de Vida*, pp. 289-291. Pamplona: Eunsa,

Wishart, J. (1997). Learning in young children with Down's syndrome: developmental trends. In J. A. Rondal, J. Perera, L. Nadel, A. Comblain (eds.) *Down's Syndrome Psychological, Psychobiological and Socioeducational Perspectives*, pp. 81-96. London: Whurr.

Zigman, V. B. & Lott, I. T. (2007). Alzheimer's disease in Down syndrome: neurobiology and risk. *Mental Retardation and Developmental Disabilities Research Reviews*, 13, 237-246.

Capítulo 2

História da intervenção precoce em bebês e crianças pequenas com síndrome de Down e suas famílias

Onde estamos e para onde estamos indo?

Donna Spiker

Cinquenta anos atrás, a intervenção precoce (EI) para bebês e crianças pequenas com síndrome de Down (DS) não existia em nenhuma maneira formal ou universal. Começando com alguns programas experimentais instigados pela insistência dos pais e pelo pensamento avançado dos pesquisadores, nasceu o campo da EI para bebês e crianças pequenas portadoras de deficiências. Desde então, progressos graduais e alterações significativas foram observados na prática da EI. Muitos fatores influenciam o que sabemos e pensamos sobre a EI – mudanças em nosso entendimento do desenvolvimento de bebês e crianças com DS, a pesquisa geral sobre o desenvolvimento e o aprendizado precoces, e os significativos avanços e alterações políticas quanto às expectativas de participação de indivíduos portadores de deficiências, incluindo aqueles acometidos pela DS, na educação e na comunidade.

Este capítulo apresenta uma introdução à história da EI, com ênfase especial à EI direcionada a bebês e crianças com DS. A história inclui resumos: (1) dos objetivos da EI para bebês e crianças com DS e suas famílias e as mudanças ocorridas nos últimos 50 anos; (2) da pesquisa sobre a eficácia da EI, bem como de sua real implementação prática; (3) de como a pesquisa no início da infância e do aprendizado afetou e virá a influenciar a prática da EI; e (4) como os avanços científicos e políticos relacionados com crianças mais velhas e adultos com necessidades especiais, incluindo aqueles com DS, influenciam a prática da EI. Conclusões sobre a situação atual dos avanços científicos e políticos são usados na discussão das implicações do futuro do campo da EI.[1]

Objetivos da intervenção precoce

Nos últimos 50 anos, os principais objetivos da EI continuaram os mesmos: (1) promover e avançar o desenvolvimento e as habilidades de bebês e crianças em idade pré-escolar; e (2) apoiar e auxiliar as famílias na promoção do desenvolvimento e das habilidades de bebês e crianças em idade pré-escolar. No entanto, estes objetivos se tornaram mais amplos e diferenciados. É agora comum pensar na EI como a fundação para o aprendizado vitalício da criança. Espera-se que esta fundação ajude a criança a atingir altos níveis funcionais, seja totalmente participativa na vida familiar, social e comunitária e tenha boa qualidade de vida. Da mesma

---

[1]Em todo este capítulo, o termo intervenção precoce (EI) é usado, principalmente, em referência a programas e serviços destinados a bebês e crianças em idade pré-escolar (do nascimento aos 5 anos) e suas famílias. Nos Estados Unidos, no entanto, EI se refere aos programas para bebês (do nascimento aos 3 anos) e de educação especial pré-escolar para crianças de 3 a 5 anos.

maneira, a EI cria a fundação para que a família seja capaz de ajudar a criança a aprender e crescer e a participar de forma completa nas atividades familiares, sociais e comunitárias e tenha boa qualidade de vida.

Assim, uma vez que os objetivos gerais da EI continuaram os mesmos, o que mudou? Este capítulo discute as alterações: (1) na pesquisa que demonstra os efeitos da EI em crianças e suas famílias; (2) na pesquisa acerca do desenvolvimento inicial de todas as crianças, e em particular daquelas com DS; (3) nas perspectivas e expectativas acerca de como os dois objetivos são definidos e sobre as práticas da EI para atingi-los; (4) na política acerca das expectativas sobre as deficiências, em especial aquelas relacionadas com serviços e apoios; e (5) na política da primeira infância, responsabilidade e preparo escolar, que começam a ter significativos impactos na EI para crianças com necessidades especiais, incluindo aquelas com DS.

Alteração das expectativas para crianças com síndrome de Down

O progresso na EI para bebês e crianças pequenas com DS e suas famílias tem sido sustentado pelo acúmulo de dados científicos, esforços ativos e persistentes de pais e profissionais e grandes avanços políticos acerca do tratamento de indivíduos com necessidades especiais. Estas três atividades têm progressiva e dramaticamente alterado as expectativas sobre a criação, educação e participação na vida familiar, escolar e comunitária das crianças com DS.

Um importante livro sobre a DS publicado em 1976 (Smith & Berg, 1976) mostra que, embora a educação destas crianças em casa, em vez de grandes instituições, tenha se tornado mais comum e passado a ser a norma, a prática ainda precisa ser discutida:

Considerável ênfase é agora dada aos benefícios conferidos pelo ambiente doméstico à criança com síndrome de Down. (p. 276)

Da mesma maneira, a visão predominante sobre a educação na década de 1970 era que as crianças com DS eram bastante limitadas quanto à sua capacidade de serem beneficiadas pelo treinamento acadêmico. Na terminologia da última metade do século XX, as crianças com DS eram consideradas treináveis (capazes de aprender habilidades rotineiras de baixo nível), mas não educáveis (capazes de aprender habilidades acadêmicas e abstratas):

Embora a criança com síndrome de Down geralmente não seja adequada ao tipo de educação que envolve muitos conceitos abstratos, podem ser beneficiadas pelo aprendizado da leitura, da escrita, da aritmética e de muitas úteis habilidades de autoajuda. (Smith & Berg, 1976, p. 275.)

Estas baixas expectativas sobre a educação de crianças com DS levaram nossa equipe, trabalhando em um estudo de EI em Minnesota, nos Estados Unidos, a redigir uma contra argumentação à seguinte citação que apareceu em um artigo da revista *Psychology Today* em 1975:

Mostre-me apenas um mongoloide com QI educável... Nunca vi um em minha experiência com mais de 800 mongoloides. (Citado em Rynders *et al.*, 1978.)

Tais baixas expectativas e atitudes negativas foram baseadas em um longo histórico de institucionalização de crianças e adultos com DS. Mesmo na década de 1970, muitos pais recebiam a recomendação de não levar seu neonato com DS para casa após o nascimento. A EI e os primeiros serviços educacionais não eram amplamente disponíveis e as expectativas de participação na vida doméstica, escolar e comunitária eram baixas. Estas baixas expectativas eram infelizes, pois serviam para limitar as políticas educacionais, os serviços e programas disponíveis e o tipo de pesquisa que era financiada e conduzida.

O contexto político e social tem tido enorme impacto nas políticas e pesquisas que poderiam ser instituídas. O movimento pelos direitos dos portadores de deficiências e a alteração da terminologia, por exemplo, contribuíram para as mudanças nas expectativas sobre a criação, educação e tratamento das crianças com DS. Como mostrado pelas citações anteriores, nos últimos 50 anos a terminologia mudou de mongoloide ou mongol para criança deficiente ou especial para criança com síndrome de Down ou DS. Isto mostra a mudança de perspectiva; se antes a deficiência definia a criança, hoje a criança com DS é, antes de mais nada, uma criança. A terminologia não é trivial, pois influencia as expectativas, políticas, práticas e pesquisas.

Pesquisas sobre intervenção precoce – passado, presente e futuro

Primeiros estudos de eficácia

As pesquisas demonstraram os muitos benefícios da EI em bebês e crianças pequenas com DS: (1) aceleração da aquisição de habilidades; (2) prevenção de padrões ou funcionamento anormal; (3) promoção da interação ideal entre pais e crianças; (4) fornecimento de apoio aos pais; e (5) encorajamento da participação da criança em ambientes inclusivos (Gibson & Harris, 1988; Crnic & Stormshak, 1997; Guralnick, 1997; Spiker & Hopmann, 1997; Bailey *et al.*, 1998; Spiker *et al.*, 2005; Spiker, 2006).

Alguns dos primeiros programas de EI eram projetos de pesquisa das décadas de 1960 e 1970. Estes primeiros programas tendiam a enfocar a promoção da linguagem, da comunicação e das habilidades motoras. Estratégias de treinamento que enfatizavam modelos de aprendizado por resposta a estímulos e modificação do comportamento eram empregadas, e os pais recebiam treinamento para estimular a criança. As revisões realizadas na década de 1990 (Spiker & Hopmann, 1997) indicaram que os estudos conduzidos nas décadas de 1960 e 1970 e no início dos anos 1980 mostraram os benefícios dos programas de EI em comparação a grupos controles nos Estados Unidos, na Inglaterra, no Canadá e na Austrália (Guralnick & Bricker, 1987; Gibson & Harris, 1988). Os resultados mostraram maiores taxas de desenvolvimento de habilidades e marcos e declínios mais lentos na taxa de desenvolvimento, mensurados por testes de desenvolvimento global ou QI.

Dois dos principais primeiros estudos experimentais da EI com bebês e crianças em idade pré-escolar com DS, por exemplo, o *Project EDGE* em Minnesota e o *Model Preschool Program* em Seattle, Washington, ambos nos Estados Unidos, apresentaram resultados positivos na promoção de marcos de desenvolvimento e construção das habilidades individuais de forma mais precoce do que na ausência de EI (Hayden & Dmitriev, 1975; Rynders & Horrobin, 1975). No *Project EDGE*, iniciado em 1968, o grupo EI de 17 crianças com DS de Minnesota foi comparado ao grupo controle de 18 de Chicago. Este programa experimental de EI usou um currículo feito pelos pais, concentrado no desenvolvimento das habilidades de linguagem e comunicação. As crianças no grupo EI mostraram ganhos significativos de desenvolvimento em testes motores e de QI e amostras naturalistas de linguagem em comparação ao grupo-controle (Rynders & Horrobin, 1975). O acompanhamento aos 14-15 anos de idade mostrou compreensão de leitura comparável a de alunos de primeiro a terceiro ano do ensino fundamental (Rynders & Horrobin, 1990). O *Model Preschool Program*, iniciado em 1971, foi um programa pré-escolar centralizado, com crianças a partir dos 18 meses e empregou a abordagem de modificação do comportamento no ensino de crianças pequenas com DS. Em diversos testes convencionais de desenvolvimento, as crianças no grupo experimental atingiram os marcos mais cedo e apresentaram menor declínio no desenvolvimento (antes e depois dos testes) do que as crianças do grupo-controle (Hayden & Dmitriev, 1975). Um estudo de acompanhamento mostrou que as crianças no grupo experimental apresentavam compreensão de leitura aos 11-13 anos de idade comparável a alunos do 3º ao 7º ano do ensino fundamental (Fewell & Oelwin, 1991).

Estes e outros estudos a partir desta época eram fundamentados, principalmente, na modificação do comportamento ou em abordagens de resposta a estímulo, também conhecidas como análise comportamental aplicada (Gardner, 2006). Na verdade, muitos argumentam que esta era a única abordagem ao aprendizado e às estratégias de intervenção usadas com crianças pequenas com DS (Vincent *et al.*, 1990), em parte porque ainda deveria ser estabelecido que estas crianças eram capazes de aprender. A partir da década de 1970, muitas pesquisas foram publicadas, mostrando como as técnicas de análise comportamental aplicada poderiam ajudar a estabelecer, assim como consolidar e generalizar os comportamentos, empregando princípios de reforço e modelos de resposta a estímulos de aprendizado (Cooper *et al.*, 2007). Muitos estudos enfocaram os comportamentos de discriminação dos indivíduos, que frequentemente eram descontextualizados. A principal crítica a estes tipos de estudos e esta abordagem era que as habilidades aprendidas desta maneira não são generalizadas, nem facilmente usadas em situações diárias.

Os mais recentes estudos de eficácia

As preocupações acerca da generalização dos comportamentos e habilidades aprendidas levaram a novas abordagens ao aprendizado e à intervenção que lidam com comportamentos mais funcionais e contextos mais naturais. Assim, algumas das abordagens recentes envolvem o aprendizado mais contextualizados e enfocam comportamentos de maior significado, como o aprendizado sem erros, encadeamento, análise funcional, ensino naturalista e resposta ao treinamento básico (Hepburn, 2003; Koegel & Koegel, 2006). A resposta ao treinamento básico, por exemplo, particularmente desenvolvido para utilização com crianças pequenas portadoras de autismo, mas aplicável a todas as crianças pequenas com deficiências, tem como objetivo ensinar, de forma intencional, comportamentos fundamentais que as ajudam a aprender a aprender, enfatizam a motivação de aprendizado da criança por meio do ensino explícito de comportamentos relevantes ao início e manutenção das interações sociais, empregando habilidades conjugadas de atenção, a responsividade a múltiplas sugestões e o aprendizado, em vez de comportamentos de atenção e autocensura (Koegel & Koegel, 2006). Esta e outras abordagens recentes de aprendizado naturalista: (1) enfatizam o ensino de comportamentos funcionais em ambientes naturais, em vez de empregar abordagens isoladas e rotinas de aprendizado; (2) têm base científica extensa e crescente para sustentar sua eficácia na promoção precoce das habilidades acadêmicas, linguísticas e sociais das crianças; e (3) têm o objetivo explícito de apoiar a inclusão de crianças pequenas com deficiências em locais com pares comuns (Wolery, 2000; Koegel & Koegel, 2006).

Nas décadas de 1980 e 1990, um crescente grupo de estudos sobre a EI mostrou seus benefícios para as crianças e suas famílias (Spiker & Hopmann, 1997). A EI hoje engloba planos de intervenção individual que combinam serviços e apoios. Em uma revisão acerca da EI em crianças pequenas com deficiência, Spiker *et al.* (2005) notaram que o conjunto de serviços e apoios pode incluir:

- Informações sobre a deficiência da criança.
- Monitoramento médico contínuo para atender necessidades médicas rotineiras e especializadas.
- Serviços e tratamentos individualizados com o objetivo de promover a aquisição de habilidades específicas e melhorar as funções.
- Educação e treinamento de pais, que devem enfatizar a responsividade ideal para promoção do aprendizado e da participação da criança nas atividades e rotinas diárias.
- Oportunidades para interações com seus pares em ambientes de grupo (pp. 316-317).

Apresentação 2.1 História da legislação federal norte-americana

- 1967 – A legislação federal para educação de crianças deficientes inclui pesquisas
  - Primeiros programas experimentais de EI
- 1975 – PL 94-152 – Lei Educação para Todos os Deficientes *(Education for All Handicapped Act)*
  - Anteriormente, a educação pública era negada
  - Marco legislativo
- 1983 – Emenda ao PL 94-152 – o estado deve desenvolver sistema para crianças até 3 anos de idade
- 1986 – Determina sistema de EI para crianças de 0-3 anos
- 1990 – A legislação é reintitulada Lei para Educação de Indivíduos com Deficiências (*Individuals with Disabilities Education Act*, IDEA)
  - Inclusão de todas as crianças em idade pré-escolar
- 1997 – Reautorização de IDEA
  - Estabelecimento de estrutura para políticas e serviços

Com base em Gallagher (2000), Hanson (2003).

As pesquisas continuaram a enfocar a aceleração da aquisição de habilidades e dos primeiros marcos do desenvolvimento, assim como a prevenção de padrões ou funções anormais (p. ex., tratamentos para normalizar os efeitos da hipotonia no desenvolvimento da motricidade e da linguagem) (Spiker *et al.*, 2005). Maior atenção foi dada à promoção de excelentes interações entre pais e crianças, dando aos pais informações sobre a DS e o desenvolvimento precoce por meio do modelamento das interações de estimulação e suporte emocional positivo (Dunst *et al.*, 1997; Spiker *et al.*, 2002; Kelly *et al.*, 2005).

Com o maior entendimento de como as crianças pequenas com DS podem apresentar menor interação social e atenção, os pesquisadores buscaram o desenvolvimento de modelos de intervenção mais individualizados na interação pai-criança para resolução destes estilos de aprendizado (Warren, 2000; Roper & Dunst, 2003; Yoder & Warren, 2004; Mahoney & Perales, 2005). Pesquisas básicas sobre o desenvolvimento normal da sociabilidade e da linguagem indicaram que o encorajamento do aprendizado e o início ativo de interações sociais pelas crianças pequenas são extremamente importantes na aquisição de linguagem e no desenvolvimento cognitivo (Bowman *et al.*, 2001). Pesquisas mais recentes sobre a EI, da década de 1990 até hoje, continuam a enfocar a linguagem e a comunicação como fundamentos científicos da primeira infância.

Uma das maiores questões tratadas em estudos mais recentes é a melhor forma de encorajar a participação em ambientes inclusivos (Guralnick, 2001, 2005). Tal estratégia permite o acesso de crianças pequenas com DS ao currículo normal, pares comuns e mais das atividades usuais disponíveis a todas as outras crianças. Esta questão é discutida em detalhes nas seções a seguir.

Primeiras políticas e práticas educacionais para crianças com deficiências

Nos Estados Unidos, as primeiras pesquisas da década de 1960 levaram à geração de uma legislação federal que aumentou as oportunidades educacionais para todas as crianças portadoras de deficiências (Apresentação 2.1). Os pais eram as forças motrizes por trás destes avanços nas políticas educacionais, agora codificado na Lei para Educação de Indivíduos com Deficiências (*Individuals with Disabilities Education Act*, IDEA) de 1990. Embora a educação de crianças deficientes em idade escolar tenha passado a ser obrigatória em 1975, a legislação para inclusão de pré-escolares entrou em vigor em 1983 e a entrada de bebês só ocorreu em 1986.

Apresentação 2.2 Estrutura subjacente à Lei para Educação de Indivíduos com Deficiências (*Individuals with Disabilities Education Act*, IDEA)

Seis princípios centrais

- Educação pública adequada e gratuita (FAPE – *Free Appropiate Public Education*)
- Avaliação adequada
- Desenvolvimento de um Programa Educacional Individualizado (IEP – *Inividualized Education Program*)
- Ambiente educacional menos restritivo
- Participação de pais e alunos nas decisões
- Procedimentos de segurança para proteção de direitos

Adaptada de Hanson (2003).

A estrutura subjacente à IDEA é composta por seis princípios centrais (Apresentação 2.2). Esta inovadora legislação possibilitou a participação de crianças portadoras de deficiências na educação pública, e sua evolução tem sido apoiada e propelida por pesquisas sobre as necessidades únicas de aprendizado e abordagens especiais necessárias à sustentação da educação de crianças com deficiências, incluindo crianças com DS. Os princípios bem articulados da legislação, vistos como direitos, reconhecem a ampla gama de necessidades das crianças que requerem planos educacionais individualizados, bem como a participação de pais e alunos nas decisões e atividades avaliadoras. O conceito de ambiente menos restritivo é bastante importante, avançando o cronograma de inclusão total de crianças com deficiências, discutido na próxima seção.

Promoção do programa de educação inclusiva

A inclusão de portadores de deficiências em programas para crianças em desenvolvimento talvez seja a mudança educacional mais significativa e se baseia na luta de pais e na expectativa de que tais indivíduos têm o direito de ser educadas em ambientes menos restritivos (Fuchs & Fuchs, 1994; DEC/NAEYC, 2009). Com a inclusão, as crianças com deficiência deixam de ser segregadas e isoladas e sua participação completa passa a ser estimulada e promovida (Guralnick, 2001, 2005). A partir da década de 1980, os programas experimentais de inclusão começaram a demonstrar sua exequibilidade e o progresso das crianças com deficiências participantes (Bricker, 2000; Guralnick, 2005).

Mais recentemente, as pesquisas cada vez mais apontam como programas inclusivos na primeira infância podem ser instituídos com sucesso (Wolery & Wilbers, 1994). Recentes avanços na política principal da primeira infância estão influenciando como pensamos e instituímos a educação especial pré-escolar. Na década de 1990 nos Estados Unidos, houve uma significativa expansão dos programas pré-escolares comunitários e públicos, decorrente das preocupações acerca da diferença de desempenho entre crianças de famílias de baixa renda e seus colegas mais afluentes (McLanahan, 2005) e a crescente base científica mostrando que a aptidão escolar das crianças pequenas é resultante de todas as suas experiências nos primeiros 5 anos de vida (incluindo o período pré-natal) (*National Research Council* e *Institute of Medicine*, 2000). Com a atenção científica e política voltada para a aptidão escolar, uma ampla e abrangente definição da aptidão escolar passou a ser aceita, incluindo os cinco principais domínios funcionais: saúde e bem-estar físico, conhecimento cognitivo e geral, desenvolvimento da linguagem e da comunicação, bem-estar emocional e competência social e abordagens ao aprendizado (curiosidade, atenção, persistência) (*National Education Goals Panel*, 1997).

O novo interesse na aptidão escolar teve importantes ramificações para as crianças pequenas com deficiências, gerando mais opções de programas comuns ou inclusivos, mais pes-

Apresentação 2.3 Questões sobre a inclusão pré-escolar e perspectivas científicas

- Professores e pais que não apoiam a inclusão
- Equipes de educação especial e apoio que veem a inclusão como um mecanismo que retira recursos e suportes
- Programas com equipes ou recursos inadequados ao atendimento de necessidades indivíduos
- Ausência de pesquisas no uso dos currículos principais e no efeito da responsabilidade final sobre os serviços
- Ausência de bons estudos sobre a influência do currículo sobre as crianças com síndrome de Down
- Necessidade de mais estudos sobre como trabalhar as classes de educação geral de forma eficaz e treinar bem os professores

De Bricker (2000).

quisas sobre os efeitos de ambientes inclusivos, maior acesso ao currículo da primeira infância, novo enfoque acerca da aptidão escolar nos programas pré-escolares e maior ênfase sobre a responsabilidade final. Resumindo o progresso dos programas educacionais inclusivos na virada do último século, Bricker (2000) levantou diversas questões importantes decorrentes dos primeiros esforços, desafios que precisam ser vencidos com novas pesquisas e maior atenção política (Apresentação 2.3).

Atualmente, bebês e crianças em idade pré-escolar (do nascimento aos 5 anos de idade) participam de diversos programas educacionais, alguns dos quais são os mesmos daqueles que atendem crianças de desenvolvimento normal (p. ex., creches e cuidadores familiares, *Head Start*, programas pré-escolares estaduais) e outros que atendem apenas crianças com deficiências (programas pré-escolares de educação especial). Bailey *et al.* (1998) argumentaram que há grande base empírica para a inclusão de crianças com deficiências em programas que atendem crianças de desenvolvimento normal. Estes autores citaram uma revisão de 22 estudos que descobriu que crianças portadoras de deficiências em idade pré-escolar apresentavam melhores resultados quando atendidas em ambientes inclusivos, sem serem segregadas; tais resultados englobam medidas padrões de desenvolvimento, competência social, comportamento e interação social (Buysse & Bailey, 1993). Estes achados também são apoiados por novos dados (Guralnick, 2001). Bailey *et al.* continuaram a argumentar que diversos valores que direcionaram a história da intervenção precoce e os programas de educação especial para crianças com deficiências precisam ser considerados na definição da qualidade dos programas inclusivos. Estes autores propuseram que os programas inclusivos de crianças pequenas com deficiências precisam ser "de alta qualidade, consistentes com as preferências da família e capazes de apoiar as necessidades únicas de aprendizado de cada criança" (p. 28).

O princípio da inclusão é a promoção da participação total da criança em vez de segregá-la e isolá-la e é legalmente amparada pela obrigatoriedade de oferecimento de serviços educacionais a todas as crianças com deficiências, desde o nascimento. A inclusão envolve "esforços para maximizar a participação de crianças e famílias nas atividades domésticas e comunitárias normais" (Guralnick, 2005, p. 59), incluindo "o envolvimento total da criança nas rotinas familiares e atividades sociais com parentes e amigos, assim como o aproveitamento de toda a gama de oportunidades educacionais e recreacionais oferecidas pela comunidade" (p. 59).

Em 2009, uma declaração conjunta sobre a inclusão na primeira infância (inclusão) foi distribuída pela *Division for Early Childhood* (DEC) e *National Association for the Education of Young Children* (NAEYC) (DEC/NAEYC, 2009). Este documento contém uma definição de inclusão que enfatiza as características de programas inclusivos de alta qualidade: (1) acesso (ou seja, ampla gama de ambientes comuns e uso de projetos universais para possibilitar o acesso total), (2) participação (ou seja, as abordagens sugeridas para apoiar e promover a total participação da criança, como as abordagens instrutivas); e (3) suportes (ou seja, infraestrutura para equipes de apoio, como oportunidades adequadas de desenvolvimento profissional e serviços especializados na área). Para estas organizações, o objetivo desta declaração é definir o que significa a inclusão de alta qualidade, que pode influenciar políticas e práticas que aperfeiçoam os serviços para crianças pequenas com deficiências. O progresso contínuo ainda é necessário para fazer com que o sucesso da inclusão seja uma realidade. Uma pesquisa recente, por exemplo, mostrou que um número significativo de crianças com retardos brandos do desenvolvimento matriculadas em programas inclusivos na pré-escola não continuavam em programas similares na primeira e segunda série (Guralnick *et al.*, 2008).

Com a crescente tendência de atendimento de crianças pequenas com deficiências em ambientes pré-escolares inclusivos, as pesquisas futuras precisam avançar o objetivo de inclusão significativa e eficaz em ambientes naturais. Para tanto, os primeiros programas educacionais devem usar abordagens focadas em metas e objetivos funcionais e de desenvolvimento adequados. Além disso, devem implementar, de forma eficaz, atividades intervencionistas dentro do contexto de atividades e rotinas contínuas em sala de aula. Por fim, as abordagens educacionais devem enfocar a aquisição, generalização e manutenção de habilidades. Diversas abordagens inovadoras atendem a estes critérios, incluindo o estímulo de respostas, o ensino naturalista e o emprego de instrução inclusiva, que incorporam a instrução nas rotinas de sala de aula, não como atividades isoladas (Hemmeter, 2000).

Características da criança que influenciam a inclusão

Spiker (2006) resumiu como bebês e crianças pequenas com DS podem apresentar características e necessidades únicas relacionadas com os cinco domínios de aptidão escolar e sua capacidade de participação de programas inclusivos. As pesquisas básicas em crianças pequenas com DS documentaram estilos de aprendizado que podem interferir e limitar a capacidade de interação da criança em ambientes inclusivos. Dentre estes, incluem-se as tendências de ter menor persistência e foco na resolução de problemas e na exploração de situações, o emprego de estratégias negativas nos contextos de aprendizado ou a menor abertura à tentativa de novas tarefas e uso de manobras sociais para evitar tarefas difíceis (p. ex., o indivíduo frequentemente deixa a tarefa e sorri ao olhar para o profissional) (Wishart, 1993, 1996, 2001; Linn *et al.*, 2000; Fidler, 2006). Este estilo de aprendizado, longe do ideal ou menor motivação à excelência, descrita como menor motivação à exploração e orientação (Niccols *et al.*, 2003), pode ser resultado das menores expectativas dos adultos de domínio e interação contínua na resolução de problemas, maior ocorrência de experiências ruins que contribuem para que se evite a realização de tarefas desafiadoras e/ou menor frequência de reforço dos esforços independentes (Glenn *et al.*, 2001). Este menor direcionamento pode afetar como os adultos interagem com a criança, dificultando a manutenção da atenção da criança por maiores períodos em situações de aprendizado (Landry *et al.*, 1998).

Tais pesquisas básicas que explicam as tendências de aprendizado nas crianças pequenas com DS têm fornecido dados importantes ao desenvolvimento de estratégias específicas que são mais adequadas a tais indivíduos. Hepburn (2003), com base nestes dados, sugeriu diversas estratégias específicas para interações e situações de aprendizado com crianças pequenas com DS que podem limitar o estilo contraprodutivo e encorajar o aprendizado, incluindo:

- Determinação das atividades que mantêm a interação e o interesse da criança e seu emprego para aumentar o aprendizado.
- Prática das habilidades já dominadas pela criança.
- Empregando de técnicas de ensino mais corretas.

- Reforço da atenção da criança nas tarefas que a interessam.
- Emprego de esquemas visuais.
- Intercalar tarefas, trabalhos e pausas.

Muitas destas sugestões são congruentes com as recomendações originárias da pesquisa sobre ensino responsivo e estratégias de promoção precoce das habilidades de linguagem e comunicação, como descrito a seguir (veja também Mahoney e Perales, Capítulo 16 deste livro).

Estratégias para promoção da linguagem, da comunicação e do desenvolvimento social

Como anteriormente descrito, desde o início da história da EI para crianças com DS, a linguagem e a comunicação são enfatizadas como as principais habilidades a serem desenvolvidas, já que estes indivíduos apresentam déficits significativos nesta área (Chapman, 1995). Além disso, tais habilidades são essenciais ao sucesso na escola e na vida e à promoção das metas de participação total da inclusão. Os primeiros estudos que examinam a promoção das habilidades de fala e comunicação tendiam a enfocar as intervenções que ensinavam sons, palavras etc., e o uso de métodos de treinamento operantes ou por resposta a estímulos. Avanços recentes na compreensão da aquisição pré-linguística e da linguagem e comunicação levaram ao emprego de abordagens descontextualizadas e não funcionais no ensino e apoio das habilidades de comunicação das crianças pequenas. Até as décadas de 1980 e 1990, por exemplo, não tínhamos uma rica base científica para a comunicação pré-linguística com bebês e crianças pequenas. Esta pesquisa demonstrou como a quantidade e a qualidade da linguagem são importantes para o desenvolvimento das crianças (Hart & Risley, 1995). Alguns estudos sugerem que, em bebês e crianças pequenas com DS com maior tendência à passividade ou não responsividade nas interações sociais, o estímulo à linguagem pode ser reduzida e qualitativamente diferente daquele recebido por colegas comuns (Chapman, 1995).

O movimento em direção à inclusão em ambientes com colegas comuns também dá às crianças oportunidades de interações que são benéficas à aquisição e emprego da linguagem. Novos estudos têm mostrado a importância da comunicação recíproca na vida diária de maneira funcional (McCathren *et al.*, 1995; Roper & Dunst, 2003). Conversas altamente responsivas, que ajudarão a consolidar e estender a comunicação e o conhecimento geral, focadas nas intervenções para ajudar a comunicação da criança; uso de abordagens interativas e de comunicação mais pautadas em evidências; emprego da rica base científica sobre comunicação pré-linguística e desenvolvimento da linguagem; uso de abordagens funcionais e mais contextualizadas ao aprendizado; e uso de colegas comuns como modelos e parceiros de comunicação. Cada vez mais, pesquisa e prática têm tratado as características de intervenções de comunicação que encorajam o uso de fala, linguagem e comunicação não verbal para início de conversas e interações sociais significativas, com adultos e colegas (Chapman, 1995; Ramruttun & Jenkins, 1998; Warren, 2000; Wishart, 2001; Kim & Mahoney, 2004). A pesquisa sobre comunicação pré-linguística e aquisição precoce de linguagem sugere que as interações adulto-criança, nas quais o adulto segue as orientações da criança quanto a assuntos ou atividades, usam diversas atividades infantis (p. ex., uso de brinquedos, jogos motores) e têm como objetivo aumentar o número de oportunidades de comunicação, principalmente pelo emprego de contextos naturais, facilitam o desenvolvimento da linguagem e da comunicação (Warren, 2000; Spiker *et al.*, 2002; Roper & Dunst, 2003; Walker *et al.*, 2008). Outro trabalho sugere que o uso de sinais e gestos no início do processo de aquisição pode promover o desenvolvimento da fala, e não prejudicá-lo, como se acreditava (Clibbens, 2001). Além disso, é agora

Apresentação 2.4 Prática familiar – conceitos atuais

- As famílias são vistas como competentes e não deficitárias
- As abordagens centradas na família consideram as necessidades, preocupações, recursos e prioridades familiares e as metas para a criança e sua família
- Individualização dos planos de serviço para atendimento das necessidades familiares
- Coordenação de serviços para sua acomodação nos cronogramas da família
- Prestação de serviços em ambientes naturais, para maximizar a adaptação significativa e funcional
- Ênfase nas interações positivas com as famílias para apoiar competências
- O enfoque familiar é central na filosofia do programa
- As atividades intervencionistas podem ser integradas nas rotinas diárias
- Uso de práticas auxiliares eficazes (p. ex., audição ativa)
- Os pais trabalham em parceria com os profissionais nas tomadas de decisão
- Os pais são auxiliados no acesso aos sistemas de apoio e serviços auxiliares comuns (p. ex., creche)
- Ênfase nos apoios que melhoram a qualidade de vida da criança e da família

bem entendido que o desenvolvimento da linguagem também pode ser facilitado pelo enfoque em importantes habilidades essenciais, como imitação e atenção conjunta (Kasari *et al.*, 1995; Fidler, 2006). Além disso, recentes revisões mostram que as primeiras interações sociais que formam o contexto para a aquisição de linguagem predizem mais resultados positivos para as crianças participantes da EI (Mahoney *et al.*, 1998).

Um modelo de intervenção bastante promissor para encorajar o desenvolvimento da comunicação é a intervenção focada em relacionamentos (Mahoney & Perales, 2003; Kelly *et al.*, 2008; Mahoney e Perales, Capítulo 16 deste livro). Esta abordagem é fundamentada em mais de duas décadas de pesquisas sobre interações pai-criança que mostram que as crianças pequenas com DS apresentam dificuldades sociais e emocionais que podem torná-las difíceis parceiros sociais. Tais dificuldades são a expressividade emocional mais breve e menos intensa, a menor tendência a tomar a iniciativa nas interações sociais e manter interações recíprocas, a menor previsibilidade e as interações sociais menos objetivas e persistentes (Spiker *et al.*, 2002). A intervenção focada nos relacionamentos busca resolver estas dificuldades por explicitamente aumentar contingência e responsividade nas interações pai-criança; resolver a responsividade social da criança; encorajar o aprendizado ativo e autônomo, exploração e comunicação; e gestão de sentimentos que podem interferir com a manutenção das interações sociais.

Mudando as perspectivas sobre a participação dos pais na intervenção precoce

Como anteriormente descrito, uma das maiores metas da EI é apoiar e auxiliar as famílias, para que estas possam apoiar e auxiliar suas crianças. Desde o início, os profissionais de EI reconheceram a importância do envolvimento dos pais, enfatizando o treinamento específico, a educação e a necessidade de apoio emocional. Embora a reciprocidade nas relações pais-profissional tenha sido objeto de muitas pesquisas com o passar dos anos, cada vez mais os pais são vistos como parceiros pelos profissionais na avaliação, planejamento e implementação do programa e nos esforços advocatícios (Turnbull *et al.*, 2000; Bailey & Powell, 2005). Algumas das importantes alterações nas práticas familiares ocorridas nos últimos 50 anos são identificadas na Apresentação 2.4.

Importantes alterações na disponibilidade de apoio para as famílias de bebês e crianças pequenas com DS ocorreram nos últimos 50 anos (Orsmond, 2005). Enquanto 50 anos atrás, após o nascimento da criança, os pais eram encorajados a colocá-la em uma instituição, é agora rotina receberem apoio hospitalar após o nascimento; além disso, existem recursos especificamente para as famílias com um bebê com DS (um exemplo de recursos para novos pais pode ser encontrado em http://www.mhdsa.org/NewParentsRaisingChild.htm). Grupos de apoio aos pais e informações são disponibilizadas por programas de EI, agências comunitárias e fontes *online*. As crianças com DS não apenas têm recebido os mesmos tipos de bom atendimento médico de rotina esperado para todas as crianças, mas hoje contam com clínicas médicas especificamente devotadas a elas (para listas de tais clínicas, consulte http://www.ndsccenter.org/ resources/clinics.php).

Dados norte-americanos sobre intervenção precoce e educação especial pré-escolar

Até recentemente, não existiam dados nacionais nos Estados Unidos sobre os sistemas de serviço de EI e educação especial pré-escolar. Na década de 1990, o *Office of Special Educational Programs* (OSEP) do Departamento de Educação daquele país financiou dois estudos, o *National Early Intervention Longitudinal Study* (NEILS), sobre a EI em bebês e crianças pequenas com idade entre 0 e 3 anos (Scarborough *et al.*, 2004, 2006; Hebbeler *et al.*, 2007) e o *Pre-elementary Education Longitudinal Study* (PEELS) (Markowitz *et al.*, 2006). Os dados do estudo NEILS, embora não especificamente separados para as crianças com DS, mostraram que a EI é composta, principalmente, por serviços domésticos (para 76% de todas as crianças), com um conjunto principal de seis serviços para a maioria das crianças [coordenação do serviço (78%); fonoaudiologia (52%), instrução especial (43%); terapia ocupacional (39%), fisioterapia (39%) e avaliação do desenvolvimento (37%)] (Hebbeler *et al.*, 2008). Além disso, a quantidade mediana de serviço recebido é de 1,5 horas por semana, com 63% de crianças recebendo 2 ou menos horas por semana e 84%, menos de 4 horas por semana. Esta quantidade de serviço relativamente pequena sugere a importância da EI em enfocar o auxílio aos pais e outros cuidadores regulares à maximização de todas as atividades diárias como oportunidades de aprendizado e ensiná-los a como usar as atividades e rotinas diárias como ocasiões para o aprendizado (Bruder & Dunst, 1999; McWilliam, 2005; Dunst *et al.*, 2006).

No estudo PEELS de educação especial pré-escolar (para indivíduos com idade entre 3 e 5 anos) nos Estados Unidos (Markowitz *et al.*, 2006), os dados mostraram que as crianças em idade pré-escolar recebem cerca de 15 horas de serviços por semana, com 85 a 90% sendo submetidas à fonoaudiologia. Dentre os motivos da elegibilidade, retardos de fala (49%) e retardos do desenvolvimento (27%) eram os mais comuns, com 4% dos indivíduos sendo elegíveis em decorrência do retardo mental (a categoria que inclui muitas das crianças com DS). Dados derivados dos resultados das crianças, baseados nas pontuações em testes padrões (Teste de Vocabulário em Imagens Peabody, Teste Woodcock-Johnson), variaram entre os grupos, com média de aproximadamente 85 para aquelas com retardo de desenvolvimento [1 desvio- padrão (DP) abaixo da média] e de cerca de 60 a 70 para aquelas com retardo mental (2 DP abaixo da média). Os últimos grupos também marcaram cerca de 1 DP abaixo da média em avaliações comportamentais, e 2 DP abaixo da média em avaliações motoras. Não é surpresa que as crianças com retardos mais brandos são as que mais progridem nos programas pré-escolares de educação especial.

Os achados destes dois estudos nacionais de grande porte fornecem um importante retrato dos serviços de EI. A quantidade de serviço prestado sugere, fortemente, que o envolvimento de pais e outros cuidadores no encorajamento do aprendizado das crianças pequenas é imperativa à obtenção dos melhores resultados para as crianças. Os achados também dão uma base para o rastreamento de tendências na prestação de serviços e resultados em futuros estudos científicos (p. ex., a questão é: o enfoque mais recente na aptidão escolar melhorou os resultados linguísticos precoces em crianças em idade pré-escolar com deficiências?). Por fim, tais estudos também fornecem dados que podem ser usados na geração de hipóteses em futuros estudos mais aprofundados.

Alterações na avaliação – pesquisa e prática e perspectivas

Uma das alterações mais significativas dos últimos 50 anos que tem influenciado os serviços e a educação de crianças com DS é a primeira avaliação infantil. Em vez dos primeiros usos da avaliação para excluir, isolar e separar crianças com deficiências e enfocar déficits, a avaliação agora tem novos objetivos:

- Identificar preocupações para maior intervenção.
- Tomar sólidas decisões sobre ensino e aprendizado.
- Ajudar a melhoria das intervenções de desenvolvimento e educação dos programas.

Estes novos usos são exemplificados em uma nova e ampla definição da avaliação: "Avaliação é um termo genérico que se refere ao processo de obtenção de informações para a tomada de decisão" (McLean *et al.*, 2004). No campo da primeira infância, de forma mais ampla, e para as crianças pequenas com deficiências, de maneira mais específica, as declarações de posicionamento das principais organizações profissionais da primeira infância estão definindo a avaliação como usada para obtenção das metas de auxílio às crianças pequenas, como:

- Promover a participação completa.
- Promover a aptidão escolar.
- Associar as informações da avaliação ao currículo e serviços.
- Promover resultados funcionais.
- Auxiliar a avaliação dos estilos de aprendizado, pontos fortes e desafios da criança [DEC, 2007; NAEYC & *National Association of Early Childhood Specialists* (NAECS) em *State Departments of Education*, 2003].

Estas declarações identificam as melhores práticas recomendadas para o processo de avaliação que defende o uso de múltiplas fontes de informações e informantes, incluindo pais, e múltiplos métodos para obtenção de dados da avaliação (p. ex., testes, observações, listas de verificação, portfólios/amostras de trabalho, entrevistas). As questões que normalmente precisam ser feitas sobre as práticas de avaliação são mostradas na Apresentação 2.5.

Uma importante característica das novas perspectivas sobre a avaliação é como observar os resultados funcionais, os comportamentos e as habilidades usadas em diversos ambientes naturais, situações e rotinas diárias – com a família, os irmãos, os colegas; no *playground*, parque, mercado, casa, creche; na terapia etc. (Apresentação 2.6) (McWilliam, 2005). Em vez de avaliar as habilidades de forma artificial, e não funcional, as recentes abordagens avaliadoras buscam entender o uso significativo de habilidades na vida real e obter metas cotidianas. A próxima seção sobre responsabilidade discute mais tal questão.

Responsabilidade na primeira infância

O principal avanço político norte-americano na última década que começa a influenciar, de forma significativa, os programas que atendem bebês e crianças pequenas com deficiências é o crescente clamor por responsabilidade. Como parte da crescente tendência governamental,

---

Apresentação 2.5 Questões importantes sobre a primeira avaliação infantil

- Quando, como e por quem é feita a avaliação?
- É parte central de nosso programa?
- É conduzida de forma a ser adequada ao desenvolvimento?
- É cultural e linguisticamente responsiva?
- É ligada às atividades diárias das crianças?
- Inclui as famílias de forma significativa e respeitosa?
- Mostra os pontos fortes, necessidades e progresso da criança e/ou grupo de crianças?
- Nosso desenvolvimento profissional apoia a avaliação?

De DEC, 2007; NAEYC & NAECS in State Departments of Education (2003).

Apresentação 2.6 Considerações na avaliação das habilidades funcionais das crianças pequenas

- O processo de avaliação engloba a funcionalidade da criança durante a realização de atividades que são significativas para ela?
- Avaliamos o que a criança normalmente faz ou seu desempenho em situações incomuns?
- Sabemos o desempenho real da criança em diferentes ambientes e situações?
- Observamos como a criança usa suas habilidades na realização de tarefas?
- A avaliação vai além dos domínios considerados na funcionalidade integrada?

---

todos os tipos de agências e programas estão sendo solicitados a fornecer dados que demonstrem que os serviços prestados têm os efeitos desejados. Como resultado das revisões governamentais instituídas em 2002, a OSEP agora requer que todos os estados enviem dados sobre os resultados infantis e familiares dos programas que atendem crianças com deficiências do nascimento aos 5 anos de idade (Hebbeler & Barton, 2007; Hebbeler *et al.*, 2008). A OSEP financia o *Early Childhood Results* (ECO) *Center* dos Estados Unidos desde 2003 e faz recomendações sobre resultados relevantes, além de auxiliar os estados no desenvolvimento de sistemas para coleta de dados de resultados, no relato anual à instituição e no emprego de esforços de melhoria estaduais e locais de responsabilidade e programas (veja www.the-eco-center.org para mais informações e trabalhos científicos em http://www.fpg.unc.edu/~eco/papers.cfm).

O envolvimento dos interessados é essencial à missão da OSEP. As ações destes interessados levaram à concordância de que o sistema de responsabilidade deve, realmente, buscar o objetivo da EI e da educação especial na primeira infância, que é:

A capacitação de crianças pequenas como participantes ativos e de sucesso nos anos da primeira infância e no futuro em diversos ambientes – em suas casas com suas famílias, na creche, em programas pré-escolares e na comunidade. (Veja www.the-eco-center.org.)

Além disso, os interessados fizeram diversas sugestões importantes para a OSEP e o ECO Center sobre o desenvolvimento de um sistema adequado de responsabilidade. Os interessados se preocupavam em como os resultados do sistema poderiam fazer justiça à ampla gama de tipos e gravidades das deficiências e fortemente recomendaram que o sistema não prejudicasse as crianças ou suas famílias. Também desejavam que os resultados da criança fossem definidos de forma funcional e não por domínios, de acordo com as melhores práticas da primeira avaliação infantil. Além disso, argumentaram que os resultados devem ser definidos de forma a refletir as melhores práticas para a visão mais integrada, funcional e inclusiva do desenvolvimento das crianças pequenas.

Apresentação 2.7 Resultados e sistema de responsabilidade nos Estados Unidos

Porcentagem de bebês e crianças pequenas em Planos Individualizados de Serviços Familiares (ou em pré-escola com IP) que demonstraram melhora:

- Das habilidades socioemocionais positivas (incluindo relações sociais)
- Da aquisição e uso de conhecimentos e habilidades (incluindo linguagem/comunicação precoce (Parte C); incluindo linguagem/comunicação e leitura precoce (Parte B, Pré-escola)
- Do uso de comportamentos adequados ao atendimento de suas necessidades

Veja www.the-eco-center.org e http://www.fpg.unc.edu/~eco/index.cfm.

Observação: De *Part C and Part B State Performance Plan* e *Annual Performance Report Indicator Measurement Tables* (http://www.fpg.unc.edu/~ECO/pdfs/Part_C3_measuremenuable.pdf e http://www.fpg.unc.edu/~ECO/pdfs/Part_B_measuremenuable.pdf).

Os interessados solicitaram à OSEP a identificação dos resultados que os pais e o público geral poderiam facilmente compreender, que refletiam os objetivos destes programas e não seriam onerosos aos prestadores de serviços, que devem se concentrar no atendimento das crianças e das famílias. Os interessados também lembraram à OSEP que as crianças pequenas com deficiências poderiam ser participantes de diversos esforços de responsabilidade (p. ex., nas avaliações realizadas como parte da participação em outros programas da primeira infância, como o *Head Start* ou programas pré-escolares estaduais).

Após ampla discussão e revisão por diversos grupos de interessados, três resultados relacionados com crianças foram identificados (Apresentação 2.7).

Resultados funcionais no sistema de responsabilidade

Uma importante característica dos resultados sendo usados no sistema norte-americano de responsabilidade é o enfoque em dados funcionais. Em vez de pensar no desenvolvimento e aprendizado em termos de domínios, marcos ou habilidades isoladas, a funcionalidade requer descrição do desenvolvimento em um contexto e avaliação das habilidades que são significativas para a criança dentro da vida diária. Assim, os três resultados relacionados à criança dizem respeito à integração de habilidades e comportamentos para que a criança participe, de forma significativa, nas atividades familiares, escolares e comunitárias; usar habilidades para atender necessidades e atingir metas; e conviver em diversos ambientes e com várias pessoas, adultos e colegas. Apontar com o dedo e empregar comandos com duas palavras, por exemplo, são habilidades isoladas, mas apontar para indicar necessidades ou desejos e entrar em trocas verbais bidirecionais com os cuidadores, empregando comandos com duas palavras, são habilidades funcionais. Os resultados funcionais enfatizam a integração de habilidades para realização de uma tarefa, não as habilidades em si.

Resultados familiares em um sistema de responsabilidade

A legislação federal norte-americana, determinando a EI, e a educação especial pré-escolar também se baseiam nos possíveis benefícios da EI às famílias. Muitas pesquisas nos últimos 50 anos documentaram o papel crucial das famílias no desenvolvimento das crianças, sejam aquelas de desenvolvimento normal ou com deficiências como DS. As primeiras pesquisas sobre as famílias tendiam a enfocar os resultados, como a oferta de serviços ou a satisfação com os serviços em vez dos benefícios familiares decorrentes dos serviços e apoios recebidos. Estes novos conceitos sobre os resultados familiares reconhecem que ajudar as famílias na obtenção de suas metas influencia,

---

Apresentação 2.8 Resultados familiares no sistema de responsabilidade

- As famílias compreendem os pontos fortes, habilidades e necessidades especiais de suas crianças
- As famílias conhecem seus direitos e lutam de forma eficaz por suas crianças
- As famílias ajudam o desenvolvimento e aprendizado de suas crianças
- As famílias possuem sistemas de apoio
- As famílias são capazes de acessar os serviços, programas e atividades desejados em sua comunidade

Com base em Bailey *et al.* (1998, 2006); veja, também, Hebbeler & Barton (2007).

Apresentação 2.9 Alguns *websites* sobre a síndrome de Down

- National Association for Down Syndrome – www.nads.org
- National Down Syndrome Society – www.ndss.org
- World Down Syndrome Day – www.worlddownsyndromeday.org
- Down Syndrome Research and Treatment Foundation – www.dsrtf.org
- Down Syndrome Association – www.downs-syndrome.org.uk
- Down Syndrome Education International – www.downsed.org
- European Down Syndrome Association – www.edsa.info
- Associacion Sindrome de Down de Baleares – www.asnimo.com

---

de forma direta, os resultados relacionados à criança (Bailey *et al.*, 1998,2006). Assim, já que os pais podem ser afetados por terem uma criança com deficiência, a EI deve promover a adaptação positiva e reduzir possíveis impactos negativos (Apresentação 2.8).

Expectativas e informações sobre a síndrome de Down

Os pais de crianças com DS necessitam de muitas informações, resumidas em uma recente revisão (Bailey & Powell, 2005). Nos últimos 50 anos, passamos de poucas informações disponíveis, com dados principalmente negativos e deficitários, a uma grande quantidade e variedade de informações, originadas por tremendo número de fontes. Uma busca na internet pelas palavras-chave "síndrome de Down" produz milhões de resultados (p. ex., 16 milhões em 1 de abril de 2009). Algumas das melhores informações são encontradas em *websites* de organizações de pais e profissionais, como naqueles listados na Apresentação 2.9.

Diferentemente das citações no início deste capítulo, hoje as expectativas são bastante diferentes e altas. O otimismo expresso no website da *Down Syndrome Research and Treatment Foundation* (DSRTF) (veja www.dsrtf.org), por exemplo, é agora bastante comum:

A DSRTF vê a chegada de um novo mundo, no qual as pessoas com síndrome de Down estarão totalmente incluídas nos ambientes acadêmicos e sociais e onde possam viver de forma independente como adultos caso assim escolherem.

Os tratamentos... permitirão que os indivíduos com síndrome de Down participem de forma mais completa na escola, tenham vidas mais ativas e independentes e retardarão o declínio cognitivo precoce.

Estudos de acompanhamento de adultos com síndrome de Down

Considerando os dados científicos disponíveis, o atual otimismo sobre resultados e desempenho a longo prazo das pessoas com DS pode ser muito esperançoso. Poucos estudos de acompanhamento incluíram adultos com DS, mas aqueles existentes geraram resultados moderados. Hanson (2003), por exemplo, relatou os resultados na vida adulta de sua amostra de 15 crianças que participaram de um programa experimental de EI entre 1974 e 1977 no Oregon, nos Estados Unidos; estes indivíduos tinham entre 24 e 26 anos de idade entre 2000 e 2001. Hanson observou que a participação em ambientes educacionais inclusivos diminui conforme as crianças crescem. A autora também encontrou resultados desapontadores em relação à vida adulta (sociais, empregatícios e de independência). Além disso, os serviços e apoios para estes adultos eram poucos, do lado positivo, porém, as famílias tinham fortes sentimentos positivos e lembravam-se com carinho da EI após 25 anos, e citaram sua importância ao fundamentar a adaptação a longo prazo da criança e da família.

Em um estudo mais recente, conduzido com uma amostra nacionalmente representativa de adultos jovens com deficiências nos Estados Unidos que participaram da educação especial, o *National Longitudinal Transition Study 2* (NLTS2), as crianças foram seguidas e os dados coletados 4 anos após o término do ensino médio (Wagner *et al.*, 2005). Os dados não relatam os adultos jovens com DS de forma específica, mas os resultados observados no grupo com retardo mental mostraram grandes variações. Por exemplo, de modo geral,

- 72% eram graduandos no ensino médio em 2003 (51% em 1987).
- 25% participaram de algum nível de educação de terceiro grau.
- 30% estavam empregados (comparados a 56% para adultos jovens com todas as deficiências e 66% para a população geral).
- 15% viviam de forma independente.
- 72% relataram que tinham amigos fora da escola ou do trabalho.

Estes achados, que sem dúvida refletem muitos indivíduos com DS, mostram que a obtenção dos resultados positivos esperados na vida adulta ainda está fora do alcance de muitos adultos jovens pertencentes a este grupo com retardo mental.

Conclusões e perspectivas futuras

Nos últimos 50 anos, a prestação da intervenção precoce a bebês e crianças pequenas com DS e suas famílias teve grande progresso. Dados os atuais resultados disponíveis sobre a vida adulta, porém, fica claro que mais avanços são necessários. As contínuas pesquisas sobre as abordagens educacionais são extremamente necessárias para aumentar a obtenção de sucesso acadêmico e social e as habilidades comunicativas, vocacionais e recreacionais de forma significativa e generalizada que levarão a melhores resultados durante a infância e a vida adulta (Spiker *et al.*, 2005). A longo prazo, há grande necessidade de estudos de acompanhamento de coortes novos e contemporâneos de crianças com DS que foram as beneficiárias de melhores oportunidades educacionais, assim como de melhor atendimento médico, nutricional e fisioterápico, não disponíveis para os primeiros grupos de crianças. A contínua defesa das metas de participação completa também deve ser apoiada por mais pesquisas sobre a implementação de programas educacionais inclusivos eficazes. Os programas com base em evidências, aqueles que geram resultados positivos na infância e na vida adulta, devem formar a base de políticas educacionais, da alocação de recursos e dos sistemas de desenvolvimento profissional. As futuras pesquisas devem também incluir o contínuo enfoque nas funções principais e processos de desenvolvimento que apoiam a participação ativa das crianças pequenas nas atividades e rotinas diárias e o desenvolvimento de comportamentos e habilidades que melhoram sua participação ativa no aprendizado, no chamado aprendendo a aprender. Os programas também precisam usar as informações da avaliação sobre os processos principais para o planejamento de intervenções que promovam as habilidades emergentes da criança nos primeiros 5 anos de vida. Com a contínua sinergia entre pesquisa, defesa e política, o atual otimismo e as altas expectativas para crianças e adultos com DS podem ser completamente conseguidos.

Resumo

Cinquenta anos atrás, a intervenção precoce (EI) formal ou universal em bebês e crianças pequenas com síndrome de Down (DS) não existia. O campo da EI em bebês e crianças pequenas com deficiências começou com poucos programas experimentais, instigados pelo trabalho de pais e o pensamento progressista dos pesquisadores. Neste capítulo, o progresso da EI em bebês e crianças pequenas com DS e suas famílias é revisto, mostrando sua manutenção pelo acúmulo de estudos científicos, pelos esforços advocatícios ativos e persistentes de pais e profissionais e pelos principais avanços políticos acerca do tratamento de indivíduos com deficiências. Esta história da EI inclui resumos: (1) da alteração das metas da EI para as crianças e suas famílias; (2) da pesquisa sobre a eficácia e a prática da EI; (3) da influência atual e futura da pesquisa sobre a primeira infância e o aprendizado precoce na prática da EI; e (4) da influência da pesquisa e dos avanços políticos acerca de crianças mais velhas e adultos com deficiências sobre a prática da EI. A revisão enfoca as alterações nas pesquisas, práticas e políticas que têm impactos significativos na EI para as crianças com deficiências, incluindo aquelas com DS. As conclusões sobre as pesquisas e avanços políticos do passado são usadas para discutir as implicações das perspectivas futuras da EI.

Referências

Bailey, D. B., Jr., Bruder, M. B., Hebbeler, K., *et al.* (2006). Recommended outcomes for families of young children with disabilities. *Journal of Early Intervention, 28*(4), 227-251.

Bailey, D. B., McWilliam, R. A., Darkes, L. A., *et al.* (1998). Family outcomes in early intervention: a framework for program evaluation and efficacy research. *Exceptional Children, 64*, 313-328.

Bailey, D. B., Jr. & Powell, T. (2005). Assessing the information needs of families in early intervention. In M. J. Guralnick (ed.), *The Developmental Systems Approach to Early Intervention,* pp. 151-183. Baltimore: Brookes.

Bowman, B. T., Donovan, M. S., Burns, M. S. (eds.) (2001). *Eager to Learn: Educating our Preschoolers.* Washington, DC: National Academies Press.

Bricker, D. (2000). Inclusion: how the scene has changed. *Topics in Early Childhood Special Education, 20*(1), 14-19.

Bruder, M. B. & Dunst, C. J. (1999). Expanding learning opportunities for infants and toddlers in natural environments: a chance to reconceptualize early intervention. *Zero To Three, 20*, 34-36.

Buysse, V. & Bailey, D. B. (1993). Behavioral and developmental outcomes in young children with disabilities in integrated and segregated settings: a review of comparative studies. *Journal of Special Education, 26*, 434-461.

Chapman, R. S. (1995). Language development in children and adolescents with Down syndrome. In P. Fletcher & B. MacWhinney (eds.), *Handbook of Child Language,* pp. 641-663. Oxford: Blackwell.

Clibbens, J. (2001). Signing and lexical development in children with Down syndrome. *Down Syndrome Research and Practice, 7,* 101-105.

Cooper, J. O., Heron, T. E., Heward, W. L. (2007). *Applied Behavior Analysis* (2nd edn.). Upper Saddle River: Prentice Hall.

Crnic, K. & Stormshak, E. (1997). The effectiveness of providing social support for families of children at risk. In M. J. Guralnick (ed.), *The Effectiveness of Early Intervention.* Baltimore: Brookes.

DEC/NAEYC. (2009). *Early Childhood Inclusion: A joint position statement of the Division for Early Childhood* (DEC) *and the National*

Association for the Education of Young Children (NAEYC). Chapel Hill: The University of North Carolina, FPG Child Development Institute.

Division for Early Childhood (DEC). (2007). *Promoting Positive Outcomes for Children with Disabilities: Recommendations for Curriculum, Assessment, and Program Evaluation.* Missoula, MT: Author.

Dunst, C. J., Bruder, M. B., Trivette, C. M., Hamby, D. W. (2006). Everyday activity settings, natural learning environments, and early intervention practices. *Journal of Policy and Practice in Intellectual Disabilities,* **3**(1), 3-10.

Dunst, C. J., Trivette, C. M., Jodry, W. (1997). Influences of social support on children with disabilities and their families. In M. J. Guralnick (ed.), *The Effectiveness of Early Intervention.* Baltimore: Brookes.

Fewell, R. R. & Oelwin, P. L. (1991). Effective early intervention: results from the model preschool program for children with Down syndrome and other developmental delays. *Topics in Early Childhood Special Education,* **11**, 56-68.

Fidler, D. J. (2006). The emergence of a syndrome-specific personality profile in young children with Down syndrome. In J. A. Rondal & J. Perera (eds.), *Down Syndrome,* pp. 139-152. West Sussex: Wiley.

Fuchs, D. & Fuchs, L. (1994). Inclusive schools movement and the radicalization of special education reform. *Exceptional Children,* **60**, 294-309.

Gallagher, J. (2000). The beginnings of federal help for young children with disabilities. *Topics in Early Childhood Special Education,* **20**(1), 3-6.

Gardner, W. I. (2006). *Behavior Modification in Mental Retardation.* New York: Aldine De Gruyter.

Gibson, D. & Harris, A. (1988). Aggregated early intervention effects for Down's syndrome persons: patterning and longevity of benefits. *Journal of Mental Deficiency Research,* **32**, 1-17.

Glenn, S., Dayus, B., Cunningham, C., Horgan, M. (2001). Mastery motivation in children with Down syndrome. *Down Syndrome Research and Practice,* **7**, 52-59.

Guralnick, M. J. (ed.) (1997). *The Effectiveness of Early Intervention.* Baltimore: Brookes.

Guralnick, M. J. (ed.) (2001). *Early Childhood Inclusion.* Baltimore: Brookes.

Guralnick, M. J. (2005). Inclusion as a core principle in the early intervention system. In M. J. Guralnick (ed.), *The Developmental Systems Approach to Early Intervention,* pp. 59-69. Baltimore: Brookes.

Guralnick, M. J. & Bricker, D. (1987). The effectiveness of early intervention for children with cognitive and general developmental delays. In M. J.Guralnick & E C. Bennett (eds.), *The Effectiveness of Early Intervention for At-risk and Handicapped Children,* pp. 115-173. New York: Academic Press.

Guralnick, M. J., Neville, B., Hammond, M. A., Connor, R. T. (2008). Continuity and change from full-inclusion early childhood programs through the early elementary period. *Journal of Early Intervention,* **30**(3), 237-250.

Hanson, M. J. (2003). Twenty-five years after early intervention. *Infants and Young Children,* **16**(4), 354-365.

Hart, B. & Risley, T. (1995). *Meaningful Differences in the Everyday Experience of Young American Children.* Baltimore: Brookes.

Hayden, A. H. & Dmitriev, V. (1975). The multidisciplinary preschool program for Down's syndrome children at the University of Washington model preschool center. In B. Z. Friedlander, G. M. Sterritt, G. E. Kirk (eds.), *Exceptional Infant.* New York: Brunner/Mazel.

Hebbeler, K. & Barton, L. (2007). The need for data on child and family outcomes at the Federal and State levels. *Young Exceptional Children Monograph Series,* **9**, 1-15.

Hebbeler, K., Barton, L., Mallik, S. (2008). Assessment and accountability for programs serving young children with disabilities. *Exceptionality,* **1**(16), 48-63.

Hebbeler, K., Spiker, D., Bailey, D., *et al.* (2007). *Early intervention for infants and toddlers with disabilities and their families: Participants, services, and outcomes. Final Report of the National Early Intervention Longitudinal Study (NEILS).* Menlo Park: SRI International.

Hebbeler, K., Spiker, D., Morrison, K., Mallik, S. (2008). A national look at the characteristics of Part C early intervention services. *Young Exceptional Children Monograph Series No.* 10.

Hemmeter, M. L. (2000). Classroom-based interventions: evaluating the past and looking toward the future. *Topics in Early Childhood Special Education,* **20**(1), 56-61.

Hepburn, S. L. (2003). Clinical implications of temperamental characteristics of young children with developmental disabilities. *Infants and Young Children,* **16**, 59-76.

Kasari, C., Freeman, S., Mundy, P., Sigman, M. D. (1995). Attention regulation by children with Down syndrome: coordinated joint attention and social referencing looks. *American Journal on Mental Retardation,* **100**, 128-136.

Kelly, J. E, Booth-LaForce, C., Spieker, S. J. (2005). Assessing family characteristics relevant to early intervention. In M. J. Guralnick (ed.), *The Developmental Systems Approach to Early Intervention,* pp. 235-265. Baltimore: Brookes.

Kelly, J. F, Zuckerman, T., Rosenblatt, S. (2008). Promoting first relationships: a relationship-focused early intervention approach. *Infants and Young Children,* **21**, 285-295.

Kim, J. & Mahoney, G. (2004). The effects of mother's style of interaction on children's engagement: Implications for using responsive interventions with parents. *Topics in Early Childhood Special Education,* **24**, 31-38.

Koegel, R. L. & Koegel, L. K. (2006). *Pivotal Response Treatments for Autism.* Baltimore: Brookes.

Landry, S. H., Miller-Loncar, C. L., Swank, P. R. (1998). Goal-directed behavior in children with Down syndrome: the role of joint play situations. *Early Education ¢'r Development,* **9**, 264-278.

Linn, M. I., Goodman, J. E, Lender, W L. (2000). Played out? Passive behavior by children with Down syndrome during unstructured play. *Journal of Early Intervention,* **23**, 264-278.

Mahoney, G., Boyce, G., Fewell, R. R., Spiker, D., Wheeden, C. A. (1998). The relationship of parent-child interaction to the effectiveness of early intervention services for at-risk children and children with disabilities. *Topics in Early Childhood Special Education,* **18**, 5-17.

Mahoney, G. & Perales, F. (2003). Using relationship-focused intervention to enhance the social-emotional functioning of young children with autism spectrum disorders. *Topics in Early Childhood Special Education,* **23**(2), 77-89.

Mahoney, G. & Perales, F. (2005). Relationship-focused intervention with children with pervasive developmental disorders and other disabilities: a comparative study. *Journal of Developmental and Behavioral Pediatrics,* **26**, 77-85.

Markowitz, J., Carlson, E., Frey, W., et at (2006). *Preschool with Disabilities: Wave 1 Overview Report from the Pre-Elementary Education Longitudinal Study (PEELS).* Washington: Institute for Education Sciences.

McCathren, R. B., Yoder, P. J., Warren, S. F (1995). The role of directives in early language intervention. *Journal of Early Intervention,* **19**, 91-101.

McLanahan, S. (2005). School readiness: closing racial and ethnic gaps. *The Future of Children,* **15**(1).

McLean, M., Wolery, M., Bailey, D. B., Jr. (2004). *Assessing Infants and Preschoolers with Special Needs* (3rd edn.), Upper Saddle River: Prentice Hall.

McWilliam, R. A. (2005). Assessing the resource needs of families in the context of early intervention. In M. J. Guralnick (ed.), *The Developmental Systems Approach to Early Intervention,* pp. 215-233. Baltimore: Brookes.

National Association for the Education of Young Children (NAEYC) & National Association of Early Childhood Specialists (NAECS) in State Departments of Education. (2003). *Where We Stand on Curriculum, Assessment, and Program Evaluation.* Retrieved from http://www.naeyc.org/about/positions/pdf/StandlCurrAss.pdf.

National Education Goals Panel. (1997). *Special Early Childhood Report 1997.* Washington: Author.

National Research Council and Institute of Medicine. (2000). *From Neurons to Neighborhoods: The Science of Early Childhood Development.* Washington: National Academy Press.

Niccols, A., Atkinson, L., Pepler, D. (2003). Mastery motivation in young children with Down's syndrome: relationship with cognitive and adaptive competence. *Journal of Intellectual Disability Research,* **47**(2), 121-133.

Orsmond, G. I. (2005). Assessing interpersonal and family distress and threats to confident parenting in the context of early intervention. In M. J. Guralnick (ed.), *The Developmental Systems Approach to Early Intervention*, pp. 185-213. Baltimore: Brookes.

Ramruttun, B. & Jenkins, C. (1998). Prelinguistic communication and Down syndrome. *Down Syndrome Research and Practice*, 5, 53-62.

Roper, N. & Dunst, C. J. (2003). Communication interventions in natural environments: guidelines for practice. *Infants and Young Children*, 16, 215-226.

Rynders, J. & Horrobin, J. (1975). Project EDGE: a communication stimulation program for Down's syndrome infants. In B. Friedland, G. Steritt, G. Kirk (eds.), *Exceptional Infant: Assessment and Intervention*, pp. 173-192. New York: Brunner/Mazel.

Rynders, J. E. & Horrobin, J. M. (1990). Always trainable? Never educable? Updating educational expectations concerning children with Down syndrome. *American Journal on Mental Retardation*, 95, 77-83.

Rynders, J. E., Spiker, D., Horrobin, J. (1978). Underestimating the educability of Down's syndrome children: examination of methodological problems in recent literature. *American Journal of Mental Deficiency*, 82, 440-448.

Scarborough, A. A., Hebbeler, K. M., Spiker, D. (2006). Eligibility characteristics of infants and toddlers entering early intervention in the United States. *Journal of Policy and Practice in Intellectual Disabilities*, 3(1), 57-64.

Scarborough, A., Spiker, D., Mallik, S., *et al.* (2004). Who are the children and families receiving early intervention services? *Exceptional Children*, 70, 469-483.

Smith, G. F. & Berg, J. M. (1976). *Down's Anomaly* (2nd edn.). New York: Longman Group Limited.

Spiker, D. (2006). Off to a good start: early interventions for infants and young children with Down syndrome and their families. In J. A. Rondal & J. Perera (eds.), *Down Syndrome: Neurobehavioral Specificity*, pp. 176-190. West Sussex: Wiley.

Spiker, D., Boyce, G., Boyce, L. (2002). Parent-child interactions when infants and young children have disabilities. In L. Gidden (ed.), *International Review of Research in Mental Retardation*, Vol. 25, pp. 35-70. San Diego: Academic Press.

Spiker, D., Hebbeler, K., Mallik, S. (2005). Developing and implementing early intervention programs for children with established disabilities. In M. J. Guralnick (ed.), *The Developmental Systems Approach to Early Intervention*, pp. 305-349. Baltimore: Brookes.

Spiker, D. & Hopmann, M. R. (1997). The effectiveness of early intervention for children with Down Syndrome. In M. J. Guralnick (ed.), *The Effectiveness of Early Intervention*, pp. 271-306. Baltimore: Brookes.

Turnbull, A. P., Turbiville, V., Turnbull, H. R. (2000). Evolution of family-professional partnerships: collective empowerment as the model for the early twenty-first century. In J. P. Shonkoff & S. J. Meisels (eds.), *Handbook of Early Childhood Intervention* (2nd edn.), pp. 630-650. New York: Cambridge University Press.

Vincent, L. J., Salisbury, C. L., Strain, P., McCormick, C., Tessier, A. (1990). A behavioral-ecological approach to early intervention: focus on cultural diversity. In S. J. Meisels & J. P. Shonkoff (eds.), *Handbook of Early Childhood Intervention*, pp. 173-195. New York: Cambridge University Press.

Wagner, M., Newman, L., Cameto, R., Levine, P. (2005). *Changes Over Time in the Early Postschool Outcomes of Youth with Disabilities*. Menlo Park: SRI International.

Walker, D., Bigelow, K. M., Harjusola-Webb, S. (2008). Increasing communication and language-learning opportunities for infants and toddlers. *Young Exceptional Children Monograph Series No.* 10, 105-121.

Warren, S. E (2000). The future of early communication and language intervention. *Topics in Early Childhood Special Education*, 20, 33-37.

Wishart, J. (1993). The development of learning difficulties in children with Down's syndrome. *Journal of Intellectual Disability Research*, 37, 389-403.

Wishart, J. (1996). Learning in young children with Down syndrome: developmental trends. In J. A. Rondal & J. Perera (eds.), *Down Syndrome: Psychological, Psychobiological, and Socio-educational Perspectives*, pp. 81-96. London: Whurr.

Wishart, J. (2001). Motivation and learning styles in young children with Down syndrome. *Down Syndrome Research and Practice*, 7, 47-51.

Wolery, M. (2000). Behavioral and educational approaches to early intervention. In J. P. Shonkoff & S. J. Meisels (eds.), *Handbook of Early Childhood Intervention* (2nd edn.), pp. 179-203. New York: Cambridge University Press.

Wolery, M. & Wilbers, J. S. (eds.). (1994). *Including Children with Special Needs in Early Childhood Programs.* Washington: National Association for the Education of Young Children.

Yoder, P. J. & Warren, S. E (2004). Early predictors of language in children with and without Down syndrome. *American Journal on Mental Retardation*, **109**, 285-300.

Capítulo

3

Avanços em desfechos clínicos na reabilitação neurocognitiva da síndrome de Down

Jamie Edgin ▪ Goffredina Spanō ▪ Lynn Nadel

Um progresso considerável na compreensão do perfil cognitivo da síndrome de Down (DS) ocorreu na década passada. Uma série de descobertas excepcionais tem registrado esse progresso com estudos apontando promessa de intervenção farmacológica para déficits cognitivos nesta população (Fernandez *et al.*, 2007; Salehi *et al.*, 2009). Um impulso também tem sido dado pelo desenvolvimento de intervenções cognitivas comportamentais com alvo em aspectos específicos do perfil cognitivo (p. ex., Fidler *et al.*, Capítulo 15 deste livro). Com a perspectiva de ensaios clínicos farmacológicos e comportamentais gerarem frutos nos próximos anos, há uma necessidade imediata por desfechos clínicos confiáveis e válidos para DS. Esses ensaios somente serão significativos se incluírem uma série de mensurações adequadas a essa população e sensíveis o bastante para detectar alterações. Nosso grupo tem-se envolvido no desenvolvimento dessa série de exames, especificamente a Bateria de Exames Cognitivos Arizona (*Arizona Cognitive Test Battery*, ACTB) (Figura 3.1), que serve como base para acessar as características do fenótipo da DS.

O histórico de intervenções farmacológicas e dietéticas para déficits cognitivos em humanos com DS é desapontador (Salman, 2002). Uma série de drogas [p. ex., drogas usadas na doença de Alzheimer, como o donepezil (Prasher *et al.*, 2002)] ou suplementos dietéticos disponíveis no mercado têm sido testados para o uso em indivíduos com DS, surtindo mínimo efeito como um todo. Não está claro se estas intervenções falharam em razão da ineficiência das drogas utilizadas para alvos inapropriados, falhas metodológicas relacionadas com medidas de mensuração de poder ou resultados, ou ambos (Capítulo 7 deste livro).

Nos últimos 5 anos tem havido considerável progresso no conhecimento das bases neuropatológicas dos déficits cognitivos e de memória na DS. Vários estudos têm revelado vias neuropatológicas bem definidas, cuja alteração poderia melhorar o desenvolvimento cognitivo na DS. Por sinal, estudos têm sugerido o desequilíbrio entre estímulos excitatórios e inibitórios a nível sináptico, com inibição excessiva no giro dentado do hipocampo, causando o amortecimento da potenciação de longa duração (*long-term potentiation*, LTP) (Kleschevnikov *et al.*, 2004). Alguns tratamentos promissores têm sido desenvolvidos para estabilizar esse desequilíbrio. Fernandez *et al.* (2007) descobriram que a administração de pentilenotetrazol (PTZ, um agonista inverso do ácido gama-aminobutírico [GABA]) eliminou déficits em um teste de memória e aprendizado realizado em modelo animal com síndrome de Down (ratos Ts65Dn), um efeito que persistiu após o período de administração. O acompanhamento desse estudo tem solidificado a promessa dos agonistas inversos do GABA, mostrando que o PTZ foi mais eficaz que o donepezil na redução do déficit de memória em ratos Ts65Dn (Rueda *et al.*, 2008).

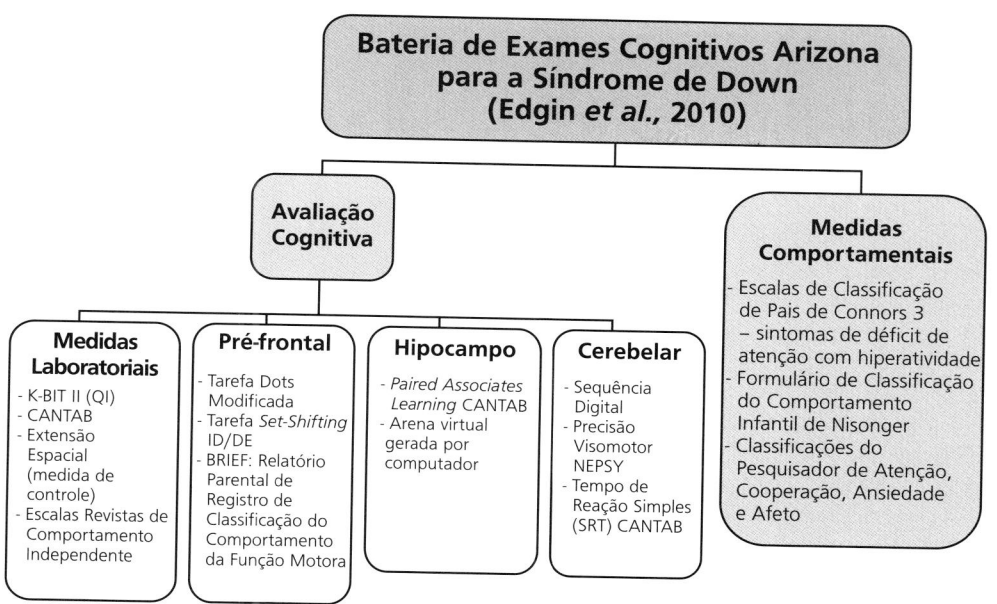

Figura 3.1 Propriedades principais das avaliações de desfechos clínicos: desenvolvimento da Bateria de Exames Cognitivos Arizona para a síndrome de Down.

Em outro estudo recente, Salehi *et al.* (2009) descobriram que a administração de L-treo-3,4-di-hidroxifenilserina, ou xamoterol, um agonista parcial de receptores β1-adre-nérgicos, normalizou os déficits de memória e aprendizado em ratos Ts65Dn, sugerindo que modificações no sistema adrenérgico podem trazer benefício adicional aos resultados cogniti-vos. Enquanto este estudo identificou mudanças no hipocampo após a administração da dro-ga, a modificação de neurotransmissores adrenérgicos tem o potencial de afetar múltiplos sis-temas cerebrais, incluindo o córtex pré-frontal.

Outras vias promissoras de tratamento objetivam a modificação precoce do desenvolvi-mento neural, neutralizando o mais cedo possível os processos que contribuem para a inabili-dade intelectual. Por exemplo, há evidências de que a superexpressão de genes específicos do cromossomo 21, como o DYRK1A, pode encobrir déficits cognitivos. Tratamentos têm sido desenvolvidos para neutralizar esses efeitos em modelos experimentais com ratos (Kim *et al.*, 2006). Outros tratamentos podem envolver a modificação das principais vias de desenvolvi-mento neurológico, não diretamente ligadas ao cromossomo 21. Roper *et al.* (2006) descobriu que, ao expor filhotes recém-nascidos de ratos com trissomia a um agonista do Sonic Hedge-hog, um mitógeno que influencia o desenvolvimento da crista neural, conseguiu reverter a neuropatologia cerebelar ao normal.

Uma vez que a segurança de cada um destes protocolos esteja bem estabelecida, o próxi-mo passo é o desenvolvimento de protocolos de intervenção em humanos. Com o intuito de aproximar essas descobertas da ciência básica para a prática clínica, é preciso avaliações de desfechos clínicos que possam detectar, com precisão, mudanças significativas em indivíduos com DS. O melhor modelo de ensaio terá de incorporar uma gama ampla de avaliações, con-siderando diretamente o perfil cognitivo amplo de humanos com DS (Heller *et al.*, 2006). Idealmente, os testes devem ser específicos o suficiente para atingir estruturas neurais de for-ma que os mecanismos de ação de drogas possam ser mais bem entendidos em humanos. O

ACTB (Figura 3.1) enfoca os déficits específicos dos domínios neuropsicológicos desta população e é bem adaptado para atingir esses objetivos.

Propriedades principais de avaliações de desfecho clínico – desenvolvimento da Bateria de Testes Cognitivos Arizona para a síndrome de Down

Heller *et al.* (2006) e Edgin *et al.* (2010b) descreveram os desafios de avaliação dos resultados nesta população. Para uma avaliação acurada e sensível é necessário levar em conta os limites piso-teto/limites mínimo e máximo (principalmente o primeiro deles) e os dados capazes de gerar dúvida como motivação, problemas comportamentais e dificuldades significativas na linguagem. Muito poucas avaliações de resultado têm sido validadas, especificamente, para esta população, e estimativas específicas de confiabilidade de amostras teste-reteste são raras.

Outros grupos têm abordado os desafios de medição geral em ensaios clínicos. Um grupo proeminente é o OMERACT (Medidas de Resultados em Reumatologia, ou *Outcome Measures in Rheumatology*, http://reuma.rediris.es/omeract/index.html). A iniciativa do grupo serviu de modelo para direcionar questões para ensaios clínicos para outras condições médicas, e iniciativas similares têm sido desenvolvidas para selecionar uma base de medição de ensaios clínicos em autismo [p. ex., Unidades de Pesquisa Pediátrica em Psicofarmacologia no Autismo (The Autism Research Units on Pediatric Psychopharmacology – RUPP Autism Network, Arnold *et al.*, 2000)]. Para atingir o padrão OMERACT, um parâmetro deve ser viável, verdadeiro para construção de medidas, e capaz de discriminar populações tanto típicas quanto atípicas – e, na população atípica, é importante saber quais intervalos estão envolvidos no ensaio clínico. A viabilidade envolve um conjunto de medidas que podem ser facilmente aplicadas de acordo com as limitações de tempo. A veracidade de uma medida está relacionada com a possibilidade ou não de se mensurar o que se pretende, e se é imparcial e relevante. Assim, a veracidade como componente aborda questões fundamentais e constrói validade. O componente final envolve a escolha de medidas que são indicadores sensíveis de mudança.

Levando em conta estas propriedades e os desafios de mensuração específicos em indivíduos com DS, desenvolvemos o ACTB. O ACTB inclui testes primários não verbais da função pré-frontal, do hipocampo e cerebelar, além de habilidades cognitivas gerais e comportamento. As tarefas foram esboçadas com base na Bateria Automatizada de Testes Neuropsicológicos de Cambridge (*Cambridge Neuropsychological Testing Automated Battery*, CANTAB) (Lowe & Rabbitt, 1998), a bateria Eclipse ou com base em paradigmas estabelecidos [p. ex., NEPSY (Korkman *et al.*, 1998), uma arena espacial gerada por computador (*c-g arena*, Thomas *et al.*, 2001) e a tarefa Dots (Davidson *et al.*, 2006)]. Testes da bateria CANTAB têm sido utilizados em estudos preliminares em indivíduos com DS, mostrando deficiências consistentes (Pennington *et al.*, 2003; Visu-Petra *et al.*, 2007). Baterias de testes comumente utilizadas, como a CANTAB e a NEPSY, beneficiam-se da sua amplitude de utilização e, portanto, do conjunto de dados comparáveis. Por exemplo, o CANTAB tem sido utilizado em vários estudos de neuroimagem e com ampla variação de populações de pacientes, incluindo indivíduos com inaptidões intelectuais. Muitos destes testes estão pautados em erros, o que auxilia na delimitação de limites piso; são aplicáveis a crianças de várias faixas etárias e têm formas alternativas para minimizar falhas práticas. Outro aspecto positivo dos testes CANTAB escolhidos para ACTB é que há possibilidade de empregá-los em variadas línguas e culturas (Luciana & Nelson, 2002).

No estudo de validação, 74 indivíduos com DS (com idades entre 7-38 anos) e 50 grupos controle pareados de idade mental (IM) (com idades entre 3-8 anos) foram testados em três locais. Importantes para a produção de variáveis sensíveis à mudança, vários testes ACTB produziram baixos níveis de limites piso e distorções em comparação com uma amostra IM pareada. Juntamente com o ACTB, administramos avaliações de referência e relatos dos pais sobre cognição e comportamento.

Os resultados das baterias também foram correlacionados com os relatos dos pais, incluindo avaliação de habilidades adaptativas demonstrando validade concordante e relevância de mensuração. Dados preliminares de confiabilidade teste-reteste específicos para a população foram fortes.

Muitas propriedades do ACTB sobrepõem-se com os requisitos de avaliação ideais para ensaios clínicos como descritos anteriormente. Essas mensurações foram escolhidas pela pureza em sua construção, e muitas têm evidências de neuroimagem ligando-as a regiões cerebrais específicas, embora tenham sido feitas em outras populações. Restringir os limites pisos é essencial para avaliar os resultados e estará diretamente relacionado com a sensibilidade da mensuração para avaliar mudanças. Finalmente, o ACTB é um excelente conjunto de testes em termos de viabilidade. Ele tem sido implementado através de quatro locais e envolvem um número de testes com escore computadorizado, que diminuem a responsabilidade do examinador e reduzem o erro. Pode ser administrado durante uma sessão de 2-3 horas, o que ajuda a reduzir a sobrecarga do participante.

Nas próximas sessões revisaremos os principais desfechos cognitivos e comportamentais que são importantes mensurar em um ensaio clínico na DS. Discutiremos a utilidade do ACTB em cada uma dessas áreas e discutiremos objetivos futuros para o desenvolvimento de desfechos clínicos.

Perfil cognitivo e comportamental da síndrome de Down – principais desfechos clínicos

No ensaio clínico ideal é preciso avaliar um amplo perfil de habilidades. DS envolve uma complexa constelação de sintomas, incluindo déficits de linguagem, habilidades adaptativas, aprendizado e memória, habilidades motoras e comportamento. Dada esta constelação de sintomas, a intervenção mais eficaz revelará um impacto nos mais diversos aspectos da função cognitiva e comportamental. Nas seções seguintes detalharemos os principais domínios de funções a serem consideradas, pesquisas recentes de perfil cognitivo em cada um desses domínios em DS e maneiras de abordagem da mensuração efetiva em cada resultado.

Memória do hipocampo

Existem evidências significativas, com base em modelos animais e na literatura humana, que sugerem episódios de dificuldade de memória na população DS, particularmente em testes de memória espacial e navegação, que prejudicam as funções do hipocampo (Carlesimo *et al.*, 1997; Hyde *et al.*, 2001; Nadel, 2003; Pennington *et al.*, 2003). Em contraste, há evidências consistentes para se considerar que a memória de curto tempo de duração esteja relativamente preservada em indivíduos com DS (Wang & Bellugi, 1994). O ACTB geralmente incorpora dois paradigmas relacionados com o hipocampo, incluindo o CANTAB *Paired Associates Learning* (PAL) e a tarefa *c-g arena*, uma versão virtual do Morris Water Maze. O CANTAB PAL é particularmente uma avaliação robusta de memória episódica nesta população: três estudos diferentes realizados com indivíduos DS demonstraram falhas no processo (Pennington *et al.*, 2003; Visu-Petra *et al.*, 2007; Edgin *et al.*, 2010a). Em Edgin *et al.* (2010a), o CANTAB PAL teve níveis de desistência muito baixos e resultados distribuídos normalmente. Este trabalho também se correlacionou com outras avaliações, incluindo Quociente de

Inteligência (QI) e relato de memória através dos pais e relato de memória dos pais no Registro de Classificação do Comportamento da Função Motora (*Behavior Rating Inventory of Executive Function*, BRIEF) (Gioia *et al.*, 2000). Dois estudos feitos separadamente encontraram uma correlação entre o PAL e escores adaptativos na Escala de Comportamento Independente – Revisado (Edgin *et al.*, 2010a,b). Portanto, a importância contida nesta mensuração sugere que será um excelente instrumento de detecção de mudança em ensaio clínico. A tarefa *c-g arena* também provê uma avaliação análoga e direta de memória no modelo animal (rato), fornecendo uma ponte em estudos de intervenção em modelos animais e humanos.

Uma importante e nova abordagem de mensuração de episódios de memória nesta população envolve a utilização de tarefas dependentes de diferentes regiões dentro do lobo temporal medial, como as várias regiões do hipocampo (giro dentado, campos CA e subículo) e córtex entorrinal, perirrinal e para-hipocampo. Vicari & Carlesimo (2006) começaram a trabalhar nesta direção, avaliando dissociações em memória espacial e objetiva em DS e na síndrome de Williams, outra síndrome com envolvimento do hipocampo (Meyer-Lindenberg *et al.*, 2005). Este estudo sugeriu maior deficiência na memória objetiva do que na espacial em DS, um achado que poderia ser consistente com deficiências em outra estrutura do lobo temporal medial, o córtex perirrinal (Murray & Richmond, 2001). Atualmente, é particularmente difícil encontrar avaliações para bebês dirigidas a essas áreas específicas. O desenvolvimento de tais testes precoces que possam ser usados no contexto de ensaios clínicos é uma prioridade.

Memória verbal de curta duração

Um dos danos mais graves na DS é o déficit de memória verbal de curta duração. Em uma publicação recente, Edgin *et al.* (2010b) relataram que tais déficits em memória de curto tempo eram predições primárias de escores de QI em adolescentes e em adultos jovens com DS (r > 0,70), enquanto tarefas de memória com base no hipocampo (p. ex., CANTAB PAL) eram correlativos primários de comportamento adaptativo. A memória verbal de curta duração também se correlaciona com o desenvolvimento da linguagem (Seung & Chapman, 2000; Chapman *et al.*, 2002). Mais pesquisas desses déficits de base neural são necessárias nesta população específica. Na população em geral, tarefas de memória auditiva operacional envolvem as regiões posterior e frontal (Martin, 2005). Portanto, os déficits em memória verbal de curta duração na população DS parecem estar ligados à disfunção de uma rede de regiões cerebrais, incluindo o córtex frontal.

A natureza própria deste déficit e sua estreita relação com outras avaliações sugerem que tarefas de memória verbal de curta duração poderiam ser um complemento bastante útil ao ACTB. Embora não completamente validada junto ao ACTB, há evidências de que estes procedimentos possam ser resistentes aos efeitos basais. Edgin (2003) não encontrou tais evidências relacionadas com efeitos basais na amplitude total de distribuição, pois todos os indivíduos do espaço amostral completaram a tarefa com um escore de dois dígitos.

Funções frontais

Pesquisas recentes têm sugerido também a importância de funções frontais na DS. Enquanto Pennington *et al.* (2003) não encontraram evidências de disfunção frontal, vários estudos têm apontado déficits, incluindo os de memória operacional ou motora (Rowe *et al.*, 2006; Visu-Petra *et al.*, 2007; Edgin *et al.*, 2010a) e flexibilidade cognitiva (Edgin *et al.*, 2010a). Na Figura 3.2 apresentamos os dados coletados de uma amostra de 26 indivíduos com DS, idades entre 13-26 anos (média = 17,75) do inventário BRIEF (Gioia *et al.*, 2000), uma avaliação com base no relato dos pais sobre habilidades operacionais diárias. Em indivíduos acima de 18 anos

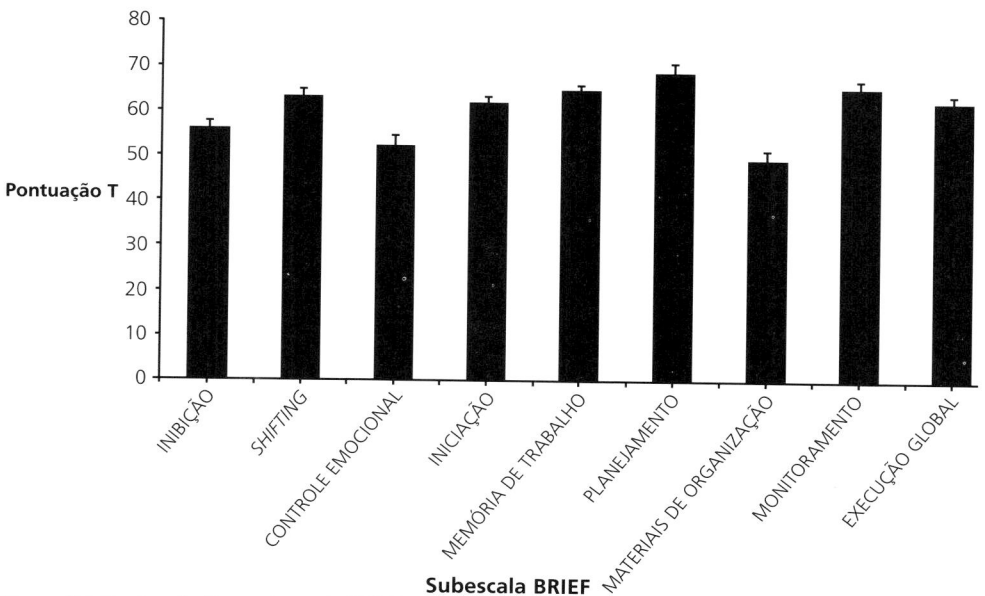

Figura 3.2 Pontuação T na subescala BRIEF de vinte e seis indivíduos com síndrome de Down.

de idade foram aplicados escores T com base em normas de 18 anos de idade. A figura mostra escores médios em relação à população em geral (T > 60) em várias escalas, incluindo o escore Global Executivo Composto *(Global Executive Composite escore).* Ts significativos em todas as escalas foram elevados, com exceção da inibição, controle emocional e organização de materiais, que coincide com a variação normal. Esses achados são consistentes com nosso estudo de função pré-frontal em Edgin *et al.* (2010a), nos quais encontramos déficits de memória motora em um conjunto de atividades motoras, o *set-shifting,* mas não no controle inibitório.

O maior desafio para avaliação neste campo é encontrar avaliações que gerem escores variados na população. A idade mental da maioria dos indivíduos com DS cai em uma faixa etária crítica para desenvolvimento pré-frontal (isto é, entre os 3 anos de idade e a infância tardia). Testes administrados a crianças muito jovens ou na infância tardia [p. ex., A-não B (Diamond & Goldman-Rakic, 1989) ou Wisconsin Card Sorting Test (Heaton *et al.*, 1993)] não são apropriados para além da faixa de aptidão em DS. Só recentemente as avaliações têm sido desenvolvidas para que possam ser administradas em amplas faixas etárias (Luciana & Nelson, 2002; Davidson *et al.*, 2006), incluindo uma mensuração em uso no ACTB que claramente dissocia componentes de controle inibitório e memória motora (tarefa Dots, Davidson *et al.*, 2006). No ACTB encontramos déficits em relação a controles IM, excelentes correlações intertarefas e estimativas promissoras de validade concordante no CANTAB IDED (intradimensional-extradimensional) e uma versão modificada da tarefa Dots.

Funções cerebelares

O cerebelo é uma das estruturas neurais mais afetadas na DS (Pinter *et al.*, 2001), com claros déficits encontrados neste campo em ambos modelos animais (ratos) e humanos (Frith & Frith, 1974; Olson *et al.*, 2004). Dada a ampla faixa de funções cognitivas e motoras envolvendo o cerebelo, tarefas precisas que avaliem funções específicas dessas estruturas são extremamente difíceis. Além disso, medidas que sejam portáteis e facilmente implementadas através de vários locais são raras. O condicionamento do piscar de olhos é, talvez, a medida mais pura de função cerebelar disponível. No entanto, o condicionamento do piscar de olhos tem levado a resultados inconsistentes na literatura, possivelmente em razão das diferenças no quanto o procedimento é tolerado (Woodruff-Pak *et al.*, 1994; Stedron, 2004). No ACTB desenvolvemos uma mensuração computadorizada de sequenciamento digital que é bem tolerado por este grupo (Edgin *et al.*, 2010a). Paradigmas similares relacionam-se com a estrutura e função cerebelar em outras populações, como o autismo (Mostofsky *et al.*, 2009). Esta medida complementa as medidas de precisão visomotoras do NEPSY e da tarefa do tempo de reação simples CANTAB no ACTB.

Linguagem

Embora não diretamente mensurável no ACTB, a linguagem é um aspecto importante do fenótipo. Mervis & Robinson (2005) fornecem uma extensa revisão de questões de mensuração na avaliação fenotípica de desordens de desenvolvimento da linguagem, incluindo consideração direta de medidas adequadas de linguagem na DS. Dificuldades de linguagem aparecem desde a tenra idade em indivíduos com DS, incluindo lacunas entre produção e compreensão identificadas ainda em bebês (Miller, 1992; Chapman, 1995). Expressivos atrasos de linguagem são mais evidentes na produção sintática e articulação. Enquanto a linguagem receptiva é relativamente forte, algumas áreas estão mais prejudicadas do que outras, incluindo a sintaxe receptiva (Rondal & Comblain, 2002; Abbeduto *et al.*, 2003). Em estudos passados com a intervenção por drogas na DS, o livro *Clinical Evaluation of Language Fundamentals* (terceira edição) (CELF-3) (Semel *et al.*, 1980) tem sido utilizado com algum sucesso (Heller *et al.*, 2004). Pennington *et al.* (2003) registraram os dados no Teste de Admissão Gramática (*Test for the Reception of Grammar*) (TROG; Bishop, 1989), CELF-3, e Teste de Vocabulário por Figuras Peabody (*Peabody Picture Vocabulary Test*, PPVT) (4ª edição) (Dunn & Dunn, 1997), com algumas questões de limite piso utilizando pontuação bruta. Entretanto, algumas medidas de linguagem são capazes de captar a faixa de funcionamento em DS tão bem que conseguem evitar o limite piso com escores-padrão.

Resultados práticos são um ponto controverso neste campo. Enquanto muitos testes não verbais, como o ACTB, incluem ou facilmente permitem formas alternativas, medidas de linguagem raramente incluem formas alternativas. Uma exceção é o Teste de Vocabulário por Figuras Peabody (4ª edição) (PPVT -4) (Dunn & Dunn, 2007), que inclui uma forma alternativa e avaliação de crescimento. O PPVT-4 também tem ampla gama de escores-padrão e tem sido aplicado através de uma extensa Idade-Teste (piso = 20; 2,5-90 anos), permitindo que seja uma medida muito apropriada de vocabulário receptivo nesta população. O PPVT tem sido considerado uma excelente medida de vocabulário receptivo nesta população e foi incluído em baterias desenvolvidas para a avaliação de demência em DS (Haxby, 1989; Mervis & Robinson, 2005). O Teste de Vocabulário Expressivo (2ª edição) (TVE-2; Williams, 2007) foi conormalizado com o PPVT-4 em indivíduos na faixa dos 2,5-90 anos de idade (escore padrão mínimo = 20) e proporciona avaliações de crescimento. A combinação dessas duas medidas poderia ser muito instrutiva no contexto do ensaio clínico.

Comportamento adaptativo

Comportamento adaptativo é, claramente, um aspecto importante do perfil funcional de qualquer indivíduo com alguma inabilidade intelectual (II). A definição de II inclui a redução tanto no teste de QI quanto de comportamento adaptativo (escores-padrão < 70). Qualquer intervenção bem-sucedida necessita ser refletida em mudanças de cognição tanto quanto em funções diárias. O comportamento adaptativo em si envolve um complexo conjunto de habilidades que são comumente avaliados através de relatos dos pais de habilidades motoras, sociais, comunicativas, modo pessoal de vida (p. ex., autoajuda) e em vida comunitária (p. ex., escrevendo cheques, compreensão do tempo e do dinheiro).

Há alguma evidência de que habilidades adaptativas têm uma força relativa nesta população. Nos trabalhos de Edgin *et al.* (2010a) encontramos que crianças e adultos com DS tinham habilidades adaptativas maiores do que a média quando comparados a idades cronológicas (IC) e indivíduos avaliados por testes de QI portadores de síndrome de Williams, como mensurados pelas Escalas de Comportamento Independente – Revisado (ECI-R) (Bruininks *et al.*, 1997). Edgin (2003) relatou que o grupo com DS obteve, em geral, maiores habilidades motoras e pessoais no escore padrão ECI-R do que o grupo com síndrome de Williams, enquanto habilidades sociais, de comunicação e de vida comunitária (p. ex., tarefas como trabalho diário) foram equivalentes. Apesar do perfil de relativa força em habilidades adaptativas em comparação a outros indivíduos portadores de outros tipos de IIs, habilidades adaptativas em indivíduos com DS têm sido encontradas em um patamar na adolescência (Dykens *et al.*, 2006).

Há uma série de questões controversas com respeito à avaliação de habilidades adaptativas para ensaios clínicos. Uma questão é se as habilidades adaptativas podem mudar dramaticamente através de um curto período de tempo, geralmente entre 6 meses a 1 ano de cada ensaio. Mudanças clínicas significativas em medidas adaptativas podem exigir o desenvolvimento de habilidades que demoram certo tempo para serem adquiridas, mesmo quando sob efeito de algum medicamento. Estas medidas geralmente são obtidas pelo relato dos pais, que pode ser um tanto problemático por ser tendencioso. Outro obstáculo no uso destas medidas é que muitas destas tarefas são motivadas pelos pais (Mervis & Morris, 2007). Por exemplo, pense hipoteticamente em uma pessoa de 18 anos de idade com DS que marque 50 pontos no ECI-R (Bruininks *et al.*, 1997), a medida adaptativa incluída ao lado do ACTB. Para obter um aumento de 10 pontos no escore-padrão de comportamento adaptativo, ele (ou ela) precisará fazer algumas mudanças substanciais ao nível das funções diárias, incluindo mudanças em alguns itens que podem requerer maior independência de transporte e habilidade de engajamento em atividades geralmente restritas (p. ex., cozinhar sozinho(a), com utilização do fogão). Em algumas circunstâncias, as mudanças podem requerer mudança de perspectiva dos pais, como também mudança no nível de habilidades gerais da criança. Entretanto, este problema pode não ser exclusivo do comportamento adaptativo, mas poderia pertencer a outros campos também (p. ex., desenvolvimento de vocabulário).

De modo claro, são necessárias provas para avaliar habilidades diárias de uma maneira mais abrangente, como a habilidade de detectar mudanças finas. Novas mensurações têm sido desenvolvidas para ensaios clínicos na doença de Alzheimer, na qual tarefas do cotidiano são individualmente administradas durante o ensaio (Loewenstein & Acevedo, 2010). Outra opção para avaliar este campo é a mensuração precisa de áreas que compõem o comportamento adaptativo. Por exemplo, o comportamento adaptativo indaga os pais sobre aquisições escolares, como o progresso na leitura e habilidade numérica. Obter acesso direto a esses campos pode ser útil. Resumindo, o desenvolvimento de uma série de tarefas que resultem em efeitos práticos, limitem resultados tendenciosos e que possam ser individualmente administradas através de ensaios é crucial para a mensuração acurada e precisa desse importante campo de atividade.

Comportamento mal adaptado

A variedade de problemas comportamentais presente em indivíduos nesta população deve ser apontada no desenvolvimento de todo ensaio clínico. Fidler e Nadel (2007) revisaram uma linha de pesquisa que sugere que indivíduos com DS podem ser mais propensos a ter um estilo de personalidade que inclui baixo nível de persistência e revogação, uma série de problemas que podem limitar o aprendizado em múltiplos campos. Além do mais, Capone *et al.* (2006) revisaram a literatura de comorbidade de transtornos de comportamento na DS, relatando que a incidência de vários problemas comportamentais varia de 18 a 38% nesta população. Os problemas reportados incluem hiperatividade e desatenção, problemas de conduta, depressão e sintomas de autismo. Um estudo recente com uma população do Colorado sugeriu que o diagnóstico de autismo tenha sido encontrado em 10-15% de indivíduos com DS (DiGuiseppi *et al.*, 2010).

Descrever estes comportamentos mal adaptados poderia impactar, substancialmente, a qualidade de vida dos indivíduos com DS e suas famílias. Em um recente trabalho, nosso grupo examinou a relação entre resultados mal adaptados e cognição e o nível de estresse dos pais em 19 indivíduos com DS, com 12 anos em média (Tandyasraya & Mason, 2010). De modo similar à pesquisa, nós não encontramos diferença significativa entre os níveis de estresse dos pais no grupo com DS *versus* amostra-controle de idade mental (IM). A descoberta de maior significado foi que o QI e a função neuropsicológica não mostraram relação com os níveis de estresse dos pais. Entretanto, comportamentos mal adaptados, como problemas de conduta, foram relatados. Portanto, as intervenções que diminuem esses comportamentos mal adaptados poderiam ter um impacto substancial na qualidade de vida de famílias e crianças. As avaliações mais válidas neste campo são as que têm sido, especificamente, desenvolvidas para descrever o perfil do comportamento mal adaptado daqueles com inabilidades intelectuais. O Formulário Nisonger para Avaliação do Comportamento da Criança (*The Nisonger Child Behavior Report Form*, NCBRF) (Aman *et al.*, 1996), que foi validado em conjunto com o ACTB e designado para uso em IIs, é adequado para ser utilizado em amplas faixas etárias e inclui avaliações de pais e de professores quanto ao comportamento.

Quociente de Inteligência

Graças à natureza diversa dos componentes cognitivos de muitos testes de QI, escores padronizados de testes de QI completos podem ser menos capazes de revelar mudança no contexto de um ensaio clínico. Entretanto, testes que fornecem um perfil como a Escala de Habilidade Diferencial (2ª edição) (*Differential Abilities Scales*, DAS-II) (Elliott, 2007), podem ser úteis. O principal ponto controverso na mensuração dos testes de QI em um ensaio clínico é a seleção de um teste com média baixa adequada, em escores-padrão. O Teste Breve de Inteligência Kaufmann (*The Kaufmann Brief Intelligence Test*, KBIT-II) (2ª edição) (Kaufmann & Kaufmann, 2004), usado no ACTB, tem pontuação basal de 40, uma das menores nas avaliações breves de QI e fornece dados normativos dos 4 aos 90 anos de idade. De escala QI completa, o Stanford-Binet (5ª edição) provê dados normativos em ampla faixa de idade (2-85 anos) e tem escores padrão estendendo-se a 40 (Roid, 2003). De modo similar, o DAS-II (tanto nos primeiros anos quanto no núcleo escolar) fornece dados normativos desde a primeira infância aos 18 anos de idade e uma média de desempenho em um escore padrão de 30. O DAS-II fornece um dos mais completos perfis de resultados cognitivos para qualquer mensuração de QI apropriada a esta população e também inclui escores de crescimento que podem ser úteis em um ensaio clínico.

Em resumo, nos últimos anos tem havido um grande progresso no refinamento de nossa definição de fenótipo de indivíduos com DS. O campo tem oferecido algumas avaliações, incluindo o ACTB, que pode servir como indicador válido de mudança. Agora focamos em questões-chave do desenvolvimento e interpretação de ensaios clínicos nesta população, incluindo: (1) tradução entre modelos animais e ensaios humanos; (2) a idade na qual ocorre a intervenção; (3) como podemos definir estatística e clinicamente as mudanças de modo significativo nas mensurações.

Questões-chave em avaliações de eficácia de intervenção neurocognitiva na síndrome de Down

Tradução do modelo animal de roedores a humanos

Testes com drogas humanas com base em intervenções bem-sucedidas em modelos animais estão surgindo agora. Se essas intervenções puderem ser traduzidas para humanos com sucesso, restam duas principais hipóteses: (1) os efeitos das drogas serão similares em humanos; e (2) os sistemas neurais modificados terão um impacto substancial em resultados-chave em humanos, incluindo habilidades diárias. Em estudos de intervenção farmacológica recente em modelo animal (rato), as funções do hipocampo ou do cerebelo têm sido o foco de desfechos clínicos. Entretanto, como ilustramos aqui, o perfil cognitivo e comportamental da DS possui uma complexidade que pode não ser sempre tão bem mensurada em modelos animais. Dada esta desconexão, há sempre a possibilidade que uma droga promissora em um modelo animal possa não afetar os resultados cognitivos na mesma extensão em humanos. Uma estratégia para contornar essa controvérsia é certificar-se de que os testes administrados a humanos e ratos sejam o mais diretamente comparáveis possível. O ACTB fornece uma ponte entre modelos animais e humanos, particularmente em tarefas de memória hipocâmpica. Entretanto, maior esforço é requerido para desenvolver avaliação animal específica ao fenótipo cognitivo e comportamental da DS.

Shamloo *et al.* (2010) relatam um conjunto mais abrangente de ensaios de comportamento em ratos para auxiliar a tradução entre modelos animais e humanos, incluindo medidas de hiperatividade animal. Entretanto, o desfecho de habilidades de linguagem e memória de curta duração é absolutamente controverso ainda em modelos animais. Enquanto mensurações diretas de linguagem produtiva ainda forem impossíveis, estudos recentes têm indicado que tarefas de aprendizado auditivo (isto é, discriminação peculiar) possam estar completas em ratos (Villers-Sidani *et al.*, 2010). O acréscimo de tarefas de aprendizado auditivo a baterias de mensuração voltadas a roedores poderiam permitir o teste dos efeitos de drogas em múltiplos sistemas neurais e aspectos chave do fenótipo relativo a humanos.

Em qual idade?

Estudos mostram claras possibilidades de intervenção tanto em crianças pequenas e adultos com desordens neurológicas de desenvolvimento (revisado em Silva & Ehninger, 2009). Dado o curso de desenvolvimento da função cognitiva na DS, também acreditamos que intervenções efetivas possam ser executadas ao longo da vida. Entretanto, o período pré-escolar e o período adulto jovem poderiam ser particularmente proveitosos para serem analisados de forma pontual. Durante esses períodos, a intervenção poderia prover o alicerce para um desenvolvimento cognitivo tardio ou trabalhar para conter o declínio cognitivo. Por exemplo, há evidências do declínio do QI na primeira infância em indivíduos com DS, fazendo-os perder terreno em relação aos colegas da mesma idade (isto é, declínio no escore de QI padrão) (Hodapp & Zigler, 1990). De modo similar, na infância tardia e em adultos jovens o comportamento adaptativo tem alcançado o patamar (Dykens *et al.*, 2006). Em adultos jovens será importante realizar tratamentos para manter habilidades cognitivas em indivíduos com DS e encorajar a independência no desenvolvimento de habilidades diárias. Atualmente, avaliações neuropsicológicas atingem sua maior eficácia na infância tardia (dos 11 anos de idade para cima, Edgin *et al.*, 2010a) e na idade adulta, na qual tem havido muito estudo em baterias de avaliação para detecção de declínio cognitivo (Haxby, 1989; Burt & Aylward, 2000). Entretanto, para intervenções que impulsionem crianças na idade pré-escolar, testes devem ser desenvolvidos e validados nesta tenra idade.

O que constitui uma mudança significativa?

A magnitude com que uma terapia ou droga será adotada na prática clínica depende de sua habilidade em gerar uma mudança significativa no nível ou função de um indivíduo. A terapia deve não só gerar uma mudança estatisticamente significante – mas a mudança deve trazer algum valor de relevância clínica. Mudança estatisticamente significante, além da faixa de mensuração de erro, é calculada pelo processo de determinação do intervalo de confiança para um escore verdadeiro que é gerado com base na estimativa de segurança de teste-reteste e ajustada para efeitos práticos (isto é, o índice de confiabilidade da mudança, Hageman & Arrindell, 1993)

Além de prover mudança estatística, uma intervenção deve demonstrar mudança clínica significativa. Infelizmente, não há definição para significância clínica. Ensaios clínicos passados geralmente utilizaram Avaliações Globais de Mudanças (*Global Assessments of Change*, GCI) de médicos, pais ou dos próprios participantes, pois esses resultados são claros indicadores de significância diária de qualquer mudança. A natureza subjetiva dessas avaliações pode ser problemática para drogas cujo alvo seja a função cognitiva.

O melhor indicador de mudança poderia ser o deslocamento do escore individual fora do intervalo de confiança em um teste de referência normal. Este achado pode indicar que a trajetória de desenvolvimento do indivíduo tem sido modificada pela intervenção. Entretanto, dois grandes problemas com esta abordagem são: (1) testes normais referenciados geralmente não têm sido validados em uma extensa faixa normal de indivíduos com variabilidade no limite inferior (Hessl *et al.*, 2009); e (2) quando os testes são capazes de detectar variação nos escores-padrão mínimos, eles geralmente não incluem medidas de habilidades cognitivas específicas (p. ex., testes neuropsicológicos). Por exemplo, mensurações como os KBIT-II e PPVT-4 produzem baixos padrões (isto é, escores padrão de 40 e 20, respectivamente), mas eles podem não mensurar habilidades imediatamente afetadas em um ensaio clínico. Outras baterias promissoras têm sido desenvolvidas para mensurar habilidades neuropsicológicas em crianças [NEPSY (Korkman *et al.*, 1998); a *Avaliação* Automatizada de *Memória* Operacional (*automated working memory assessment*, AWMA) (Alloway *et al.*, 2004)]. Entretanto, eles não proveem escores-padrão mais baixos do que 50-60.

Uma exceção para uma mensuração padrão adequada em indivíduos com mais de 18 anos é o recentemente revisado DAS-II (Elliot, 2007). O DAS-II fornece escores padrão baixos, de até 30, e mede uma gama de habilidades, incluindo algumas medidas de memória visual e episódica. O DAS-II possui um nítido avanço em outras baterias de QI em razão da adição de mensuração de memória. Entretanto, testes específicos de função cerebelar e pré-frontal não estão inclusos.

Em outra abordagem a esse problema, Hessl *et al.* (2009) discutem uma estratégia para lidar com a ausência de variabilidade em escores padrão, que envolvem o cálculo de escores normalizados para o escore bruto de cada participante, usando uma transformação z-escore em relação ao desvio-médio e padrão dos escores brutos gerados pela amostra-padrão. Enquanto este procedimento permite maior variabilidade e dados com distribuição normal, também requer permissão para utilizar o conjunto de dados brutos da empresa detentora do teste (p. ex., Psychological Corporation). Abordagens similares poderiam ser utilizadas para gerar escores significativos com maior variabilidade em baterias como NEPSY, AWMA e CANTAB.

Para determinar os efeitos específicos de um agente medicamentoso ou uma intervenção, os melhores desfechos virão dos testes neuropsicológicos objetivos validados na população. Dado o número de indivíduos que completaram as avaliações ACTB em nosso último trabalho, nós podemos começar a gerar dados normativos amostrais específicos para indivíduos com idades entre 11 e 20 anos em algumas mensurações do ACTB. A comparação de mudança em relação aos pares dentro do grupo de indivíduos com SD pode ser particularmente útil, com mudança significativa marcada pelo movimento fora do intervalo de confiança para o escore normativo amostral específico. Um objetivo da nossa futura pesquisa é expandir essas normas para permitir uma estimativa mais acurada da população.

Entretanto, sem a disponibilidade de escores normativos, alguém pode perguntar sobre outras abordagens para se determinar uma mudança clinicamente significativa. Uma dessas abordagens utilizou-se de pontos de ancoragem clínica que podem auxiliar na determinação de corte quando dados normativos estiverem indisponíveis (Crosby *et al.*, 2003). Estes métodos foram originalmente concebidos para determinar o significado de mudanças em qualidade de vida para ensaios clínicos de pacientes com câncer – outro conjunto de medidas para o qual é particularmente difícil definir uma mudança significativa. Resumindo, o processo envolve a escolha de uma mensuração e a determinação do ponto cuja mudança seja máxima em outra escala (isto é, o ponto no qual a sensibilidade e especificidade estão maximizadas). Baterias como o ACTB, que incluem avaliações cognitivas tanto quanto um conjunto de outros resultados (p. ex., o relato de pais e professores quanto às habilidades), são mais bem estabelecidas para determinação de mudanças significativas associadas com esses pontos de ancoragem.

Em suma, são necessárias mais pesquisas para permitir mensurações que detectem mudanças significativas nesta população através do desenvolvimento de testes normativos que incluam, especificamente, a população de indivíduos de um nível de desenvolvimento similar na amostra padronizável. Testes neuropsicológicos específicos devem ser o alvo desse desenvolvimento, com testes que são normalizados através de ampla faixa etária.

Discussão

Os resultados de avaliações em indivíduos com DS atingiram um ponto de mutação. Nós não podemos mais discutir a aplicação da ciência básica à clínica simplesmente em termos hipotéticos. Testes de eficácia de reabilitação neurocognitiva já começaram e vão aumentar em número nos próximos anos. Portanto avaliações que sejam válidas, confiáveis, verossímeis e que tenham propriedades que permitam a sensibilidade para detectar mudança são essenciais. Nosso desenvolvimento do ACTB está a um passo deste processo. Para avançarmos, exigimos um consenso em uma bateria de testes que capture a complexidade do perfil cognitivo em DS tanto através de avaliações diretas quanto por relato informativo. Esses testes devem impor-se às demandas de mensuração na dinâmica desta síndrome, incluindo o direcionamento a um nível de desenvolvimento no qual haja grande variabilidade. Embora tenhamos dado o primeiro passo para a validação de várias mensurações neuropsicológicas no ACTB, esta é uma área que requer atenção da comunidade. Pesquisadores que estiverem examinando a DS poderiam beneficiar-se enormemente de um processo como a iniciativa OMERACT.

O futuro deste campo pode estar no desenvolvimento e na validação de avaliações da função neuropsicológica com alvos ainda mais específicos (p. ex., dissociação de componentes da formação do hipocampo) e avaliações para mensurar o perfil comportamental e cognitivo em crianças bem novas. Enquanto discutimos como as intervenções podem ser benéficas por toda a vida, elas serão idealmente executadas tão cedo quanto possível para maximizar os benefícios. A estimativa de estratégias de intervenção precoce não pode ocorrer sem melhores avaliações das funções comportamental e cognitiva na primeira infância. Mais trabalhos são necessários para sustentar o uso de tarefas análogas em modelos animais de DS e em humanos. Estudos que incorporem neuroimagem também são necessários, assim como as bases neurais de cada teste podem variar em crianças e adultos (Casey *et al.*, 2000), um padrão que também pode ser verdadeiro em indivíduos com SD *versus* população típica. Resumindo, o desenvolvimento do ACTB tem permitido vários avanços significativos na mensuração de mudanças cognitivas e comportamentais em indivíduos com SD no contexto do ensaio clínico. Entretanto, mais esforços são necessários para afiar essas ferramentas e descrever desafios de mensuração ao longo da vida na SD.

Resumo

Na década passada houve avanços significativos em nosso entendimento das bases neurobiológicas da inaptidão intelectual observada na síndrome de Down (DS), gerando vários alvos em potencial para a reabilitação neurocognitiva. Para testar a eficácia das intervenções na DS com acurácia, são necessárias avaliações confiáveis e válidas dos resultados cognitivos. No capítulo presente, discutimos os avanços recentes nos alvos neurobiológicos para o tratamento e conhecimento atual do fenótipo cognitivo e comportamental. Dados estes alvos, descrevemos as propriedades ideais das avaliações para estas intervenções. Descrevemos a Bateria de Testes Cognitivos Arizona (Edgin *et al.*, 2010a), um conjunto de avaliações neuropsicológicas primárias não verbais, e detalhamos as avaliações adicionais que poderiam ser incluídas no contexto do ensaio clínico. Pontos controversos e direções futuras no desenvolvimento de desfechos clínicos são discutidos.

Agradecimentos

Agradecemos muito à Carolina Mervis pelos comentários no rascunho deste capítulo. Agradecemos às famílias que tornaram este trabalho possível. Este estudo foi auxiliado, em parte, por doações de *Down Syndrome Research and Treatment Foundation* (para L.N. e J.O.E.), *Anna and John Sie Foundation* (para L.N.), *National Down Syndrome Society Charles Epstein Award* (para J.O.E.), *The Lejeune Foundation* (para J.O.E.), *Arizona Alzheimer's Research Consortium* (para L.N.) e *University of Arizona Foundation* (para L.N.).

Referências

Abbeduto, L., Murphy, M. M., Cawthon, S. W., *et al.* (2003). Receptive language skills of adolescents and young adults with Down syndrome or fragile X syndrome. *American Journal on Mental Retardation,* **108**, 149-160.

Alloway, T. P., Gathercole, S. E., Pickering, S. J. (2004). *The Automated Working Memory Assessment.* Test battery available from authors.

Aman, M. G., Tassé, M. J., Rojahn, J., Hammer, D. (1996). The Nisonger CBRF: a child behavior rating form for children with developmental disabilities. *Research in Developmental Disabilities,* 17(1), 41-57.

Arnold L. E., Aman M.G., Martin A., *et al.* (2000). Assessment in multisite randomized clinical trials of patients with autistic disorder: the Autism RUPP Network. *Journal of Autism and Developmental Disorders,* 30, 99-111.

Bishop, D. V. M. (1989). *Test for Reception of Grammar* (2nd edn.). Manchester: Chapel Press.

Bruininks, R. K., Woodcock, R. W., Weatherman, R. F., Hill, B. K. (1997). *Scales of Independent Behavior-Revised (SIB-R).* The Rolling Meadows: Riverside.

Burt, D. & Aylward, E. (2000). Test battery for the diagnosis of dementia in individuals with intellectual disability. *Journal of Intellectual Disability Research,* 44, 262-270.

Capone, G., Goyal, P., Ares, W., Lannigan, E. (2006). Neurobehavioral disorders in children, adolescents, and young adults with Down syndrome. *American Journal of Medical Genetics. Part C, Seminars in Medical Genetics,* **142C**, 158-172.

Carlesimo, G. A., Marotta, L., Vicari, S. (1997). Long-term memory in mental retardation: evidence for a specific impairment in subjects with Down's syndrome. *Neuropsychologia,* 35, 71-79.

Casey, B. J., Giedd, J. N., Thomas, K. M. (2000). Structural and functional brain development and its relation to cognitive development. *Biological Psychology,* **54,** 241-257.

Chapman, R. S. (1995). Language development in children and adolescents with Down Syndrome. In P. Fletcher & B. MacWhinney (eds.), *The Handbook of Child Language,* pp. 664-689. Oxford: Blackwell.

Chapman, R. S., Hesketh, L. J., Kistler, D. (2002). Predicting longitudinal change in language production and comprehension in individuals with Down syndrome: hierarchical linear modeling. *Journal of Speech, Language, and Hearing Research,* **45,** 902-915.

Crosby, R. D., Kolotkin, R. L., Williams, G. R. (2003). Defining clinically meaningful change in health-related quality of life. *Journal of Clinical Epidemiology,* **56,** 395-407.

Davidson, M. C., Amso, D., Anderson, L. C., Diamond, A. (2006). Development of cognitive control and executive functions from 4 to 13 years: evidence from manipulations of memory, inhibition, and task switching. *Neuropsychologia,* **44,** 2037-2078.

Diamond, A. & Goldman-Rakic, P. S. (1989). Comparison of human infants and rhesus monkeys on Piaget's A-not-B task: evidence for dependence on dorsolateral prefrontal cortex. *Experimental Brain Research,* **74,** 24-40.

DiGuiseppi, C., Hepburn, S., Davis, J. M., *et al.* (2010). Screening for autism spectrum disorders in children with Down syndrome: population prevalence and screening test characteristics. *Journal of Developmental & Behavioral Pediatrics,* **31**(3), 181-191.

Dunn, L. M. & Dunn, D. M. (2007). *Peabody Picture Vocabulary Test* (4th edn.). Minneapolis: Pearson Assessments.

Dykens, E.M., Hodapp, R.M., Evans, D.W. (2006). Profiles and development of adaptive behavior in children with Down syndrome. *Down Syndrome Research and Practice,* **9**(3), 45-50.

Edgin, J. O. (2003). A *neuropsychological model for the development of the cognitive profiles in mental retardation syndromes: evidence from Down syndrome and Williams syndrome* [doctoral dissertation]. Denver: University of Denver.

Edgin, J. O., Mason, G., Allman, M. J., *et al.* (2010a). Development and validation of the Arizona Cognitive Test Battery for Down syndrome. *Journal of Neurodevelopmental Disorders,* **2,** 149-164.

Edgin, J. O., Pennington, B. F., Mervis, C. B. (2010b). Neuropsychological components of intellectual disability: the contributions of immediate, working, and associative memory. *Journal of Intellectual Disability Research,* **54,** 406-417.

Elliott, C. D. (2007). *Differential Ability Scales (2nd edn): Introductory and Technical Handbook.* San Antonio: The Psychological Corporation.

Fernandez, F., Morishita, W., Zuniga, E., *et al.* (2007). Pharmacotherapy for cognitive impairment in a mouse model of Down syndrome. *Nature Neuroscience,* **10,** 411-413.

Fidler, D. J. & Nadel, L. (2007). Education and children with Down Syndrome: neuroscience, development, and intervention. *Mental Retardation and Developmental Disabilities Research Reviews,* **13,** 262-271.

Frith, U. & Frith, C. D. (1974). Specific motor disabilities in Down's syndrome. *Journal of Child Psychology and Psychiatry,* **15,** 293- 301.

Gioia, G. A., Isquith, P. K., Guy, S. C., Kenworthy, L. (2000). *Behavior Rating Inventory of Executive Function.* Odessa: Psychological Assessment Resources.

Hageman, W. L. & Arrindell, W. A. (1993). A further refinement of the reliable change index by improving the pre-post difference score: introducing the RCID. *Behaviour Research and Therapy,* **51,** 693-700.

Haxby, J. V. (1989). Neuropsychological evaluation of adults with Down's syndrome: patterns of selective impairment in non-demented old adults. *Journal of Mental Deficiency Research,* **33,** 193-210.

Heaton, R. K., Chelune, G. J., Talley, J. L., Kay, G. G., Curtiss, G. (1993). *Wisconsin Card Sorting Test Manual: Revised and Expanded.* Odessa: Psychological Assessment Resources.

Heller, J. H., Spiridigliozzi, G. A., Crissman, B. G., *et al.* (2006). Clinical trials in children with Down syndrome: issues from a cognitive research perspective. *American Journal of Medical Genetics. Part C, Seminars in Medical Genetics,* **142C,** 187-195.

Heller, J. H., Spiridigliozzi, G. A., Doraiswamy, P. M., *et al.* (2004). Donepezil effects on language in children with Down syndrome: results of the first 22-week pilot clinical trial. *American Journal of Medical Genetics.* Part A, *Seminars in Medical Genetics,* **130A,** 325-326.

Hessl, D., Danh V., Nguyen, C. G., *et al.* (2009). A solution to limitations of cognitive testing in children with intellectual disabilities: the case of fragile X syndrome. *Journal of Neurodevelopmental Disorders,* **1,** 33-45.

Hodapp, R. M. & Zigler, E. F. (1990). Applying the developmental perspective to individuals with Down syndrome. In D. Cicchetti & L. Beeghly (eds.), *Children with Down Syndrome: A Developmental Perspective,* pp. 1-28. New York: Cambridge University Press.

Hyde, L. A, Frisone, D. F., Crnic, L. S. (2001). Ts65Dn mice, a model for Down syndrome, have deficits in context discrimination learning suggesting impaired hippocampal function. *Behavioural Brain Research,* **118,** 53-60.

Jarrold, C., Baddeley, A., Phillips, C. E. (2002). Verbal short-term memory in Down syndrome: a problem of memory, audition or speech? *Journal of Speech, Language and Hearing Research,* **45,** 531-544.

Kaufman, A. S. & Kaufman, N. L. (2004). *Kaufman Brief Intelligence Test* (2nd edn.). Bloomington: Pearson.

Kim, N. D., Yoon, J., Kim, J. H., *et al.* (2006). Putative therapeutic agents for the learning and memory deficits of people with Down syndrome. *Bioorganic & Medicinal Chemistry Letters,* **16,** 3772-3776.

Kleschevnikov, A. M., Belichenko, P. V., Villar, A. J., *et al.* (2004). Hippocampal long-term potentiation suppressed by increased inhibition in the Ts65Dn mouse, a genetic model of Down syndrome. *Journal of Neuroscience,* **24,** 8153-8160.

Korkman, M., Kirk, U., Kemp, S. (1998). *NEPSY: A Developmental Neuropsychological Assessment.* San Antonio: The Psychological Corporation.

Loewenstein, D. & Acevedo, A. (2010). The relationship between instrumental activities of daily living and neuropsychological performance. In T. D. Marcotte & I. Grant (eds.), *Neuropsychology of Everyday Functioning,* pp. 93-112. New York: Guilford.

Lowe, C. & Rabbitt, P. (1998). Test/re-test reliability of the CANTAB and ISPOCD neuropsychological batteries: theoretical and practical issues. Cambridge Neuropsychological Test Automated Battery. International Study of Post-operative Cognitive Function. *Neuropsychologia,* **36,** 915-923.

Lucian, M. & Nelson, C. (2002). Assessment of neuropsychological function through use of the Cambridge Neuropsychological Testing Automated Battery: performance in 4- to 12-year-old children. *Developmental Neuropsychology,* **22,** 595-624.

Martin, R. C. (2005). Components of short-term memory and their relation to language processing: evidence from neuropsychology and neuroimaging. *Current Directions in Psychological Science,* **14,** 204-208.

Mervis, C. B. & Morris, C. A. (2007). Williams syndrome. In M. M. M. Mazzocco & J. L. Ross (eds.), *Neurogenetic Developmental Disorders: Variation of Manifestation in Childhood,* pp. 199-262. Cambridge: MIT Press.

Mervis, C.B. & Robinson, B.F. (2005). Designing measures for profiling and genotype/phenotype studies of individuals with genetic syndromes or developmental language disorders. *Applied Psycholinguistics,* **26,** 41-64.

Meyer-Lindenberg, A., Mervis, C.B., Sarpal, D., *et al.* (2005). Functional, structural, and metabolic abnormalities of the hippocampal formation in Williams syndrome. *Journal of Clinical Investigation,* **115,** 1888-1895.

Miller, J. F. (1992). Development of speech and language in children with Down Syndrome. In I. T. Lott & E. E. McCoy (eds.), *Down Syndrome: Advances in Medical Care,* pp. 39-50. New York: Wiley-Liss.

Mostofsky, S. H., Powell, S. K., Simmonds, D. J., *et al.* (2009). Decreased connectivity and cerebellar activity in autism during motor task performance. *Brain,* **132,** 2413-2425.

Murray, E. A. & Richmond, B. J. (2001). Role of perirhinal cortex in object perception, memory, and associations. *Current Opinion in Neuro Biology,* **11,** 188-193.

Nadel, L. (2003). Down's syndrome: a genetic disorder in biobehavioral perspective. *Genes, Brain and Behavior,* **2**(3), 156-166.

Olson, L. E., Roper, R. J., Baxter, L. L., *et al.* (2004). Down syndrome mouse models Ts65Dn, Ts1Cje, and Ms1Cje/Ts65Dn exhibit variable severity of cerebellar phenotypes. *Developmental Dynamics,* **230,** 581-589.

Pennington, B. F., Moon, J., Edgin, J., Stedron, J., Nadel, L. (2003). The neuropsychology of Down syndrome: evidence for hippocampal dysfunction. *Child Development,* **74,** 75-93.

Pinter, J. D., Eliez, S., Schmitt, J. E., Capone, G. T., Reiss, A. L. (2001). Neuroanatomy of

Down's syndrome: a high-resolution MRI study. *The American Journal of Psychiatry,* **158**, 1659-1665.

Prasher, V. P., Huxley, A., Hague, M. S. (2002). The Down syndrome ageing study group, a 24-week, double-blind, placebo-controlled trial of donepezil in patients with Down syndrome and Alzheimer's disease – pilot study. *International Journal of Geriatric Psychiatry,* **17**, 270-278.

Roid, G. H. (2003). *Stanford-Binet Intelligence Scale Manual* (5th edn.). Itasca, IL: Riverside.

Rondal, J. A. & Comblain, A. (2002). Language in ageing persons with Down syndrome. *Down Syndrome Research and Practice,* **8**(1), 1-9.

Roper, R. J., Baxter, L. L., Saran, N. G., *et al.* (2006). Defective cerebellar response to mitogenic Hedgehog signaling in Down syndrome mice. *Proceedings of the National Academy of Sciences of the United States of America,* **103**, 1452-1456.

Rowe, J., Lavender, A., Turk, V. (2006). Cognitive executive function in Down's syndrome. *British Journal of Clinical Psychology,* **45**, 5-17.

Rueda, N., Florez, J., Martinez-Cue, C. (2008). Chronic pentylenetetrazole but not donepezil treatment rescues spatial cognition in Ts65Dn mice, a model for Down syndrome. *Neuroscience Letters,* **433**, 22-27.

Salehi, A., Faizi, M., Colas, D., *et al.* (2009). Restoration of norepinephrine modulated contextual memory in a mouse model of Down syndrome. *Science Translational Medicine,* **1**(7), 7-17.

Salman, M. S. (2002). Systematic review of the effect of therapeutic dietary supplements and drugs on cognitive function in subjects with Down syndrome. *European Journal of Paediatric Neurology,* **6**, 213-219.

Semel, E., Wiig, E., Secord, W. (1980). *CELF: Clinical Evaluation of Language Fundamentals.* San Antonio: Psychological Corporation.

Seung, H. K. & Chapman, R. (2000). Digit span in individuals with Down syndrome and in typically developing children: temporal aspects. *Journal of Speech, Language, and Hearing Research,* **43**, 609-620.

Shamloo, M., Belichenko, P. V., Mobley, W. C. (2010). Comprehensive behavioral assays to enhance phenotype to genotype linkages and

therapeutic screening in mouse models of Down syndrome. *Future Neurology,* **5**, 467-471.

Silva, A. J. & Ehninger, D. (2009). Adult reversal of cognitive phenotypes in neurodevelopmental disorders. *Journal of Neurodevelopmental Disorders,* **1**, 150-157.

Stedron, J. (2004). *Cerebellar function in Down syndrome.* (doctoral dissertation). Denver: University of Denver.

Tandyasraya, P. & Mason, G. (2010). *Parental stress and child characteristics of children with Down syndrome.* Poster presented at the annual meeting of The American Association for the Advancement of Science (AAAS), San Diego, CA.

Thomas, K. G. F., Hsu, M., Laurance, H. E., Nadel, L., Jacobs, W. W. (2001). Place learning in virtual space III: investigation of spatial navigation training procedures and their application to fMRI and clinical neuropsychology. *Behavior Research Methods, Instruments, & Computers,* **33**(1), 21-37.

Vicari, S. & Carlesimo, G. A. (2006). Short-term memory deficits are not uniform in Down and Williams syndromes. *Neuropsychology Review,* **16**, 87-94.

Villers-Sidani, E., Alzghoul, L., Zhou, X., *et al.* (2010). Recovery of functional and structural age-related changes in the rat primary auditory cortex with operant training. *Proceedings of the National Academy of Sciences of the United States of America,* **107**(31), 13900-13905.

Visu-Petra, L., Benga, O., Tincas, I., Miclea, M. (2007). Visual-spatial processing in children and adolescents with Down's syndrome: a computerized assessment of memory skills. *Journal of Intellectual Disability Research,* **51**, 942-952.

Wang, P. P. & Bellugi, U. (1994). Evidence from two genetic syndromes for a dissociation between verbal and visual-spatial short-term memory. *Journal of Clinical and Experimental Neuropsychology,* **16**, 317-322.

Williams, K. T. (2007). *Expressive Vocabulary Test* (2nd edn.). Minneapolis: Pearson Assessments.

Woodruff-Pak, D. S., Papka, M., Simon, E. (1994). Eyeblink classical conditioning in Down's Syndrome, Fragile X syndrome and normal adults over and under age 35. *Neuropsychology,* **8**, 14-24.

Capítulo

4

Novas perspectivas em terapias moleculares e genéticas na síndrome de Down

Jean-Maurice Delabar

Síndrome de Down e fenótipos

A trissomia do cromossomo 21 exerce um poderoso efeito declinante no quociente de inteligência (QI). Diferentemente de crianças cujo desenvolvimento é normal, há um progressivo declínio no QI na síndrome de Down (DS), iniciando-se no primeiro ano de vida. A relação entre a idade mental e a idade cronológica não é constante. Na idade adulta, o QI está, normalmente, na faixa de retardo moderado a grave (QI 25-55), com um limite superior de idade mental em aproximadamente 7-8 anos, embora alguns poucos indivíduos tenham QI no nível normal mais baixo (70-80). A base molecular e os genes envolvidos nesse declínio precoce no desenvolvimento não são conhecidos. Este QI baixo corresponde a um retardo mental generalizado. O desenvolvimento da memória a curto prazo em indivíduos com DS tem sido tema de pesquisas consideráveis. Observação recente do desenvolvimento de estratégias de codificação em idades variando de 5 a 8 anos sugere que é um processo complexo envolvendo a maturação de processos inibitórios e de atenção (Palmer, 2000). Essas alterações em processos cognitivos ainda não foram relacionadas com as características neuropatológicas da DS.

Em nível morfológico macroscópico, os cérebros de indivíduos com DS são menores do que o normal. É comum o registro de uma diminuição, geralmente entre, 15-20% (Jernigan *et al.*, 1993; Pinter *et al.*, 2001). Três principais áreas cerebrais estão alteradas: o córtex pré-frontal, o hipocampo e o cerebelo. Estudos *postmortem* e registros não invasivos de neuroimagem revelaram tamanhos reduzidos de ambos os hemisférios cerebrais, tronco cerebral e cerebelo (Kesslak *et al.*, 1994; Raz *et al.*, 1995). Estudos de imagem de ressonância magnética (RM) *in vivo* também revelaram o aumento relativo de regiões cerebrais específicas, como a substância cinzenta subcortical (Pinter *et al.*, 2001). Além disso, diferenças regionais também foram relatadas em um estudo de RM com base em *voxels* (White *et al.*, 2003). O número neuronal está reduzido em regiões distintas e é observada morfologia neuronal anormal, especialmente no córtex cerebral. Em fetos, no exame do cérebro, foram revelados padrões anormais de laminação cortical (Golden & Hyman, 1994), arborização dendrítica e morfologia da coluna vertebral alteradas, redução do número de células espinhais (Becker *et al.*, 1991; Schulz & Scholz, 1992) e propriedades eletrofisiológicas alteradas das membranas celulares (Becker *et al.*, 1991).

Pessoas com DS são muito mais propensas a desenvolver demência que a maioria da população geral. As alterações neuropatológicas observadas nos cérebros com DS (abaixo de 35 anos de idade) são idênticas àquelas vistas, esporadicamente, na doença de Alzheimer (DA) em termos de padrão de distribuição de lesões (placas e emaranhados) e propriedades de imunocoloração das lesões, embora as alterações em DS pareçam mais pronunciadas. Estas alte-

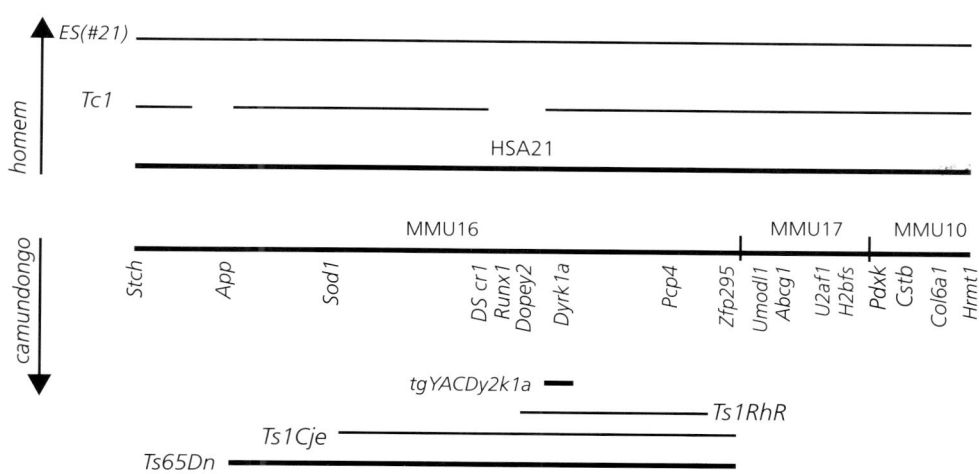

Figura 4.1 Modelos existentes de camundongos com trissomia parcial de regiões sintênicas ao cromossomo humano 21.

rações estão associadas à demência em 30-50% dos pacientes com menos de 50 anos de idade (Franceschi *et al.*, 1990; Mann *et al.*, 1990). As razões pelas quais os pacientes com DS desenvolvem estas lesões e por que estão sob risco aumentado de desenvolvimento de demência são desconhecidas. O conhecimento atual dos genes que predispõem ou participam na DA da DS não fornecem, ainda, uma explicação satisfatória da sua fisiopatologia. A DA é caracterizada pela deposição de placas senis e emaranhados neurofibrilares em regiões cerebrais vulneráveis. Uma hipótese que explica o fenótipo DS na DS é que a triplicação do gene codificador da proteína precursora mieloide (PPM) poderia levar à superprodução de peptídeos A-beta; entretanto, outros genes HSA21 também poderiam estar envolvidos no processo.

Modelos murinos

Genes ortólogos HSA21 estão localizados no cromossomo 16 (MMU16), cromossomo 10 (MMU10) e cromossomo 17 (MMU17) de camundongos (Figura 4.1). Deste modo, a caracterização de modelos de camundongos que têm uma cópia extra de todas as partes do MMU16, MMU10 ou MMU17 deveriam ser úteis para o entendimento das alterações na DS. Davisson *et al.* (1990) usaram translocações induzidas por radiação para produzir o Ts65Dn, um camundongo trissômico para um longo fragmento de MMU16 (mais de 20Mb) sintênico ao fragmento MRPL39-ZNF295 em humanos (132 genes). Um segundo modelo de trissomia parcial 16 foi recentemente desenvolvido, o camundongo Ts1Cje (Sago *et al.*, 1998). Esse camundongo é resultado de uma translocação recíproca entre o fim do cromossomo 12 e a parte distal do cromossomo 16 ao nível do gene Sod1: a trissomia parcial do 16 resultante deste evento contém genes funcionais distais ao Sod1 (uma cópia do Sod1 foi eliminada). A região presente nas três cópias é sintênica ao menor fragmento que a região sintênica no camundongo Ts65Dn, correspondendo a apenas 85 genes humanos (Figura 4.1). O camundongo Ts65Dn apresenta algumas características de DS: anormalidades craniofaciais, desenvolvimento tardio e falhas no desempenho de vários testes de aprendizado. Além disso, alterações de potenciação de longo período (LTP) e depressão de longo período (LTD) têm sido reportadas em camundongos Ts65Dn jovens e velhos (Siarey *et al.*, 1997, 1999).

Kleschevnikov *et al.* (2004) e estudos morfométricos estereológicos têm demonstrado redução no volume da CA2 e no número médio de neurônios no giro dentado (Insausti *et al.*, 1998). A microscopia eletrônica mostrou que botões e espinhas estão aumentados de volume e que anormalidades nas membranas internas estão presentes em ambos os modelos (Holtzmann *et al.*, 1996; Belichenko *et al.*, 2005). Mensurações estereológicas forneceram evidências de degeneração relacionada com a idade de neurônios colinérgicos do septo do hipocampo e de hipertrofia astrocítica. Finalmente, alta resolução de RM e análise histológica revelaram uma redução no volume cerebelar em camundongos Ts65Dn em razão da redução tanto da camada granular interna quanto da camada molecular, em paralelo com a redução no número de grânulos celulares (Baxter *et al.*, 2000). Em contraste, o cérebro, com exceção do cerebelo, não é significantemente menor em camundongos trissômicos segmentais e, de fato, tende a ser maior que aquelas de camundongos euploides se a mensuração da área ao nível médio for levada em conta (9% de aumento). Além disso, Ts1Cje mostram hipoplasia cerebelar com o mais baixo decréscimo na densidade dos grânulos celulares (Olson *et al.*, 2004). Os camundongos Ts1Cje desempenham com eficiência o teste do labirinto de água Morris quando a plataforma é visível, mas demonstram deficiência na plataforma oculta e testes de *probe*, e no teste de plataforma reversa (Sago *et al.*, 1998), indicando que a deficiência de aprendizado é menos severa do que em camundongos Ts65Dn.

Recentemente, dois modelos de camundongos quiméricos contendo uma grande parte extra de um cromossomo humano 21 com um grau variado de mosaicismo foram construídos (Shinohara *et al.*, 2001; O'Doherty *et al.*, 2005): o primeiro demonstrou uma correlação entre a severidade do fenótipo (insuficiência de aprendizado e defeito cardíaco de saída dupla do ventrículo direito e sobreposição da aorta ao defeito no septo ventricular) e a porcentagem de células com um extra HSA21; o segundo modelo (Tc1) mostrou transmissão germinativa resultando em animais vivos com vários mosaicismos e alterações fenotípicas em comportamento, plasticidade sináptica, número de neurônios cerebelares e desenvolvimento cardíaco (defeito septal ventricular e defeito septal atrioventricular).

Smith *et al.* (1997) usaram fragmentos cromossômicos humanos menores inseridos em cromossomos artificiais de levedura para criar uma livraria *in vivo* abrangendo 1,8 Mb de 21q22.2. Dois camundongos YAC-transgênicos apresentaram anormalidades cerebrais: tg230E8 (com nove genes) tiveram alta densidade de neurônios corticais e tg152F7 (com cinco genes, incluindo DYRK1A, codificando uma serina treonina quinase) teve um cérebro 15% mais pesado, com maior cortical (camada V) e 15% a mais de neurônios do hipocampo (do giro dentado) do que camundongos euploides (Branchi *et al.*, 2004). Um fragmento humano menor contendo somente o gene DYRK1A foi usado por Ahn *et al.* (2006) para gerar uma linhagem de camundongos transgênicos com cérebros mais pesados do que o normal (19% mais pesados).

Outros grupos criaram modelos para a superexpressão de genes únicos e a observação desses modelos, aliada a outras bases de dados, destina-se a identificar genes candidatos em potencial.

Genes candidatos

Critérios utilizados para definir genes candidatos

Os pressupostos básicos racionais que dirigem a pesquisa DS são: (1) genes individuais do cromossomo 21 mostrarão efeitos de dosagem que aumenta a expressão gênica em até 50% no RNA e nível proteico; (2) pelo menos alguns desses aumentos resultarão em perturbações das vias e processos celulares nas quais esses genes estão envolvidos; e (3) essas perturbações vão resultar, possivelmente de modo adicional, em anormalidades de neurodesenvolvimento e cognitivas que caracterizam o retardo mental na DS. Essas suposições enfatizam que, em comparação com o retardo mental como resultado de defeitos genéticos individuais, a DS apresenta complexidade única: não há função genética ausente e há um grande número de genes candidatos (mais de 300) (Gardiner *et al.*, 2004).

Localização cromossômica

O gene deve estar localizado no cromossomo 21 que, devido ao sequenciamento do genoma humano, é agora uma questão fácil de responder. Obviamente, outros genes além daqueles codificados pelo HSA21 estão envolvidos em fenótipos DS, mas a causa primária da sua desregulação é o resultado da triplicação genética do HSA21. Entretanto, a questão da localização regional dos genes no cromossomo também é importante: estudos de correlação genótipo-fenótipo em dez pacientes com trissomia parcial do 21 sugeriram que há uma região de cerca de 2,5 Mb entre os genes CBR e ERG que, se triplicados, estão associados a inúmeras características da DS. Isso inclui dismorfologia facial (ponte nasal plana, protrusão da língua, palato altamente arqueado, orelhas dobradas), mãos e pés característicos, hiperfrouxidão das articulações, hipotonia muscular, baixa estatura e retardo mental (Delabar *et al.*, 1993). Dados pesquisados na literatura permitiu-nos comparar 40 pacientes: 30 pacientes que carregavam essa região em três cópias apresentavam um fenótipo característico que incluía retardo mental; entre nove indivíduos com uma duplicação da região proximal HSA21q, somente dois apresentaram uma forma branda de retardo mental, indicando que um segundo *locus* (com baixa penetrância) pode estar envolvido no retardo mental. Foi proposto (Korenberg *et al.*, 1997) nomear a região CBR-ERG como DSCR1 (região cromossômica DS 1). Um gene localizado fora dessa região terá baixa probabilidade de ser um forte componente no retardo mental. Recentemente, uma família portadora da duplicação de 10 genes que demonstrava fenótipos de cabeça e retardo mental permitiu a delimitação dessa região (Ronan *et al.*, 2007).

Funções ou funções em potencial

As características das proteínas podem sugerir uma função relevante, e há, ainda, um grande número de genes cuja função é desconhecida. Hipóteses de função podem, também, vir de um alvo conhecido do gene ou das proteínas de interação. A análise das vias é uma fonte mais avançada de hipóteses relevantes (Gardiner *et al.*, 2004; Pellegrini-Calace & Tramontano, 2006). A inter-relação entre vias não está ainda muito bem explorada; entretanto, erros de dosagem de genes pertencentes à família de fatores de transcrição ou à família de quinases serão, definitivamente, bons candidatos para explicar ações fenotípicas pleiotrópicas.

Territórios de expressão

O gene deve ser encontrado expresso em tecidos relevantes do corpo; alguns estudos de expressão têm sido executados tanto em larga escala para visualizar principalmente padrões de expressão (Gitton *et al.*, 2002; Reymond *et al.*, 2002) ou, mais acuradamente, em diferentes estágios de desenvolvimento e em tecidos cerebrais específicos. O Sim2 *(single minded):* hibridização *in situ* de uma *probe*, derivado de um éxon desse gene, com fetos humanos e de ratos, mostrou que o gene correspondente é expresso desde cedo durante a vida fetal no sistema nervoso central e em outros tecidos, incluindo a face, o crânio, palato e tecidos vertebrais primordiais (Dahmane *et al.*, 1995); pcp4: PCP4 é expresso no sistema nervoso central, no plexo mioentérico, e em outros derivados da ectoderme, por exemplo a lente, as células pilosas da cóclea, ameloblastos (produtores do esmalte dentário) e folículos capilares (Thomas *et al.*, 2003); dopey2 (C21orf5): uma vasta mas diferencial expressão foi detectada no sistema nervoso durante a embriogênese, com um nível relativamente baixo no prosencéfalo do que no mesencéfalo e rombencéfalo, e a maior intensidade de transcrição no futuro cerebelo (Rachidi *et al.*, 2006); DYRK1A: uma alta expressão é detectada no córtex cerebral, no cerebelo, no hipocampo e em regiões tálamo-hipotalâmicas (Rahmani *et al.*, 1998).

Nível de expressão na síndrome de Down ou em camundongos transgênicos

Análises de transcriptomas desses modelos de camundongos mostraram que a maioria dos genes em três cópias é 1,5 vez superexpressa. Entretanto, alguns genes são superexpressos mais de 1,5 vezes e outros são submetidos a mecanismos compensatórios com nenhuma mudança de expressão ou, mais raramente, expressão diminuída (Lyle *et al.*, 2004; Dauphinot *et al.*, 2005). Estudando linhagens de células linfoblastóides, Aït Yahya-Graison et cols (2007) demonstraram, usando HSA21 oligoarrays combinados a um poderoso protocolo de análise estatística, que é possível classificar genes HSA21 de acordo com seu nível de expressão em linhagens de células linfoblastoides na DS: entre as transcrições expressas, 29% são sensíveis ao efeito de dosagem do gene ou amplificação, 56% são compensados e 15% são altamente variáveis entre os indivíduos. Obviamente, um gene cuja expressão está compensada não será um bom candidato para um fenótipo encontrado no tecido estudado.

Mudanças fenotípicas associadas a modelos murinos

Finalmente, a melhor evidência permanece na demonstração de um fenótipo que surge de uma superexpressão em um modelo de camundongo, e estes fenótipos são usados como marcadores da eficiência das estratégias terapêuticas avaliadas.

Estratégias corretivas fundamentadas em genes

Associada à identificação de genes candidatos está a possibilidade de desenvolver estratégias corretivas objetivando diretamente os produtos gênicos ou objetivando vias descendentes. O principal embargo a essas estratégias é que alguns genes são sensíveis à dosagem gênica diminuída abaixo do nível normal; portanto, atingir um nível de 50% da situação normal poderia induzir dramáticas consequências.

Alvos RNA

Suspeita-se que a principal consequência da presença de três cópias de genes HSA21, para a maior parte dos genes, seja um aumento no respectivo RNA mensageiro (mRNA). O uso de uma nova classe de RNAs, os pequenos RNAs de interferência (small interfering RNA, siRNAs), é uma das estratégias que permitem a diminuição da quantidade de: primeiro, o RNA-alvo e, segundo, a proteína codificada.

O RNA de interferência (RNAi) é um antigo mecanismo de regulação do gene, que desempenha um papel central no controle da expressão gênica em todos os eucariotos, incluindo as leveduras. Utilizando moléculas siRNA, o RNAi pode silenciar, seletivamente, em essência, qualquer gene no genoma. Uma vez na célula, uma molécula RNA curta de dupla fita (dsRNA) é clivada por uma sequência de RNA chamada Dicer (RNAses III) em dúplex de nucleotídeos-guia 21-23 chamados siRNAs, que se ligam ao complexo de inativação induzido por RNA (RISC, RNA induced silencing complex). Dentro do RISC, uma das duas fitas do siRNA é escolhida como fita de sentido contrário via clivagem da fita passageira; então elas podem mirar em sequências complementares nos mRNAs. Após parear com uma fita siRNA, o RNA-alvo é clivado e degrada-se, interrompendo, deste modo, a síntese da proteína causadora da doença.

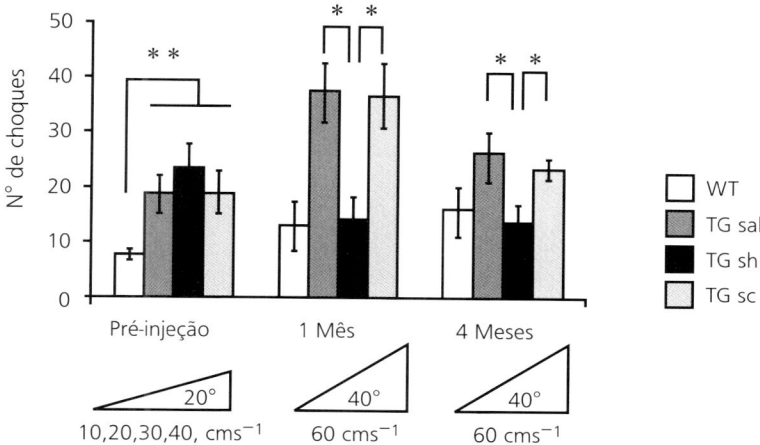

Figura 4.2 Análise de comportamento de tarefas motoras em camundongos TgDYRK1A tratados com injeções intraestriatais de AAVshDYRK1A. Os animais foram distribuídos por acaso a quatro grupos de tratamento: tipo selvagem (wt) (salina) e TgDYRK1A (salina, AAVshDYRK1A e AAVscDYRK1A) (sal = salina, sh = *hairpin* curto RNA; SC = controles misturados; WT = tipo selvagem). Teste da esteira: os resultados são expressos como o número total de choques recebidos. Camundongos não tratados confirmaram a presença de alterações de coordenação motora em camundongos TgDYRK1A (F1.22 = 11.937, **P = 0,002). Um mês após a intervenção, o grupo AAVshDYRK1A TgDYRK1A recebeu uma quantidade de choques significativamente menor comparado aos grupos de TgDYRK1A injetados tanto com salina ou AAVshDYRK1A, atingindo níveis similares àqueles dos grupos-controle (TG sal *versus* TG sh: F1.6 = 8.699, *P = 0,032; TGsc *versus* TGsh: F1.8 = 9.844, *P = 0,016). Este efeito foi mantido por quatro meses após o tratamento nos camundongos AAVshDYRK1A TgDYRK1A (TG sal *versus* TG sh: F1.10 = 5.575, *P = 0,043; TG SC *versus* TG sh: F1.10 = 6.094, *P = 0,033), (n = 6 camundongos/grupo). (Reproduzida com permissão de Ortiz-Abalia *et al.*, 2008.)

Um exemplo é um experimento cujo alvo é o DSCR1, um gene que pertence à família das proteínas conservadoras, também chamadas calcipressinas; a proteína funciona como uma pequena molécula sinalizadora. Dois grupos de pesquisa (Hesser *et al.*, 2004 e Arron *et al.*, 2006) estabeleceram o papel regulatório para o DSCR1 que controla o nível do fator nuclear de células-T ativadas (NFAT), um fator de transcrição, no núcleo. Utilizando um siRNA visando o DSCR1, Hesser *et al.* demonstraram, em células endoteliais, que eles podem aumentar a atividade do NFAT, que está reduzida na DS.

Um segundo exemplo é um experimento cujo alvo é a DYRK1A, uma quinase importante localizada na região DCR-1: liberação viral de um candidato RNA hairpin (shRNA) apresenta uma abordagem alternativa à engenharia genética de camundongos com a qual pode-se entender a fisiopatologia e testar alvos terapêuticos em potencial. Para investigar os efeitos da inibição da superexpressão da DYRK1A no caso de déficits motores estabelecidos em um modelo TgDYRK1A (um (cDNA) complementar dirigido por um promotor exógeno), Ortiz-Abalia *et al.* (2008) injetaram AAVshDYRK1A (um genoma viral modificado com um siRNA-alvo para DYRK1A) no estriado de camundongos adultos TgDYRK1A de 2 a 3 meses de idade, e desempenharam uma fenotipagem comportamental nos instantes de pré-injeção e diferentes pós-injeções. Eles demonstraram que injeções intraestriatais de AAVsh DYRK1A em camundongos TgDYRK1A normalizaram a expressão gênica DYRK1A no estriado e corrigiram alterações motoras estabelecidas, como mostrado na Figura 4.2 em um experimento de esteira.

Proteínas-alvo

A segunda estratégia mira diretamente no produto proteico do gene candidato.

Os dois exemplos seguintes ilustram o uso de anticorpos para diminuir a quantidade de peptídeo beta-amiloide (beta-A). Na hipótese da cascata amiloide, déficits de memória em pacientes com DS são causados pelo aumento de níveis cerebrais de peptídeos beta-A tanto solúveis quanto insolúveis, que são derivados da proteína precursora amiloide maior (PPA) pelo processamento proteolítico sequencial (Hardy & Selkoe, 2002). Bales *et al.* (2006) descobriram que proteínas beta-A podem interagir diretamente com o transportador colina de alta afinidade, que pode dificultar a liberação de acetilcolina e neurotransmissão relacionada. Utilizando um anticorpo anti-beta-A, eles trataram camundongos que hiperexpressam um tom de mutação associada à mutação, associada à DA familiar, pela perfusão direta no hipocampo e restauraram a liberação de acetilcolina hipocampal e o reduzido aprendizado de habituação deficiente.

Em um estudo similar, Lee *et al.* (2006) desenvolveram um anticorpo monoclonal cujo alvo preferencial eram as ordens superiores das estruturas beta-A e verificaram que esse anticorpo é específico para beta-A fibrilar nas seções cerebrais de indivíduos com insuficiência cognitiva moderada, DS, ou DA. Injeções intraperitoneais deste anticorpo em camundongos que carregam a mutação 2576 encontrada na DA familiar induziram melhorias significativas no aprendizado espacial e memória relativa aos camundongos-controle.

Esses resultados sugerem que combinações patológicas de beta-A produzidas *in vivo* são capazes de perturbar a função neuronal e fundamentar o potencial terapêutico de alvo de oligômeros beta-A para o tratamento de DA em pacientes com DA ou DS.

Atividades proteicas como alvo

Uma terceira possibilidade é utilizar componentes ativos para modificar a atividade de uma proteína-alvo ou via. Estas estratégias estão focadas tanto no ciclo celular como em funções do sistema nervoso central.

Vias do ciclo celular

Via Sonic hedgehog

Roper *et al.* (2006, 2009) demonstraram que, na cultura celular, precursores celulares granulares do desenvolvimento cerebelar (GCP) respondem à adição da proteína Sonic hedgehog (Shh) por proliferação. Essa resposta está reduzida nos camundongos trissômicos. Estes resultados indicam que a falha em gerar uma progênie suficiente de GCP é um importante componente do déficit de células granulares (GC) associado ao tamanho cerebelar reduzido em camundongos Ts65Dn. No dia do nascimento, o número de progenitores é idêntico, mas o número de GCP mitótico está significantemente reduzido em camundongos trissômicos. Até P6, o número total de células precursoras foi comprometido, de forma que níveis normais de produção GCP não foram alcançados em camundongos Ts65Dn. Os autores mostram que o déficit intrínseco da resposta de GCP trissômico a Shh constitui a base da geração reduzida de GC em camundongos Ts65Dn. A introdução de uma via agonista Shh no desenvolvimento precoce estimulou a mitose do GCP e corrigiu este déficit, de forma que o número de GCP e a taxa de mitose foram normais após uma semana de tratamento (Figura 4.3).

Em um segundo conjunto de experimentos, estes autores investigaram o envolvimento de uma resposta atenuada ao Shh nas células da crista neural (CN). A CN contribui, principalmente, para a formação dos ossos, cartilagens, tecidos conectivos e tecidos nervosos periféricos na cabeça. Devido à CN ser um precursor comum de várias estruturas afetadas na DS,

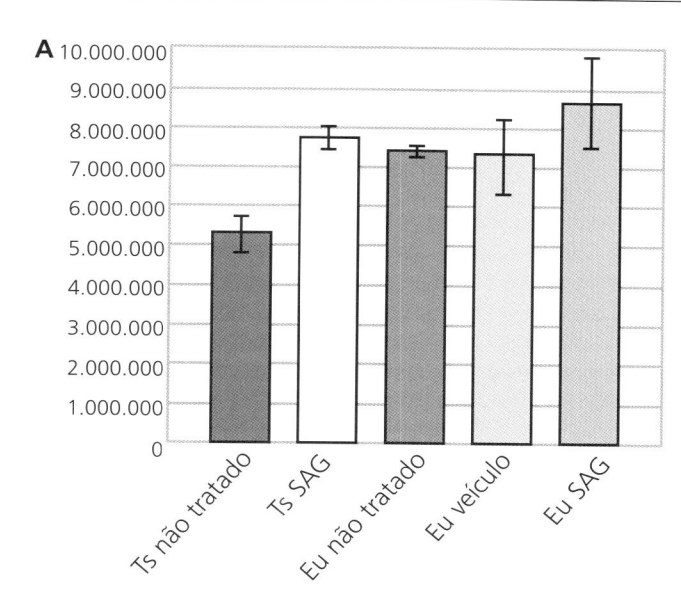

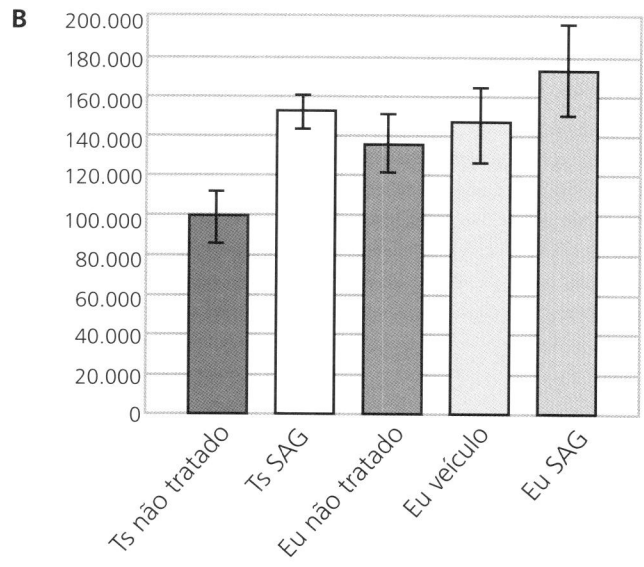

Figura 4.3 Déficits mitóticos e precursores de células granulares de camundongos trissômicos são revertidos pela injeção de um agonista da via Sonic hedgehog. A progênie de mães Ts65Dn recebeu uma injeção de medula espinal de um agonista de via Shh, agonista 20 g SAG 1.1 Shh, no dia do nascimento. Os animais foram sacrificados, genotipados e avaliados por estereologia em P6. ANOVA com comparações múltiplas foi usada para analisar os resultados. **A.** para GCP, o agonista trissômico (Ts), veículo euploide (Eu), e grupos euploides não tratados não se diferenciaram entre si, mas foram aumentados, significativamente, com relação a camundongos trissômicos não tratados (F = 5,6, P = 0,009, α = 0,05). **B.** para células mitóticas, o grupo agonista trissômico foi significativamente diferente dos camundongos trissômicos não tratados (F = 3,06, α = 0,05), mas não diferente de grupos euploides ou veículo euploides. (Reproduzida com a permissão de Rouper *et al.*, 2006.)

tem sido formulada a hipótese de que a trissomia do 21 afeta a CN. Utilizando-se cruzamentos entre camundongos Ts65Dn e camundongos expressando lacZ sob controle do promotor Wnt1, os autores demonstraram uma redução do tamanho do primeiro arco faríngeo (PA1). Eles também mostraram que, de forma concomitante com a redução do tamanho do PA1, houve, significativamente, menos células CN dentro do PA1 de trissômicos em comparação aos embriões euploides. Para examinar a resposta Shh em condições controladas, eles isolaram células do PA1 de embriões trissômicos ou euploides T14 e cultivaram-nos por 12 h em média contendo 2, 4, ou 8 mg/mL de Shh. Células trissômicas mostraram aumento pequeno no número de células que células euploides em todas as concentrações de Shh, mas a adição de

4 mg/mL de Shh aumentou o número de células de células PA1 ao mesmo nível que células euploides não tratadas (Figura 4.4). Esta resposta dependia de concentração, pois a adição de 2 ou 8 mg/mL de Shh não aumentou o número de células tanto em células trissômicas quanto PA1 euploides. Esses resultados sugeriram que a resposta proliferativa CN em PA1 responde a concentrações específicas de Shh, e tal estimulação da via Shh pode superar o déficit mitogênico em células trissômicas.

Prozac e neurogênese

Na busca por mecanismos subjacentes aos déficits de aprendizado e memória em camundongos Ts65Dn, Clark *et al.* (2006) avaliaram a neurogênese adulta no giro dentado desses animais. Eles descobriram que o giro dentado do Ts65Dn mostrou menor neurogênese que em animais euploides. O uso crônico de antidepressivos (como Prozac ou fluoxetina) demonstrou que os aspectos comportamentais do estresse e da depressão foram contidos pelo aumento da neurogênese. Para determinar se a neurogênese induzida por antidepressivos é também eficiente em camundongos Ts65Dn, camundongos Ts65Dn jovens (2,5 meses) foram tratados cronicamente com fluoxetina por 24 dias com bromodeoxiuridina (BrdU) administrada pelos últimos 9 dias, que resultou em aumentos significativos na neurogênese nos hipocampos dos Ts65Dn. Análises estereológicas revelaram aumento significativo na neurogênese total (Figura 4.5).

Plasticidade sináptica e vias de memória

Vias do ácido gama-aminobutírico

Pesquisas anteriores sugeriram que déficits cognitivos não são resultados de anormalidades grosseiras na neuroanatomia dos Ts65Dn, mas de preferência derivam de um decréscimo seletivo no número de sinapses excitatórias no cérebro e mudanças correspondentes na conectividade sináptica. Esses achados são suportados por estudos *in vitro* mostrando que a inibição mediada por ácido gama-aminobutírico (GABA) prejudica a indução de LTP. Assumindo que os genes triplicados encontrados no camundongo Ts65Dn mudam o balanço de excitação e inibição no giro dentado (e talvez em outras regiões) para um estado no qual a inibição exces-

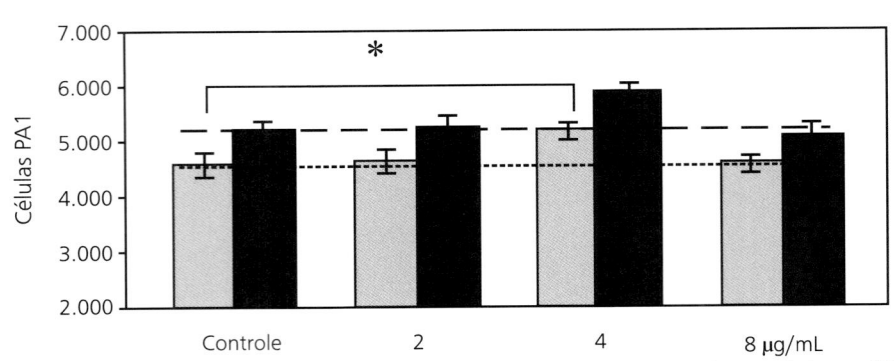

Figura 4.4 Efeito da proteína Sonic hedgehog na proliferação das células do primeiro arco faríngeo. Células 2500 PA1 de cada nove Ts65Dn e cinco embriões euploides T14 foram semeados em meios de cultura, incubados com ou sem Shh, e o número total de células foi determinado após 12 horas. Células trissômicas PA1 (barras cinzas) proliferaram significativamente menos que euploides (barras pretas) em todas as concentrações de Shh após 12 h em cultura (P < 0,05 para o controle, 4 e 8 µg/mL; P < 0,08 para 2 µg/mL Shh). A adição de 4 µg/mL Shh a células trissômicas (terceiro grupo) causou aumento significativo na proliferação de células trissômicas, retornando ao nível de proliferação visto em células euploides PA1 não tratadas.

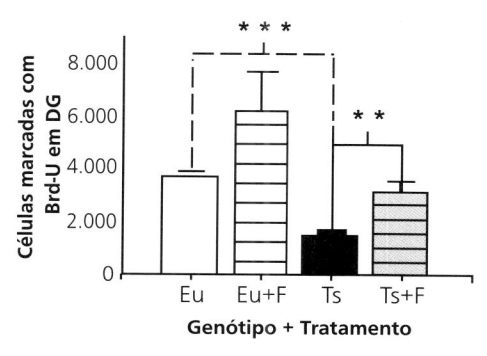

Figura 4.5 A fluoxetina aumenta a neurogênese adulta no hipocampo em camundongos Ts65Dn. A análise estereológica indica que na população total estimada de células marcadas com BrdU em euploides ($3.642,25 \pm 257,41$) e tratados com fluoxetina Ts65Dn ($3.134,37 \pm 483,04$) é significativamente maior que camundongos Ts65Dn não tratados ($1.506,5 \pm 168,51$, $n = 8$, $***P < 0,001, **P < 0,01$). O tratamento com fluoxetina (F) em camundongos euploides (Eu) resultou no aumento da neurogênese. (Reproduzida com permissão de Clark *et al.*, 2006.)

siva obscurece a memória e o aprendizado normais, Fernandez *et al.* (2007) teorizaram que diminuindo a carga inibitória no cérebro Ts65Dn com antagonistas de receptores GABA$_A$ poderia ser um meio de resgatar a cognição defeituosa. Eles avaliaram se uma dose não epiléptica do antagonista não competitivo GABA$_A$ picrotoxina [PTX; injeção via intraperitoneal (i.p.)] poderia melhorar a memória de reconhecimento de objetos em animais Ts65Dn. Camundongos Ts65Dn tratados com PTX por 2 semanas mostraram desempenho de recognição de objetos normalizada, assim como aqueles que receberam bilobalida (BB) através do experimento (Figura 4.6). Para ampliar esses achados, foram avaliados os efeitos de pentilenotetrazol (PTZ; via oral voluntária), um antagonista não competitivo do GABA$_A$, na memória informativa do teste de reconhecimento de objetos novos. Camundongos Ts65Dn tratados com PTZ mostraram índices de discriminação (IDs) em um par com esses camundongos do tipo selvagem.

Outro estudo, por Rueda *et al.* (2008), utilizou o labirinto de água Morris para avaliar o aprendizado espacial após o tratamento com PTZ. Eles demonstraram melhora nos desempenhos (latência para alcançar a plataforma) após o tratamento.

Antagonista de receptor N-metil-D-aspartato memantina

Recentemente, Arron *et al.* (2006) sugeriram que 50% das dosagens aumentadas de DSCR1 e DYRK1A (que codificam para uma quinase serina-treonina nuclear) reduzem, cooperativamente, a atividade transcricional dependente de calcineurina no NFAT. Receptores

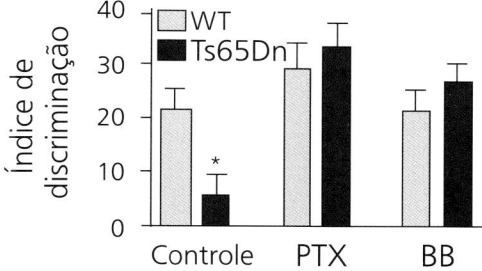

Figura 4.6 A picrotoxina e a bilobalida resgatam o desempenho de camundongos Ts65Dn na tarefa de reconhecimento de objetos novos. A compilação de camundongos do tipo selvagem (WT) e Ts65Dn índices de discriminação à inovação (DIs) sem tratamento ou com tratamento por solução salina, picrotoxina (PTX) ou bilobalida (BB) mostram que PTX e BB normalizaram a memória de reconhecimento a objetos de animais Ts65Dn ($F_{5,187} = 5,204$, $P < 0,0002$; todas as comparações *post hoc* com controles Ts65Dn, $P < 0,05$; todas as outras comparações *post hoc*, $P > 0,05$). Observações-controle foram agrupadas de camundongos não tratados a tratados com salina (PTX-*naive*), e observações de camundongos injetados com PTX tanto nas primeiras quanto nas segundas duas semanas. (Reproduzida com permissão de Fernandez *et al.*, 2007.)

N-metil-D-aspartato (NMDARs) estão entre os alvos da calcineurina (CaN). A inibição farmacológica da atividade da CaN leva ao aumento do tempo de abertura médio do NMDAR e à probabilidade de abertura. Devido ao antagonista não competitivo NMDAR memantina produzir mudanças na cinética NMDAR, que mimetiza pelo menos qualitativamente as ações do CaN ao nível de canal único, essa droga pode restaurar parcialmente a função fisiológica do NMDAR e melhorar potencialmente o aprendizado e a memória nestes animais. Costa *et al.* (2008) usaram um protocolo simples de condicionamento de medo para testar a capacidade para memória contextual de camundongos TS65Dn de 4 a 6 meses de idade em comparação a camundongos-controle euploides da mesma idade. Durante o contexto do teste, camundongos-controle injetados com salina demonstraram uma ampla porcentagem de congelamento comparados a camundongos TS65Dn injetados com salina (Figura 4.7). Eles encontraram que camundongos TS65Dn tratados com memantina demonstraram congelamento em porcentagem comparável tanto a injeções de salina quanto a controles tratados com memantina.

Via DYRK1A

A quinase "minicérebro", ou quinase regulada por fosforilação de tirosina de dupla especificidade (Mnb; DYRK1A), é uma prolina direcionada à serina-treonina quinases (Kentrup *et al.*, 1996; Himpel *et al.*, 2000) codificada por um gene localizado dentro do DSCR1 envolvido no retardo mental em DS (Delabar *et al.*, 1993; Korenberg *et al.*, 1997). Sua expressão é elevada em cérebros fetais com DS (resultados não publicados) e em indivíduos com DS (Guimera *et al.*, 1999). Muitos substratos endógenos para esta quinase têm sido identificados, como o fator de transcrição FKHR (Woods *et al.*, 2001b), a proteína tau associada a microtúbulos (Woods *et al.*, 2001a), e proteínas comprometidas com endocitose como a dinamina (Chen-Hwang *et al.*, 2002) e sinaptojanina (Adayev *et al.*, 2006). Suspeita-se que esteja envolvida no controle da neurogênese e na plasticidade neuronal. Camundongos transgênicos YAC que carregam uma cópia extra deste gene apresentaram alterações na morfologia cerebral e em funções cognitivas (Branchi *et al.*, 2004; Chabert *et al.*, 2004). Este gene também é superexpresso em neurônios específicos de pacientes com DA (Ferrer *et al.*, 2005).

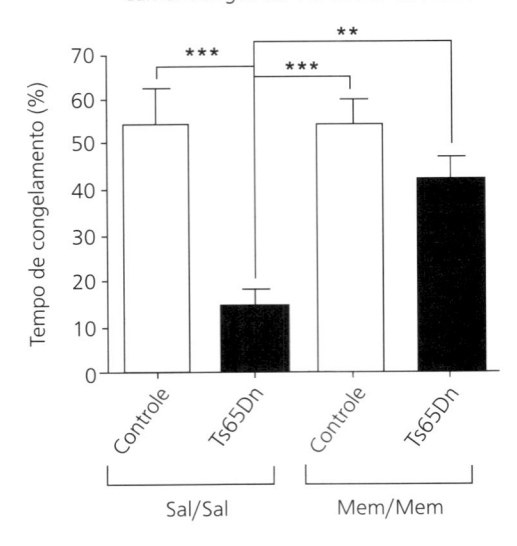

Camundongos de 4-6 meses de idade

Figura 4.7 A memantina resgata os déficits de desempenho de camundongos Ts65Dn de quatro a seis meses de idade em um teste condicionante de medo. As barras do gráfico representam a porcentagem média de congelamento (7 SEM) durante o contexto do teste. Em um protocolo de contexto de choque, camundongos euploides injetados com salina (n = 10) demonstraram congelamento por cerca de 50% do tempo total, enquanto que os camundongos Ts65Dn injetados com salina (n = 10) demonstraram congelamento em uma porcentagem comparável tanto a injeções de salina quando animais-controle tratados com memantina (n = 10). (Reproduzida com permissão de Costa *et al.*, 2008.)

A RM foi utilizada para caracterizar alterações morfológicas no cérebro durante o desenvolvimento: o volume total do cérebro de animais transgênicos é 14-15% maior em comparação aos controles e esta diferença é identificada bem cedo, cerca de 2 dias após o nascimento.

A avaliação regional dos volumes permitiu a identificação de uma região, a área tálamo-hipotalâmica, que está especificamente aumentada (30%) em camundongos transgênicos (Sebrié *et al.*, 2008).

Quinases catalisam a adição de um grupo fosfato a vários substratos. A principal classe de inibidores de quinases são moléculas que substituem o lugar da molécula doadora, ATP, ou modificando o sítio de ação. Bain *et al.* (2003) mostraram *in vitro* que DYRK1A é especificamente inibida por gálato epigalocatequina (EGCG), molécula natural que é o principal componente dos polifenóis do chá verde (PGT).

Estas observações foram usadas para desenvolver uma dieta fornecida a mães gestantes, que continuou a ser administrada após o nascimento até a análise por RM. Descobriu-se que PGT corrigiu alterações de morfogênese. Guedj *et al.* (2009) também demonstraram que administração crônica de PGT pode ter um similar (embora menos eficiente do que o número de cópias do gene normal) efeito corretivo em alterações cerebrais indicando que a dieta traz o nível de DYRK1A ativo a um valor entre aqueles produzidos em situações de transgenia e tipo selvagem (Figura 4.8).

O efeito dos polifenóis também é visível quando comparamos animais do tipo selvagem suplementados com água e com chá verde: a dieta induz uma significativa redução de peso cerebral e volume tálamo-hipotálamo, sugerindo que a redução induzida por dieta de DYRK1A ativa é equivalente ao conteúdo genético abaixo de duas cópias. O tratamento com polifenol não teve efeito nos resultados do paradigma da alternância espontânea: animais transgênicos não demonstram qualquer prejuízo desta tarefa e se comportam de modo semelhante aos animais-controle. Utilizando um paradigma de reconhecimento de novos objetos para avaliar a

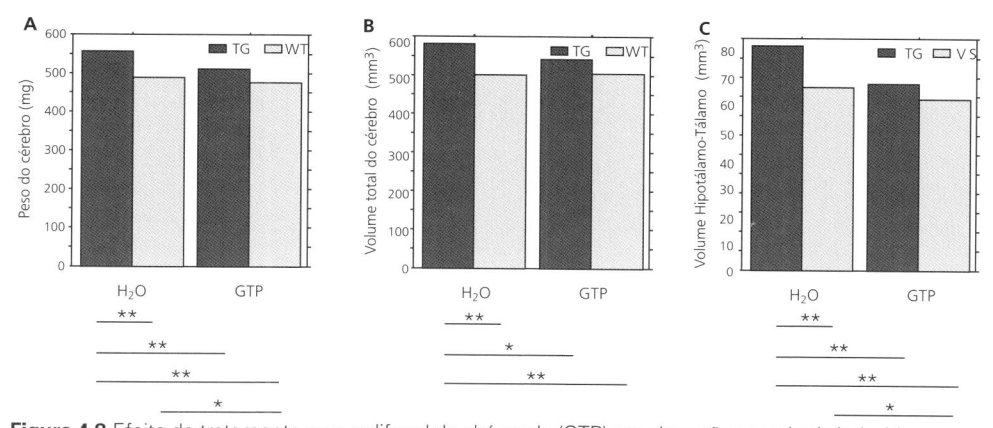

Figura 4.8 Efeito do tratamento com polifenol do chá verde (GTP) em alterações cerebrais induzidas por DYRK1A. **A.** peso do cérebro total (mg) em tipo selvagem (WT, n = 26), YACtg152F7 (TG, n = 13), suplementados com água (H_2O), e no tipo selvagem (WT, n = 13), YACtg152F7 transgênico (TG, n = 18) suplementados com chá verde GTP; **B.** avaliação *in vivo* de IRM do volume cerebral total (mm^3) no tipo selvagem (n = 10) e YACtg152F7 transgênico (n = 10) suplementados com água (H_2O) e no tipo selvagem (n = 9) e YACtg152F7 transgênico (n = 11) suplementado com chá verde GTP; **C.** avaliação IRM *in vivo* do volume hipotálamo-tálamo (mm^3) no tipo selvagem (n = 6) e YACtg152F7 transgênico (n = 6) suplementado com água (H_2O) e no tipo selvagem (n = 5) e YACtg152F7 transgênico (n =7) suplementado com chá verde GTP. (Detalhes dos experimentos com IRM nos dados suplementares). **para $P < 0,01$; *para $P < 0,05$. (Reproduzida com permissão de Guedj *et al.*, 2009.)

memória a longo prazo, camundongos transgênicos com três cópias de DYRK1A ficaram claramente comprometidos: o tratamento com polifenol melhora déficits cognitivos em camundongos YACtg152F7 (Figura 4.9).

Outros grupos demonstraram o efeito dos polifenois nas funções cerebrais em um estudo desenvolvido para determinar se a cognição poderia ser influenciada por uma dieta rica em flavonóis. Van Praag *et al.* (2007) descobriram que a memória, a vascularização do hipocampo e a densidade da espinha neuronal foram aprimoradas em camundongos alimentados com uma dieta contendo (-) epicatequina comparados a controles. O tratamento com polifenóis não modifica a quantidade de DYRK1A mRNA. Esses resultados sugerem tanto um efeito direto do EGCG na atividade de DYRK1A ou um efeito indireto, atuando via alvo *downstream* na via DYRK1A. A fosforilação do DYRK1A de proteínas de condução tem sido observada em culturas celulares. A modulação destas proteínas de condução geralmente é influenciada pela plasticidade sináptica. Em LTP e em seu processo oposto, LTD, são amplamente considerados os principais mecanismos celulares que estão na base do aprendizado e memória. Em LTP foi reduzido e em LTD foi aumentado em comparação a controles diploides no hipocampo isolado de Ts65Dn e Ts1Cje, dois modelos murinos de DS que carregam uma trissomia parcial do 16 abrangendo o gene DYRK1A. Os níveis de LTP podem ser resgatados em fatias do hipocampo de camundongos Ts65Dn pelo tratamento EGCG (Xie *et al.*, 2008). Isto é consistente com observações de falhas de resgate de memória a longo prazo. Esses resultados sugerem um papel central para o DYRK1A no funcionamento do sistema nervoso central e destaca-se pelos benefícios do potencial clínico dos inibidores de DYRK1A, particularmente aqueles dos extratos naturais de polifenol; extratos similares já são utilizados como suplementos da dieta para o tratamento de outros distúrbios e têm sido bem tolerados em doses similares àquelas usadas no estudo descrito aqui.

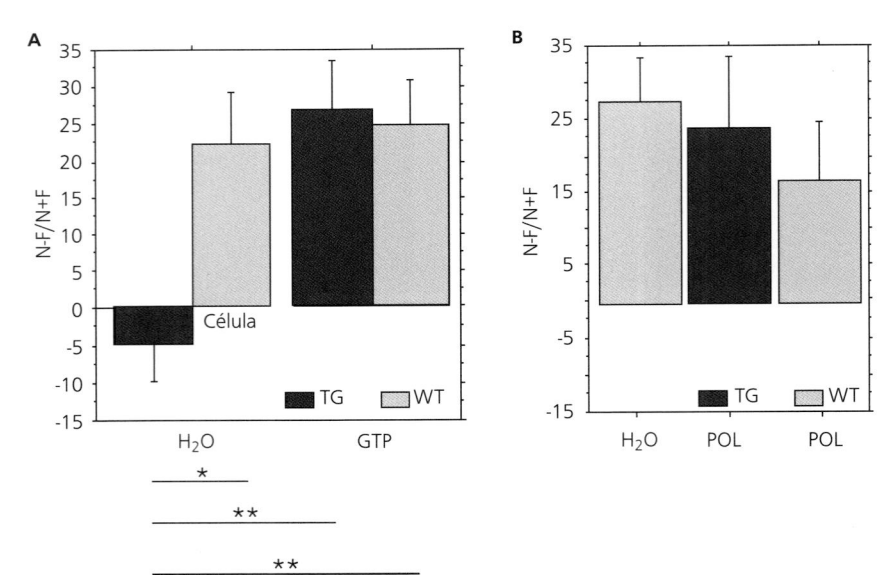

Figura 4.9 Efeito do tratamento com polifenol do chá verde (GTP) nas memórias de curto e longo prazos, nos camundongos do tipo selvagem (WT, n = 10) e YACtg152F7 transgênico (TG, n = 10) suplementado com água (H$_2$0) e no tipo selvagem (WT, n = 10) YACtg152F7 transgênico (TG, n = 10) suplementado com chá verde (GTP, n = 10). A: teste de reconhecimento de objetos: diferença no tempo de exploração entre objetos novos e familiares, na porcentagem do tempo total gasto na exploração de dois objetos; 1006 (N-F/N+F).

Perspectivas futuras

O direcionamento de genes específicos em modelos animais agora é possível pela utilização de uma das estratégias apresentadas nesta revisão. Essas intervenções corretivas podem criar efeitos colaterais, como tem sido o caso com a tecnologia de anticorpos utilizada na DA. Para evitar os possíveis efeitos negativos em humanos e escolher os principais alvos ou a melhor combinação de alvos (aqueles que irão permitir correções o mais próximo possível do nível normal), será necessário desenvolver modelos genéticos únicos em camundongos. O ensaio de piracetam infelizmente foi realizado somente após ensaios clínicos em humanos; esse experimento demonstrou que esse composto não foi eficiente no resgate do déficit de aprendizado nos camundongos (Moran *et al.*, 2002, e Tabela 4.1).

Modelos genéticos únicos, conjuntamente com modelos de trissomia parcial, terão de ser avaliados pela eficiência de estratégias corretivas em níveis diferentes: a Tabela 4.1 mostra claramente que muitos experimentos ainda precisam ser realizados a fim de comparar as várias estratégias e, eventualmente, associar diferentes compostos ou diferentes estratégias. No entanto, é digno de nota que estas estratégias que miram em genes específicos ou vias específicas têm, realmente, resultados promissores. Podemos ter esperança de que estratégias similares ou o desenvolvimento das estratégias relatadas neste capítulo possam tornar possível o decréscimo das habilidades dos pacientes com DS.

Resumo

Aneuploidias, que são os distúrbios do número de cópias dos elementos funcionais genômicos, são desordens genômicas comuns com profundo impacto na saúde das populações humanas. As consequências fenotípicas das aneuploidias são numerosas e variam de retardo mental, anormalidades do desenvolvimento, susceptibilidade a fenótipos comuns e a várias neoplasias. A trissomia do cromossomo 21 é a aneuploidia mais comum (1 em 700 nascimentos e 500.000 pacientes na Europa) e ainda está, mesmo após a melhora no diagnóstico pré-natal, muito longe do alcance das doenças raras (< 1 em 2.000). Esta é uma das principais causas genéticas de retardo mental. Essa revisão foca nas novas estratégias que podem permitir a contenção de alguns dos efeitos adversos do fenótipo.

Tabela 4.1 Avaliação de estratégias terapêuticas em modelos murinos

Droga	Ts65Dn	APP-AD	DYRK1A	Equipes	Neurogênese	Morfogênese	Função motora	Condicionamento ao medo	Aprendizado
folatos									
piracetam									
piracetam	X			Moran *et al.*, 2002					▓
SAG1.1	X			Roper *et al.*, 2006	▓				
fluoxetina	X			Clark *et al.*, 2006	▓				
memantina		X		Scholtzova *et al.*, 2008					▓
memantina	X			Costa *et al.*, 2008			▓		
donepezil	X			Rueda *et al.*, 2008			▓		▓
PTZ	X			Rueda *et al*			▓		▓
PTZ	X			Fernandez *et al*					▓
PGT			X	Guedj *et al*		▓			▓
AAVshRNA			X	Ortiz-Abalia *et al*			▓		

■ resgate total ou parcial   ▨ ausência de efeito   ■ efeito negativo   □ ainda não realizado

Referências

Adayev, T., Chen-Hwang, M. C., Murakami, N., Wang, R., Hwang, Y. W. (2006). MNB/DYRK1A phosphorylation regulates the interactions of synaptojanin 1 with endocytic accessory proteins. *Biochemical and Biophysical Research Communications,* **351**(4), 1060-1065.

Ahn, K. J., Jeong, H. K., Choi, H. S., *et al.* (2006). DYRK1A BAC transgenic mice show altered synaptic plasticity with learning and memory defects. *Neurobiology of Disease,* **22**(3), 463-472.

Alt Yahya-Graison, E., Aubert, J., Dauphinot, L., *et al.* (2007). Classification of human chromosome 21 gene-expression variations in Down syndrome: impact on disease phenotypes. *American Journal of Human Genetics,* **81**(3), 475-491.

Arron, J. R., Winslow, M. M., Polleri, A., *et al.* (2006). NFAT dysregulation by increased dosage of DSCR1 and DYRK1A on chromosome 21. *Nature,* **441**(7093), 595-600.

Bain, J., McLauchlan, H., Elliott, M., Cohen, P. (2003). The specificities of protein kinase inhibitors: an update. *Biochemical Journal,* **371**(1), 199-204.

Bales, K. R., Tzavara, E. T., Wu, S., *et al.* (2006). Cholinergic dysfunction in a mouse model of Alzheimer disease is reversed by an anti-A beta antibody. *Journal of Clinical Investigation,* **116**(3), 825-832.

Baxter, L. L., Moran, T. H., Richtsmeier, J. T., Troncoso, J., Reeves, R. H. (2000). Discovery and genetic localization of Down syndrome cerebellar phenotypes using the Ts65Dn mouse. *Human Molecular Genetics,* **9**, 195-202.

Becker, L. E., Mito, T., Takashima, S., Onodera, K. (1991). Growth and development of the brain in Down syndrome. In C. J. Epstein (ed.), *The Morphogenesis of Down Syndrome,* pp. 133-152. New York: Wiley-Liss.

Belichenko, P. V., Masliah, E., Kleschevnikov, A. M., *et al.* (2005). Synaptic structural abnormalities in the Ts65Dn mouse model of Down Syndrome. *Journal of Comparative Neurology,* **480**(3), 281-298.

Branchi, I., Bichler, Z., Minghetti, L., *et al.* (2004). Transgenic mouse in vivo library of human Down syndrome critical region 1: association between DYRK1A overexpression, brain development abnormalities, and cell cycle protein alteration. *Journal of Neuropathology and Experimental Neurology,* **63**(5), 429-440.

Chabert, C., Jamon, M., Cherfouh, A., *et al.* (2004). Functional analysis of genes implicated in Down syndrome: 1. Cognitive abilities in mice transpolygenic for Down Syndrome Chromosomal Region-1 (DCR-1). *Behavior Genetics,* **34**(6), 559-569.

Chen-Hwang, M. C., Chen, H. R., Elzinga, M., Hwang, Y. W. (2002). Dynamin is a minibrain kinase/dual specificity Yakl-related kinase 1A substrate. *Journal of Biological Chemistry,* **277**(20), 17597-17604.

Clark, S., Schwalbe, J., Stasko, M. R., Yarowsky, P. J., Costa, A. C. (2006). Fluoxetine rescues deficient neurogenesis in hippocampus of the Ts65Dn mouse model for Down syndrome. *Experimental Neurology,* **200**(1), 256-261.

Costa, A. C., Scott-McKean, J. J., Stasko, M. R. (2008). Acute injections of the NMDA receptor antagonist memantine rescue performance deficits of the Ts65Dn mouse model of Down syndrome on a fear conditioning test. *Neuropsychopharmacology,* **33**(7), 1624-1632.

Dahmane, N., Charron, G., Lopes, C., *et al.* (1995). Down syndrome-critical region contains a gene homologous to Drosophila sim expressed during rat and human central nervous system development. *Proceedings of the National Academy of Sciences of the United States of America,* **92**(20), 9191-9195.

Dauphinot, L., Lyle, R., Rivals, I., *et al.* (2005). The cerebellar transcriptome during postnatal development of the Ts1Cje mouse, a segmental trisomy model for Down syndrome. *Human Molecular Genetics,* **14**(3), 373-384.

Davisson, M. T., Schmidt, C., Akeson, E. C. (1990). Segmental trisomy of murine chromosome 16: a new model system for studying Down syndrome. *Progress in Clinical and Biological Research,* **360**, 263-280.

Delabar, J. M., Theophile, D., Rahmani, Z., *et al.* (1993). Molecular mapping of twenty-four features of Down syndrome on chromosome 21. *European Journal of Human Genetics,* **1**(2), 114-124.

Fernandez, F., Morishita, W., Zuniga, E., *et al.* (2007). Pharmacotherapy for cognitive impairment in a mouse model of Down syndrome. *Nature Neuroscience,* **10**(4), 411-413.

Ferrer, I., Barrachina, M., Puig, B., *et al.* (2005). Constitutive Dyrk1A is abnormally expressed in Alzheimer disease, Down syndrome, Pick disease, and related transgenic models. *Neurobiology of Disease,* **20**(2), 392-400.

Franceschi, M., Comola, M., Piattoni, F., Gualandri, W., Canal, N. (1990). Prevalence of dementia in adult patients with trisomy 21. *American Journal of Medical Genetics,* Suppl. 7, 306-308.

Gardiner, K., Davisson, M. T., Crnic, L. S. (2004). Building protein interaction maps for Down syndrome. *Briefings in Functional Genomics & Proteomics,* **3**(2), 142-156.

Gitton, Y., Dahmane, N., Balk, S., *et al.* (2002). HSA21 expression map initiative. A gene expression map of human chromosome 21 orthologues in the mouse. *Nature,* **420**(6915), 586-590.

Golden, J. A. and Hyman, B. T. (1994). Development of the superior temporal neocortex is anomalous in trisomy 21. *Journal of Neuropathology and Experimental Neurology,* **53**, 513-520.

Guedj, F., Sébrié, C., Rivals, I., *et al.* (2009). Green tea polyphenols rescue of brain defects induced by overexpression of DYRK1A. *PLoS ONE,* **4**(2), e4606.

Guimera, J., Casas, C., Estivill, X., Pritchard, M. (1999). Human minibrain homologue (MNBH/DYRK1): characterization, alternative splicing, differential tissue expression, and overexpression in Down syndrome. *Genomics,* **57**(3), 407-418.

Hardy, J. & Selkoe, D. J. (2002). The amyloid hypothesis of Alzheimer's disease: progress and problems on the road to therapeutics. *Science,* **297**, 353-356.

Hesser, B. A., Liang, X. H., Camenisch, G., *et al.* (2004). Down syndrome critical region protein 1 (DSCR1), a novel VEGF target gene that regulates expression of inflammatory markers on activated endothelial cells. *Blood,* **104**(1), 149-158.

Himpel, S., Tegge, W, Frank, R., *et al.* (2000). Specificity determinants of substrate recognition by the protein kinase DYRK1A. *Journal of Biological Chemistry,* **275**(4), 2431-2438.

Holtzman, D. M., Santucci, D., Kilbridge, J., *et al.* (1996). Developmental abnormalities and age-related neurodegeneration in a mouse model of Down syndrome. *Proceedings of the National Academy of Sciences of the United States of America,* **93**, 13333-13338.

Insausti, A. M., Megias, M., Crespo, D., *et al.* (1998). Hippocampal volume and neuronal number in Ts65Dn mice: a murine model of Down syndrome. *Neuroscience Letters,* **253**, 175-178.

Jernigan, T. L. A., Sowell, E., Doherty, S., Hesselink, J. R. (1993). Cerebral morphologic distinctions between Williams and Down syndromes. *Archives of Neurology,* **50**, 186-191.

Kentrup, H., Becker, W, Heukelbach, J., *et al.* (1996). Dyrk, a dual specificity protein kinase with unique structural features whose activity is dependent on tyrosine residues between subdomains VII and VIII. *Journal of Biological Chemistry,* **271**(7), 3488-3495.

Kesslak, J. P., Nagata, S. F., Lott, I., Nalcioglu, O. (1994). Magnetic resonance imaging analysis of age-related changes in the brains of individuals with Down's syndrome. *Neurology,* **44**, 1039-1045.

Kleschevnikov, A. M., Belichenko, P. V., Villar, A. J., *et al.* (2004). Hippocampal long-term potentiation suppressed by increased inhibition in the Ts65Dn mouse, a genetic model of Down syndrome. *Journal of Neuroscience,* **24**(37), 8153-8160.

Korenberg, J. R., Aaltonen, J., Brahe, C., *et al.* (1997). Report and abstracts of the Sixth International Workshop on Human Chromosome 21 Mapping 1996. Cold Spring Harbor, New York, USA. May 6-8, 1996. *Cytogenetics and Cell Genetics,* **79**(1-2), 21-52.

Lee, E. B., Leng, L. Z., Zhang, B., *et al.* (2006). Targeting amyloid-beta peptide (Abeta) oligomers by passive immunization with a conformation-selective monoclonal antibody improves learning and memory in Abeta precursor protein (APP) transgenic mice. *Journal of Biological Chemistry,* **281**(7), 4292-4299.

Lyle, R., Gehrig, C., Neergaard-Henrichsen, C., Deutsch, S., Antonarakis, S. E. (2004). Gene expression from the aneuploid chromosome in a trisomy mouse model of Down syndrome. *Genome Research,* **14**(7), 1268-1274.

Mann, D. M., Royston, M. C., Ravindra, C. R. (1990). Some morphometric observations on the brains of patients with Down's syndrome: their relationship to age and dementia. *Journal of the Neurological Sciences* **99**, 153-164.

Moran, T. H., Capone, G. T., Knipp, S., *et al.* (2002). The effects of piracetam on cognitive performance in a mouse model of Down's syndrome. *Physiology ell- Behavior,* **77**(2-3), 403-409.

O'Doherty, A., Ruf, S., Mulligan, C., *et al.* (2005). An aneuploid mouse strain carrying human chromosome 21 with Down syndrome phenotypes. *Science,* **309**(5743), 2033-2037.

Olson, L. E., Roper, R. J., Baxter, L. L., *et al.* (2004). Down syndrome mouse models Ts65Dn, Ts1Cje, and Ms1Cje/Ts65Dn exhibit variable severity of cerebellar phenotypes. *Developmental Dynamics,* **230**(3), 581-589.

Ortiz-Abalia, J., Sahún, I., Altafaj, X., *et al.* (2008). Targeting Dyrk1A with AAVshRNA attenuates motor alterations in TgDyrk1A, a mouse model of Down syndrome. *American Journal of Human Genetics,* **83**(4), 479-488.

Palmer, S. (2000). Working memory: a developmental study of phonological recoding. *Memory,* **8**, 179-193.

Pellegrini-Calace, M. & Tramontano, A. (2006). Identification of a novel putative mitogen-activated kinase cascade on human chromosome 21 by computational approaches. *Bioinformatics,* **22**(7), 775-778.

Pinter, J. D., Eliez, S., Schmitt, J. E., Capone, G. T., Reiss, A. L. (2001). Neuroanatomy of Down's syndrome: a high-resolution MRI study. *American Journal of Psychiatry,* **158**, 1659-1665.

Rachidi, M., Lopes, C., Delezoide, A. L., Delabar, J. M. (2006). C21orf5, a human candidate gene for brain abnormalities and mental retardation in Down syndrome. *Cytogenetic and Genome Research,* **112**(1-2), 16-22.

Rahmani, Z., Lopes, C., Rachidi, M., Delabar, J. M. (1998). Expression of the mnb (dyrk) protein in adult and embryonic mouse tissues. *Biochemical and Biophysical Research Communications,* **253**(2), 514-518.

Raz, N., Torres, I. J., Briggs, S. D., *et al.* (1995). Selective neuroanatomic abnormalities in Down's syndrome and their cognitive correlates: evidence from MRI morphometry. *Neurology,* **45**, 356-366.

Reymond, A., Marigo, V., Yaylaoglu, M. B., *et al.* (2002). Human chromosome 21 gene expression atlas in the mouse. *Nature,* **420**(6915), 582-586.

Ronan, A., Fagan, K., Christie, L., *et al.* (2007). Familial 4.3 Mb duplication of 21q22 sheds new light on the Down syndrome critical region. *Journal of Medical Genetics,* **44**(7), 448-451.

Roper, R. J., Baxter, L. L., Saran, N. G., *et al.* (2006). Defective cerebellar response to mitogenic Hedgehog signaling in Down [corrected] syndrome mice. *Proceedings of the National Academy of Sciences of the United States of America,* **103**(5), 1452-1456.

Roper, R. J., VanHorn, J. F., Cain, C. C., Reeves, R. H. (2009). A neural crest deficit in Down syndrome mice is associated with deficient mitotic response to Sonic hedgehog. *Mechanisms of Development,* **126**(3-4), 212-219.

Rueda, N., Flórez, J., Martínez-Cué, C. (2008). Chronic pentylenetetrazole but not donepezil treatment rescues spatial cognition in Ts65Dn mice, a model for Down syndrome. *Neuroscience Letters,* **433**(1), 22-27.

Sago, H., Carlson, E. J., Smith, D. J., *et al.* (1998). Ts1Cje, a partial trisomy 16 mouse model for Down syndrome, exhibits learning and behavioral abnormalities. *Proceedings of the National Academy of Sciences of the United States of America,* **95**, 6256-6261.

Scholtzova, H., Wadghiri, Y. Z., Douadi, M., *et al.* (2008). Memantine leads to behavioral improvement and amyloid reduction in Alzheimer's-disease-model transgenic mice shown as by micromagnetic resonance imaging. *Journal of Neuroscience Research,* **86**(12), 2784-2791.

Schulz, E. & Scholz, B. (1992). [Neurohistological findings in the parietal cortex of children with chromosome aberrations.] *Journal far Hirnforschung,* **33**(1), 37-62.

Sebrié, C., Chabert, C., Ledru, A., *et al.* (2008). In vivo MRI study of brain volumetric alterations in a transgenic YAC model of partial trisomy 21. *Anatomical Record,* **291**(3), 254-262.

Shinohara, T., Tomizuka, K., Miyabara, S., *et al.* (2001). Mice containing a human chromosome 21 model behavioral impairment and cardiac anomalies of Down's syndrome. *Human Molecular Genetics,* **10**(11), 1163-1175.

Siarey, R. J., Carlson, E. J., Epstein, C. J., *et al.* (1999). Increased synaptic depression in the Ts65Dn mouse, a model for mental retardation in Down syndrome. *Neuropharmacology*, 38(12), 1917-1920.

Siarey, R. J., Stoll, J., Rapoport, S. I., Galdzicki, Z. (1997). Altered long-term potentiation in the young and old Ts65Dn mouse, a model for Down Syndrome. *Neuropharmacology*, 36, 1549-1554.

Smith, D. J., Stevens, M. E., Sudanagunta, S. P., *et al.* (1997). Functional screening of 2 Mb of human chromosome 21q22.2 in transgenic mice implicates minibrain in learning defects associated with Down syndrome. *Nature Genetics*, 16(1), 28-36.

Thomas, S., Thiery, E., Aflalo, R., *et al.* (2003). PCP4 is highly expressed in ectoderm and particularly in neuroectoderm derivatives during mouse embryogenesis. *Gene Expression Patterns*, 3(1), 93-97.

Van Praag, H., Lucero, M. J., Yeo, G. W, *et al.* (2007). Plant-derived flavanol (-)epicatechin enhances angiogenesis and retention of spatial memory in mice. *Journal of Neuroscience*, 27(22): 5869-5878.

White, N. S., Alkire, M. T., Haier, R. J. (2003). A voxel-based morphometric study of nondemented adults with Down Syndrome. *Neurolmage*, 20, 393-403.

Woods, Y. L., Cohen, P., Becker, W, *et al.* (2001a). The kinase DYRK phosphorylates protein-synthesis initiation factor eIF2Bepsilon at Ser539 and the microtubule-associated protein tau at Thr212: potential role for DYRK as a glycogen synthase kinase 3-priming kinase. *Biochemistry Journal*, 355(3), 609-615.

Woods, Y. L., Rena, G., Morrice, N., *et al.* (2001b). The kinase DYRK1A phosphorylates the transcription factor FKHR at Ser329 in vitro, a novel in vivo phosphorylation site. *Biochemistry Journal*, 355(3), 597-607.

Xie, W., Ramakrishna, N., Wieraszko, A., Hwang, Y. W. (2008). Promotion of neuronal plasticity by (-)-epigallocatechin-3-gallate. *Neurochemical Research*, 33(5):776-783.

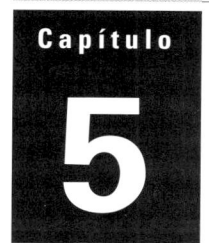

Capítulo

5
Plasticidade cerebral e enriquecimento ambiental com camundongos Ts65Dn, um modelo animal para a síndrome de Down

Adam Golabek ▪ Katarzyna Jarzabek
Sonia Palminiello ▪ Marius Walus ▪ Ausma Rabe
Giorgio Albertini ▪ Elizabeth Kida

Conceito de plasticidade neuronal e ambiente enriquecido

Com uma ocorrência de aproximadamente 1 em 800 nascimentos vivos, a síndrome de Down, uma trissomia do cromossomo 21 (HSA21), é a causa mais comum de retardo mental (Epstein, 1986). Embora o fenótipo somático da DS afete quase todo órgão do corpo, a característica predominante e mais consistente da DS é o funcionamento intelectual subnormal, com variação de moderada a severa (Chapman & Hesketh, 2000), resultado dos desenvolvimentos anormais de linguagem, cognitivo, déficits de aprendizado e memória, e alterações comportamentais significativas (Pennington *et al.*, 2003). Sob o fenótipo neurológico complexo da DS está uma série de anormalidades diferentes do sistema nervoso central como hipocelularidade (já observada no feto), mielinização tardia, estratificação cortical alterada, alterações dendríticas e sinápticas, e neurogênese anormal (Wisniewski *et al.*, 2006). Apesar dos enormes esforços científicos, a causa do funcionamento intelectual subnormal em pacientes DS a nível molecular permanece sem resposta. Também não se sabe se, qual ou em que medida as anormalidades de desenvolvimento causadas pelo cromossomo 21 triplicado podem ser mitigadas por fatores ambientais e terapias comportamentais (Guralnick, 2005).

Embora programas genéticos e epigenéticos sofisticados predeterminem a integridade estrutural e a funcionalidade basal no cérebro mamífero no momento do nascimento, o desenvolvimento cerebral e o refinamento dos circuitos neuronais são determinados através da interação com o ambiente circunjacente. Somente como o desenvolvimento da plasticidade neuronal (cérebro) e ambiente enriquecido tem sido possível o estudo mais rigoroso do efeito do ambiente no desenvolvimento e funcionalidade do cérebro mamífero na idade adulta, sob condições normais e várias condições patológicas, tanto genéticas quanto adquiridas.

Os conceitos de plasticidade neuronal e enriquecimento ambiental foram primeiramente formulados por Hebb no final de 1940 (van Praag *et al.*, 2000). Baseando-se nas observações de que ratos mantidos em casa como animais de estimação mostraram melhorias comportamentais sobre seus irmãos mantidos em laboratório (Hebb, 1947), Hebb introduziu a noção de plasticidade neuronal no cérebro adulto, definida como as mudanças que ocorrem nas células com excitação repetida, levando a um disparo mais eficiente através da estimulação excessiva (Hebb, 1949). Desde então, ideias de plasticidade neuronal e ambiente enriquecido têm sido desenvolvidas e refinadas em razão do vasto acúmulo de dados experimentais. A definição padrão de um ambiente enriquecido é uma combinação de estimulação inanimada e social complexa (Rosenzweig *et al.*, 1978). Em condições de laboratório, um ambiente enriquecido geralmente se refere a condições de alojamento que potencializam a estimulação sensorial, cognitiva e motora. O aprimoramento da estimulação é adquirido pelo alojamento de vários animais em gaiolas maiores do que o tamanho padrão, equipadas com múltiplos objetos (brinquedos) variando em tamanho, forma, cor, textura e até localização dentro da gaiola. A gaiola pode ser equipada com uma roda de hamster, permitindo a atividade física (Nithianantharajah & Hannan, 2006).

Atualmente, nenhuma teoria cognitiva individual que tente explicar o mecanismo pelo qual um ambiente enriquecido afeta o cérebro é amplamente aceita, mesmo se a maioria dos investigadores beneficiem a hipótese aprendizado-e-memória, na qual os mediadores das mudanças morfológicas observadas são os mecanismos moleculares subjacentes ao processo de memória (van Praag *et al.*, 2000). Apesar disso, está bem documentado que um ambiente enriquecido pode promover ativação neuronal, sinalização e plasticidade nos córtices somatossensorial, visual e motor, hipocampo e cerebelo. Numerosos estudos comportamentais, morfológicos e moleculares têm revelado efeitos significativos de um ambiente enriquecido no cérebro de roedores e outras espécies de mamíferos, e forneceram novos conhecimentos aos mecanismos de plasticidade experiência-dependentes.

Experimentos prévios com roedores mostraram que o enriquecimento ambiental aumenta a espessura do hipocampo, incrementa a arborização dendrítica e aumenta o número de células gliais no hipocampo (Rosenzweig, 1966; Walsh *et al.*, 1969; Fiala *et al.*, 1978). Estudos mais recentes demonstraram que um ambiente rico também impulsiona a neurogênese em adultos, uma proeminente forma de plasticidade estrutural que leva à geração contínua de novos neurônios no cérebro do mamífero adulto (Kempermann *et al.*, 1997). Além disso, o enriquecimento ambiental tem um efeito provedor de sobrevivência na progênie de células precursoras neuronais no hipocampo de camundongos (van Praag *et al.*, 1999).

Um ambiente rico é também benéfico para o cérebro exposto a várias condições patológicas, estresse e idade avançada. Assim, um ambiente rico mostrou proteger neurônios dopaminérgicos em um modelo de camundongo MP-TP induzido por doença de Parkinson (Bezard *et al.*, 2003); resgatar os déficits proteicos em um modelo murino da doença de Huntington (Spires *et al.*, 2004); reduzir os níveis de beta-amiloide (A-beta) e a deposição amiloide em camundongos transgênicos para proteína precursora amiloide (APP); aumentar a expressão de genes associados à neurogênese, sobrevivência celular, aprendizado e memória (Lazarov *et al.*, 2005); e promover a recuperação comportamental e morfológica no modelo murino da síndrome do X frágil (Restivo *et al.*, 2005). Esclerose lateral amiotrófica, epilepsia, AVE (derrame) e lesão cerebral traumática em modelos animais também se beneficiam de condições enriquecidas do ambiente (Nithianantharajah & Hannan, 2006).

Modelos animais de síndrome de Down

Modelos de camundongos com transtornos neurológicos fornecem a oportunidade para definir mecanismos moleculares e celulares anormais de uma doença em particular e permitem a manipulação experimental desses mecanismos, o que não é possível fazer em humanos. Grande número de modelos de camundongos HSA21 tem sido gerado. Genes HSA21 são conservados em regiões ortólogas dos cromossomos 16, 17 e 10 do camundongo (MMU16, MMU17 e MMU10). Como a distribuição multicromossômica de genes HSA21 na modificação do desenvolvimento do modelo animal trissômico para todos os genes ortólogos do HSA21 é difícil, em sua maioria foram geradas trissomias parciais.

O primeiro modelo de camundongo HSA21 foi nomeado Ts16 e foi criado usando-se translocações Robertsonianas espontâneas. As principais características do camundongo Ts16 incluem hipoplasia geral moderada, leve retardo no desenvolvimento, e anomalias cardiovasculares (Miyabara *et al.*, 1982). Entretanto, dada a presença de sintenias entre MMU16 e HSA3, HSA8, HSA16 e HSA21 e a não viabilidade de fetos trissômicos a termo, a importância do camundongo Ts16 como modelo para o Ts21 humano é limitada. O segundo modelo, o camundongo Ts65Dn, representa uma trissomia parcial (segmentada) do MMU16 abrangendo genes do Mrp139 ao Znf259 (Davisson *et al.*, 1990). Algumas anormalidades comportamentais, celulares e moleculares demonstradas nesses animais de fato reproduziram a doença humana. Importante, os camundongos Ts65Dn são viáveis, têm distúrbios cognitivos que centram na função do hipocampo (Reeves *et al.*, 1995) e são comprometidos em tarefas que requerem memória espacial e de trabalho (Lorenzi & Reeves, 2006; Sérégaza *et al.*, 2006; Gardiner, 2010).

Dois outros modelos murinos de DS carregam pequenos fragmentos triplicados do MMU16. O fragmento triplicado do MMU16 inclui genes do SOD1 ao Znf295 no camundongo Ts1Cje (Sago *et al.*, 1998) e do App ao SOD1 (uma parte centromérica) no Ms1Ts65 (Sago *et al.*, 2000). Camundongos Ts1Cje são trissômicos para ~ 78% dos genes triplicados no camundongo Ts65Dn e mostram déficits de aprendizado mais moderados do que o modelo Ts65Dn, assim como plasticidade sináptica anormal a curto e longo prazos (Siarey *et al.*, 2005). Em contraste com o camundongo Ts65Dn, a degeneração de neurônios colinérgicos do prosencéfalo basal está ausente no Ts1Cje (Sago *et al.*, 1998). De maneira curiosa, o camundongo Ms1Ts65 também demonstra desempenho pobre no labirinto de água de Morris, embora com menor severidade que o Ts65Dn, que sugere que não só a triplicação da região do SOD1 ao Znf295, mas também o desequilíbrio da região do App ao SOD1 pode contribuir para o fenótipo DS (Sago *et al.*, 2000).

Estudos recentes propuseram que uma região pequena do HSA21 abrangendo 3,8-6,5 Mb e contendo ~25-50 genes, a chamada região crítica (DSCR), pode desempenhar um papel principal em fenótipos DS (Korenberg *et al.*, 1992; Delabar *et al.*, 1993; Antonarakis *et al.*, 2004). Para testar a hipótese supondo que o DSCR contenha um gene ou genes suficientes para prejudicar tarefas de aprendizado e memória envolvendo o hipocampo, foram gerados camundongos Ts1Rhr e Ms1Rhr que são trissômicos ou monossômicos, respectivamente, para a região que se estende de Cbr3 a Mx2 (Olson *et al.*, 2004, 2007). A trissomia para o DSCR sozinha não foi suficiente para produzir a característica fenotípica facial, assim como características estruturais e funcionais de danos ao hipocampo que são vistas no camundongo Ts65Dn e na DS. Entretanto, quando a região crítica retorna à dosagem normal em camundongos Ms1Rhr/Ts65Dn, o desempenho no labirinto de água Morris é idêntico àquele em camundongos euploides, demonstrando que esta região é necessária ao fenótipo. Esta importante característica neurobiológica do fenótipo da DS conservada no camundongo Ts1Rhr também foi documentada em outro estudo (Belichenko *et al.*, 2009). Mesmo assim, duas análises de mapeamento genótipo-fenótipo recentes em indivíduos DS com trissomia parcial (Korbel *et al.*, 2009) e trissomia parcial e monossomia parcial (Lyle *et al.*, 2009) excluíram a existência do DSCR único como responsável por todos (ou pela maioria) os aspectos do fenótipo da DS, fornecendo evidências para a contribuição ao fenótipo DS total de vários genes ao longo do cromossomo HSA21. Como consequência, foi proposto que o DSCR representa uma região suscetível (SR) modificada por outro *loci* no HSA21 e em outras regiões no genoma (Lyle *et al.*, 2009).

De acordo com esta hipótese, camundongos TsYah trissômicos para o intervalo Abcg1-U2af1, localizado no MMU17 que contém somente 12 genes presentes na região HSA21 subtelomérica, mostram falhas no reconhecimento de novos objetos e no campo aberto, e em testes de labirinto-Y, similares a outros modelos DS, que também implicam regiões ortólogas Abcg1-U2af1 no fenótipo da DS (Pereira *et al.*, 2009). Curiosamente, em contraste com outros modelos de DS animais, camundongos TsYah demonstram um ganho inesperado de função cognitiva em memória espacial.

Recentemente, dois novos modelos animais DS foram gerados: o camundongo Tc1 e o camundongo DP(10)1Yey/+; DP(16)1Yey/+; DP(17)1Yey/+. O camundongo Tc1, uma cepa transcromossômica, é portador quase completo do HSA21 com duas pequenas depleções, eliminando somente aproximadamente ~ 8% dos genes HSA21. Estes camundongos manifestam alterações no comportamento, plasticidade sináptica, número de neurônios cerebelares, desenvolvimento cardíaco e tamanho de mandíbula que se assemelha aos humanos com DS (O'Doherty *et al.*, 2005). Entretanto, enquanto camundongos Tc1 demonstram deficiências de memória a curto prazo, sua memória de longo prazo e plasticidade sináptica estão preservadas (Morice *et al.*, 2008). Tanto no mosaicismo e/ou depleções internas em HSA21q, tornando alguns genes dissômicos, poderiam contribuir para o grau aparentemente mais leve do fenótipo do modelo Tc1 (Gardiner, 2010). Camundongos DP(10)1Yey/+; DP(16)1Yey/+; DP(17)1Yey/+ são trissômicos para todas as regiões sintênicas do HSA21 por carrearem duplicações abrangendo as regiões sintênicas por inteiro em todos os três cromossomos de camundongos (Yu *et al.*, 2010). Esses animais mutantes estão prejudicados no aprendizado espacial e memória e no aprendizado associado a contexto, e têm defeitos significativos na potenciação do hipocampo a longo prazo (LTP). Aproximadamente 6,5% dos camundongos Dp(10)1Yey/+; Dp(16)1Yey/+; Dp(17)1Yey/+ exibem hidrocéfalo com estenose do aqueduto em aproximadamente ~ 6-8 semanas de idade e morrem, geralmente, em cerca de ~ 8-10 semanas de idade.

De todos os modelos de camundongos criados até hoje, o mais amplamente utilizado e mais bem caracterizado é o Ts65Dn. No entanto, somente muito poucos estudos têm analisado o efeito de um ambiente rico no fenótipo dos camundongos Ts65Dn. Quando aplicados aos filhotes Ts65Dn por 7 semanas após o desmame, um ambiente enriquecido induz mudanças comportamentais e de aprendizado significativas em uma bateria de testes. Entretanto, o aperfeiçoamento da memória espacial no labirinto de água de Morris e melhora de desempenho em ensaios de aquisição foi demonstrado somente em fêmeas, indicando que o sexo modifica significativamente o efeito do enriquecimento ambiental em camundongos Ts65Dn (Martínez-Cué *et al.*, 2002). Também foi reportado que camundongos do tipo selvagem (wt) alojados sob condições enriquecidas demonstraram, de modo significativo, mais ramificações e mais células piramidais espinhosas no córtex frontal que animais não enriquecidos, mas esse efeito foi muito pequeno em animais Ts65Dn (Dierssen *et al.*, 2003).

Efeito do ambiente enriquecido em camundongos Ts65Dn

Desse modo, ainda é incerto quais anormalidades estruturais e moleculares manifestadas por camundongos Ts65Dn podem ser melhoradas por um ambiente enriquecido. Além disso, não se sabe quais mecanismos moleculares podem constituir a base do aperfeiçoamento cognitivo e comportamental que foi observado em camundongos Ts65Dn em um ambiente enriquecido. Para direcionar estes questionamentos, iniciamos estudos direcionados à caracterização de como e se o enriquecimento ambiental afeta: (1) vesículas sinápticas transportando proteínas, (2) neurogênese do giro dentado/divisões celulares, e (3) níveis de proteínas específicas codificadas por genes triplicados.

Plasticidade sináptica

Sinapses são locais especializados de troca de informação entre neurônios e suas células-alvo, onde um sinal elétrico é rápida e eficientemente transformado em um sinal químico através da exocitose regulada de vesículas sinápticas repletas de neurotransmissores (SVs) (Sudhof,

2004). Anormalidades na estrutura e desenvolvimento de sinapses têm sido documentadas em humanos com DS (Wisniewski *et al.*, 1986, 2006). Um último decréscimo no desenvolvimento sináptico, iniciando-se na primeira semana após o nascimento, tem sido recentemente reportado em animais Ts65Dn (Chakrabarti *et al.*, 2007). Já no 21º dia pós-nascimento, o aumento dos elementos pré-sinápticos (botões) e pós-sinápticos (colunas), densidade espinhal diminuída nos dendritos das células granulares dentadas, uma diminuição nos impulsos dos veios dendríticos e também foi encontrado um aumento nos impulsos dos pescoços para as colunas (Belichenko *et al.*, 2004). Em camundongos Ts65Dn mais velhos, menor incidência de sinapses assimétricas no giro dentado e seções do hipocampo CA3/CA1, déficit em sinapses simétricas no giro dentado e maiores comprimentos da zona de aposição de sinapses assimétricas foram detectados (Kurt *et al.*, 2004). Essas mudanças estruturais sinápticas estão associadas nos camundongos Ts65Dn com alterações funcionais. Uma plasticidade sináptica *in vitro* de fatias cerebrais mensuradas como LTP é uma correlação experimental de mudanças celulares e moleculares observadas em processos de aprendizado e memória *in vivo*. A não ser por ninhadas wt, LTPs não poderiam ser evocadas no giro dentado de camundongos Ts65Dn (Kleschevnikov *et al.*, 2004) como resultado de ativação sináptica inadequada de receptores N-metil- D-aspartato (NMDA), de maneira similar ao observado na região CA1 (Siarey *et al.*, 1999). A supressão da inibição do receptor mediado por ácido gama-aminobutírico (GABA) com picrotoxina restaurou a indução LTP nestes animais, sugerindo que a melhora da transmissão sináptica inibitória é a causa básica da falência da indução LTP (Kleschevnikov *et al.*, 2004).

A fusão de SVs com a membrana plasmática pré-sináptica é um processo fortemente controlado, tanto espacial quanto temporariamente (Brodsky *et al.*, 2001; Sudhof, 2004). As vesículas estão aglomeradas, ancoradas, fundem-se e são liberadas como neurotransmissores em uma membrana plasmática altamente especializada chamada de zona ativa. A liberação de SVs é seguida pela sua reciclagem, que é crucial pela continuação da transmissão sináptica, pois a quantidade de energia liberada durante uma curta descarga de intensa atividade neuronal é muito maior que o número total de vesículas sinápticas presentes no nervo terminal. Diferenças tênues na condução SV podem contribuir direta ou indiretamente para a fisiopatologia associada a alguns distúrbios de desenvolvimento neuronal através de mudanças frequência-dependentes na neurotransmissão química. A expressão patológica de uma proteína pré- sináptica poderia afetar tanto a plasticidade pré- quanto pós-sináptica de longa duração. Dessa forma, a análise da função pré-sináptica pode revelar uma causa para os déficits cognitivos em doenças neurológicas do desenvolvimento e um potencial-alvo terapêutico.

A esse respeito, Pollonini *et al.* (2008) reportaram níveis reduzidos de sinaptofisina nos homogenatos de hipocampo de um camundongo Ts65Dn de 4 meses de idade, mas foram encontrados níveis normais dessa proteína em extratos de cérebro total em animais recém-nascidos. Entretanto, Fernandez *et al.* (2009) não conseguiram detectar mudanças significativas em níveis de sinaptofisinas em frações sinaptossômicas preparadas de cérebros de camundongos Ts65Dn de 3 meses de idade em comparação aos filhotes wt. Além disso, o nível de várias outras proteínas associadas a junções sinápticas estudadas por esses autores, como RIM1/2, Munc-13, sinapsina I, Munc-18, sinaptotagmina e SNAP-25 não estava alterado, exceto pelas concentrações elevadas de sinaptojanina, codificada no cromossomo triplicado, e diminuição moderada nos níveis da proteína pré-sináptica ERC1/CAST2/ELKS, PSD-95 pós-sináptica e CAMKIIα e a subunidade a1 do receptor GABA$_A$.

Investigamos os efeitos de um ambiente enriquecido nos níveis de proteínas 10SV envolvidas também na integridade SV, como sinaptofisina, ou condução SV, como anfifisina 1, BRAMP2 (anfifisina 2), Munc-18, rab3, Rim, sec8, SNAP-25, sinapsina IIa, e sinaptotagmina. Somente a fêmea do camundongo foi utilizada nestes experimentos, pois ambos os controles e machos Ts65Dn demonstraram comportamento excessivamente agressivo quando alojados em grupos maiores. Dois conjuntos de animais foram estudados. O primeiro grupo consistiu em 12 fêmeas jovens de 16-25 dias de idade criadas em uma gaiola enriquecida e suas 10 companheiras de ninhada, 4-5 alojadas em uma gaiola menor. O segundo grupo consistiu em 8 fêmeas mais velhas mantidas em uma gaiola enriquecida e suas 6 companheiras de ninhada alojadas em 2 gaiolas regulares, de 4 meses de idade. Os animais foram mantidos tanto sob um ambiente enriquecido quanto sob condições-padrão (controle) pelo mesmo período de 3,5 meses. Cada gaiola enriquecida continha muitos objetos diferentes de várias texturas e tamanhos e duas rodas para atividade física, expondo os animais a interações sociais e aprendizado e atividades físicas. O nível de proteínas SV nos homogenatos de cérebro preparados dos hemisférios cerebrais foi analisado por *immunoblotting*.

Para determinar se as mudanças nos níveis de proteínas SV em camundongos Ts65Dn correlacionam-se com aquelas no tecido cerebral de indivíduos DS, nós também analisamos os níveis de proteínas SV nos córtices frontais de quatro indivíduos DS e quatro indivíduos-controle normais de 8-23 anos de idade. Os níveis de sinaptofisina, Munc-18 e SNAP-25 foram similares em ambos os grupos. Os níveis de rab3 e RIM mostraram-se mais baixos na DS do que nos controles, mas a diferença não foi estatisticamente significante. Os níveis de anfifisina 1 e 2, assim como sinapsina IIa, foram, significativamente, mais baixos em indivíduos DS que em controles (mais de 50%). Os níveis de Sec8 e sinaptotagmina foram maiores em indivíduos DS que nos controles (mais de 20%), mas estas diferenças não foram estatisticamente significantes.

As diferenças nos níveis de proteínas SV nos homogenatos de tecido cerebral de camundongos Ts65Dn e controles foram similares àqueles observados em amostras humanas; entretanto, foram distintamente moderados os níveis nos camundongos do que em humanos. Os níveis de sinaptofisina foram similares nos homogenatos de cérebro deTs65Dn e controles alojados sob condições normais, confirmando, assim, as observações de Fernandez *et al.* (2009). Um ambiente enriquecido leva a um aumento significativo em níveis de sinaptofisinas tanto em animais dissômicos jovens ou mais velhos (não mostrado), em concordância com estudos prévios (Lambert *et al.*, 2005). Entretanto, somente o grupo com camundongos Ts65Dn mais velhos alojados sob condições enriquecidas mostraram níveis significativos elevados de sinaptofisinas que seus companheiros de ninhada trissômicos mantidos em gaiolas regulares.

A amfifisina é uma das proteínas envolvidas na endocitose SV. Ela recruta a dinamina à membrana e a mantém em um estado dissociado, assim como se liga à AP-2 e sinaptojanina (Wigge & McMahon, 1998). A anfifisina 2 é uma anfifisina específica do cérebro, com várias junções variáveis. Devido à junção alternativa, BRAMP2 aparece em *immunoblots* do tecido murino como um duplicado de ~96 e 89 kDa, e como uma banda única em tecidos humanos. De acordo com nossos dados, os níveis tanto de anfisina 1 (não mostrados) quanto BRAMP2 (Figura 5.1B) são mais baixos nos cérebros de camundongos Ts65Dn em comparação com seus companheiros de ninhada wt, de modo semelhante ao encontrado em cérebros de indivíduos DS (Figura 5.1A). De maneira interessante, embora os níveis de BRAMP2 em jovens camundongos Ts65Dn tenham sido normalizados por um ambiente enriquecido (Figura 5.1B), eles não foram significativamente mudados em camundongos Ts65Dn mais velhos (não mostrado). Os níveis de sinapsina IIa e RIM aumentaram moderadamente enquanto os níveis de sec8 diminuíram em grupos jovens e mais velhos de camundongos Ts65Dn expostos a um ambiente enriquecido.

Estas observações revelaram anormalidades moderadas nos níveis de algumas proteínas SV implicadas na condução SV em camundongos Ts65Dn, o que pode contribuir para o défi-

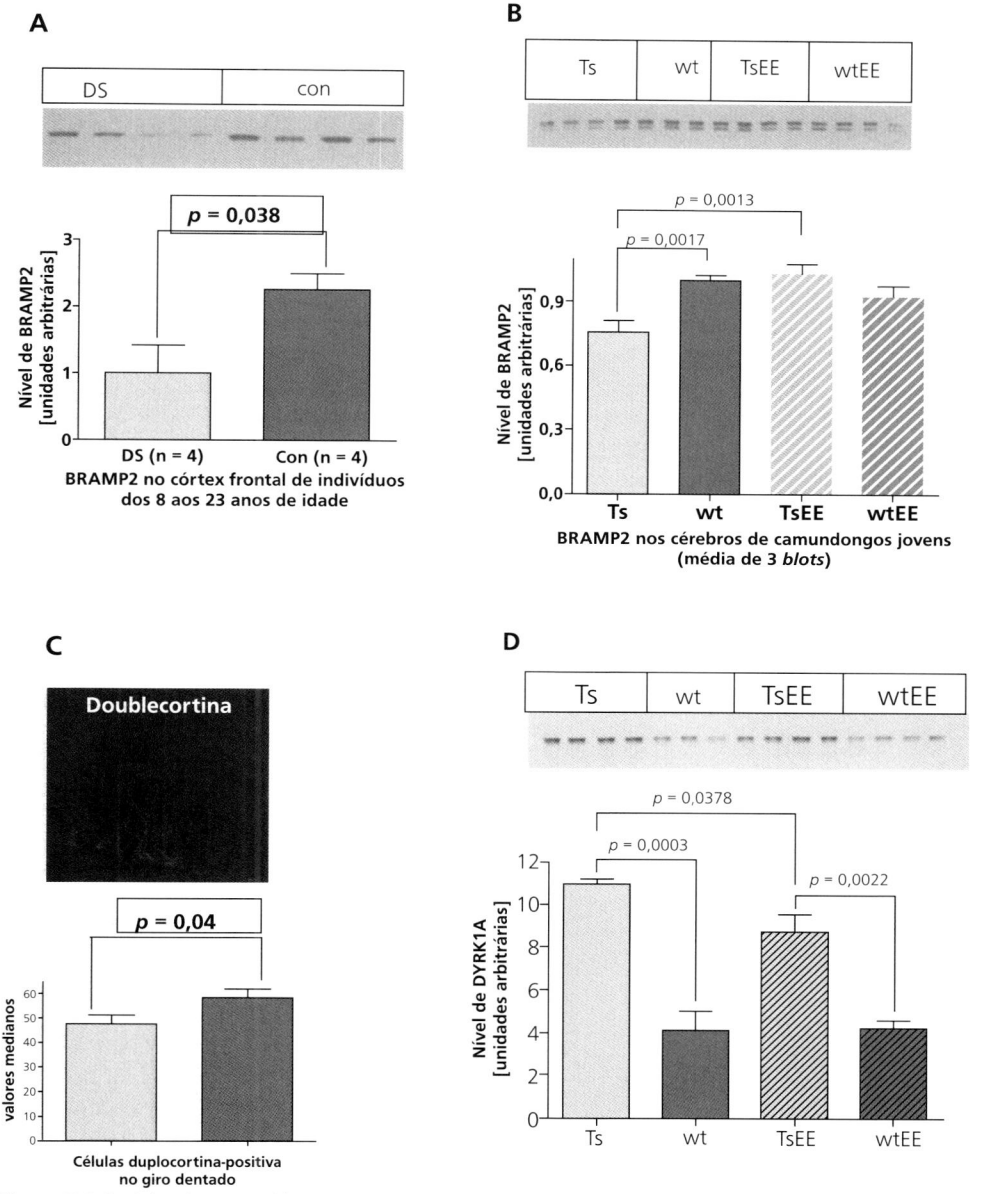

Figura 5.1 O efeito de um ambiente enriquecido na plasticidade cerebral de camundongos Ts65Ds.
A, **B.** O nível de BRAMP2 está diminuído nos córtices frontais em indivíduos com SD (**A**) e nos hemisférios cerebrais de camundongos Ts65Dn jovens em comparação com os controles (**B**). Como demonstrado em (B), camundongos Ts65Dn alojados sob condições enriquecidas demonstram aumento significativo no nível de BRAMP2 em comparação com animais mantidos sob condições-padrão. **C.** O número de células duplocortina-positivas no giro dentado do hipocampo (painel inferior), como quantificada nas seções de 40 µm de espessura do vibrátomo (painel superior) usando um microscópio confocal de varredura a *laser*, é pequeno mas significativamente maior em camundongos Ts65Dn alojados em gaiolas enriquecidas que camundongos mantidos sob condições-padrão. **D.** Os níveis de DYRK1A não fosforilados em Tyr-145 visualizados em homogenatos de hemisférios cerebrais em imunoblots com mAb 8D9 (painel superior) são significativamente mais baixos em camundongos Ts65Dn alojados em gaiolas enriquecidas em comparação a camundongos Ts65Dn alojados sob condições-padrão (painel inferior). SD = síndrome de Down; com: controle; wt = tipo selvagem; Ts = trissômico; AE = ambiente enriquecido.
Análises estatísticas foram desempenhadas usando o teste T de Student.

cit cognitivo nesses animais, e demonstram que algumas dessas deficiências respondem a um ambiente enriquecido, sugerindo que a estimulação do ambiente pode aprimorar, pelo menos a um certo ponto, a plasticidade sináptica que está alterada nesses animais.

Neurogênese

A neurogênese alterada representa outra anormalidade molecular que pode acarretar uma disfunção cognitiva, observada em indivíduos com DS e em modelos animais. Acreditava-se que a neurogênese só ocorria durante o desenvolvimento cerebral. Nos anos 1960, estudos pioneiros de Altman e Das (1965) forneceram a primeira evidência de que novos neurônios podem ser gerados também no cérebro mamífero adulto. Regiões neurogênicas no cérebro adulto dos mamíferos incluem a zona subventricular, a fonte de novos neurônios para o bulbo olfatório, e o giro dentado do hipocampo (Von Bohlen Und Halbach, 2007). No giro dentado do hipocampo, a neurogênese é limitada à zona subgranular. As células recentemente formadas integram-se à camada granular do giro dentado e começam a estender os axônios e dendritos a suas áreas-alvo. Embora tenha sido proposto que neurônios adultos gerados no hipocampo estão potencialmente envolvidos na formação de memória associativa (Gould *et al.*, 1999), o papel psicológico da neurogênese no hipocampo adulto é, ainda, tema de debate.

Neurogênese anormal, tanto antes quanto depois do nascimento, foi reportada em indivíduos com DS e modelos animais de DS (Clark *et al.*, 2006; Chakrabarti *et al.*, 2007; Contestabile *et al.*, 2007, 2009; Ishihara *et al.*, 2010). Em camundongos Ts65Dn, ciclos celulares de mais longa duração e neurogênese reduzida na zona ventricular, levando a atrasos no crescimento pré-natal do córtex cerebral e hipocampo vêm sendo relatados recentemente, sugerindo que distúrbios encontrados em camundongos Ts65Dn e, provavelmente, em indivíduos com DS após o nascimento podem advir de anormalidades específicas em células precursoras no prosencéfalo embrionário (Chakrabarti *et al.*, 2007). Além disso, alongamento do ciclo celular (fases G1 e G2) foi descrito nos cerebelos neonatais de camundongos Ts65Dn (Contestabile *et al.*, 2009), enquanto no P6 foi encontrada uma redução de 18% nas células mitóticas na camada celular granular e no hilo (Lorenzi & Reeves, 2006). Proliferação celular reduzida e densidade de células sobreviventes foram descritas precocemente em camundongos Ts65Dn de 13-15 meses de idade, mas não em camundongos jovens de 3-5 meses de idade, em comparação aos controles (Rueda *et al.*, 2005). Entretanto, jovens (2-5 meses de idade) camundongos Ts65Dn apresentaram um número menor de células marcadas com 5-bromo-2'deoxiuridina (BrdU) no giro dentado do hipocampo que animais euploides de acordo com outro estudo (Clark *et al.*, 2006). O número de células proliferativas está também reduzido em fetos DS estudados nas 18-21 semanas de gestação tanto no giro dentado do hipocampo e na zona germinal cortical (Constestabile *et al.*, 2007).

No giro dentado adulto, cinco diferentes estágios de neurogênese abrangendo ~2-3 semanas podem ser distinguidos: proliferação, diferenciação, migração, direcionamento axonal e dendrítico e integração sináptica (Kempermann *et al.*, 2003). Para avaliar o efeitos de um ambiente enriquecido nas divisões celulares no giro dentado do hipocampo, nós administramos duas injeções intraperitoneais de BrdU a 100 mg/kg de peso dentro de um intervalo de 4 horas a fêmeas Ts65Dn (entre 3,5-5 meses) que, após o desmame, foram mantidas tanto em gaiolas regulares quanto enriquecidas. Esses animais foram sacrificados 2 horas após a segunda injeção. Como revelado por análises quantitativas, o número de células BrdU-positivas no giro dentado do hipocampo foi maior em camundongos Ts65Dn mantidos em condições de ambiente enriquecido que em animais mantidos em gaiolas regulares, mas as diferenças não foram estatisticamente significantes, em parte por causa das diferenças marcantes entre animais dentro do grupo enriquecido (não mostrado).

Proteínas codificadas por genes triplicados

Um dos marcadores histoquímicos utilizados para marcar células neuronais recém-geradas é a duplocortina. A expressão da duplocortina começa no estágio de diferenciação e continua através do direcionamento axonal e dendrítico (Kempermann *et al.*, 2003). A duplocortina promove a polimerização microtubular, e assim exerce um papel fundamental na migração de neurônios recém-gerados. Investigamos o número de células duplocortina-positivas no giro dentado do hipocampo de fêmeas de camundongos Ts65Dn jovens (3,5-5 meses de idade), mantidos após desmame por 3 meses tanto em gaiolas regulares quanto enriquecidas, como foi descrito previamente. A expressão de duplocortina apareceu precocemente em neurônios recém-gerados durante a fase S do ciclo celular, como provado pela presença em células comarcadas com BrdU, que foi injetado 2 vezes nesses animais. Entretanto, a imunorreatividade à duplocortina foi localizada precocemente no citoplasma celular como um processo celular não ramificado (não mostrado), enquanto processos de ramificação abundantes e numerosos foram visualizados por anticorpos antiduplocortina em neurônios mais maduros (Figura 5.1C, painel superior). O número de células imunopositivas foi pequeno, mas significativamente maior no giro dentado em camundongos Ts65Dn expostos a um ambiente enriquecido do que em camundongos Ts65Dn mantidos sob condições regulares (Figura 5.1C, painel inferior). Esses resultados demonstram que um ambiente enriquecido melhora a neurogênese adulta em camundongos Ts65Dn.

Dado que um ambiente enriquecido melhora o aprendizado e a memória em fêmeas de camundongos Ts65Dn (Martinez-Cué *et al.*, 2002), apontando a preservação do potencial de plasticidade cerebral nesses animais geneticamente comprometidos, nós também investigamos a possibilidade de que a melhora do comportamento poderia ser feita em paralelo pela normalização/redução do aumento dos níveis dessas proteínas codificadas por genes localizados no cromossomo triplicado que estão relacionados em processos de aprendizado/memória. Uma destas candidatas seria a proteína DYRK1A, uma proteína quinase codificada em humanos por um gene mapeado no lócus 21q22.2 do HSA21 (Guimerá *et al.*, 1996) e para o segmento triplicado do MMU16 nos camundongos Ts65Dn (Song *et al.*, 1996). A superexpressão excessiva do DYRK1A em camundongos causa um atraso de desenvolvimento neuronal com anormalidades motoras e déficits cognitivos (Altafaj *et al.*, 2001), enquanto sua haploinsuficiência está associada a atraso de desenvolvimento e morfologia cerebral anormal (Fotaki *et al.*, 2002).

DYRK1A fosforila *in vitro* uma ampla gama de proteínas localizadas no núcleo e no citoplasma celular; por exemplo, o fator de iniciação da síntese proteica eIF2Bε, a proteína tau associada aos microtúbulos, a proteína ligante ao elemento de resposta do AMPc, o fator de junção *(splicing)* SF3b1, dinamina 1, e anfifisina 1 (Wiseman *et al.*, 2009), sugerindo que DYRK1A poderia funcionar em núcleos celulares e compartimentos extranucleares da célula (Hämmerle *et al.*, 2003; Wegiel *et al.*, 2008). A superexpressão do DYRK1A no neocórtex embrionário dos camundongos, obtida usando-se uma técnica de eletroporação *in utero*, inibe a proliferação celular neural e promove a diferenciação neuronal prematura no córtex cerebral em desenvolvimento, afetando o destino celular e o posicionamento das camadas (Yabut *et al.*, 2010). No tecido cerebral de indivíduos com DS, os níveis de DYRK1A estão aumentados cerca de 1,5 vezes (Dowjat *et al.*, 2007).

Examinamos os níveis de DYRK1A nos hemisférios cerebrais de fêmeas de camundongo Ts65Dn e animais wt mantidos tanto sob ambiente padrão quanto enriquecido, como descrito anteriormente. Estudamos os níveis de DYRK1A em *imunoblots* usando dois anticorpos monoclonais. Um deles, mAb 7D10, é comercializado (Abnova, Taipei, Taiwan) e reconhece ambas as formas fosforiladas e não fosforiladas da DYRK1A. O segundo anticorpo monoclonal, mAb 8D9, foi produzido no IBR pelo Dr. Y. Huang. De acordo com nossos dados (não publicados), esta mAb é fosfoespecífica, pois só reconhece uma forma de DYRK1A que não carreia fosfato a Tyr-145. A análise por *Western blotting* de homogenatos de hemisférios de camundongos revelou aumento de mais de 2,2 vezes no nível de DYRK1A em camundongos Ts65Dn com ambos 8D9 e 7D10 em comparação com animais wt da mesma idade; dessa forma, aumento ainda maior que aquele relatado nos cérebros de indivíduos DS. Condições de alojamento enriquecidas não afetaram, significativamente, os níveis de DYRK1A em animais wt. Entretanto, tais condições reduziram muito a quantidade de DYRK1A não fosforilada em Tyr-145 nos hemisférios de ambos, os jovens (Figura 5.1D) e mais velhos (não mostrado) animais Ts65Dn por mais de 30%, não afetando significativamente os níveis totais de DYRK1A (como detectado pelo mAb 7D10). Estas observações indicam que o alojamento de camundongos Ts65Dn em condições ambientais enriquecidas afeta o nível de fosforilação de DYRK1A. Assim, a manipulação comportamental simples devido ao enriquecimento ambiental pode suavizar determinados defeitos genéticos nestes animais.

A normalização de alguns níveis de proteínas SV, neurogênese aumentada e mudanças nos níveis de fosforilação de DYRK1A que observamos em camundongos Ts65Dn expostos a um ambiente enriquecido sugerem que condições ambientais podem modificar o destino biológico aparentemente predeterminado de síndromes genéticas e oferecer esperança adicional para indivíduos com DS.

Resumo

A plasticidade cerebral é determinada tanto por fatores genéticos quanto ambientais. Experimentos prévios em animais de laboratório documentaram que um ambiente enriquecido alivia anormalidades comportamentais; melhora a memória espacial; aumenta o suporte neurotrófico, o *pool* de células-tronco/progenitoras neural e a neurogênese; reduz alterações sinápticas; e ativa a sinalização glutamatérgica. Dados encorajadores também têm sido obtidos em alguns modelos animais para deficiências humanas. Assim, para discorrer sobre o ponto controverso de o enriquecimento ambiental poder ter implicações significativas para a prevenção e/ou tratamento de inabilidades intelectuais em indivíduos com síndrome de Down (DS), nós estamos usando o mais popular e mais bem conhecido modelo animal para DS, o camundongo Ts65Dn. Nossos estudos enfocam o efeito de um ambiente enriquecido em aspectos moleculares da plasticidade sináptica e na análise de proteínas associadas à transmissão química sináptica, algumas características da neurogênese no cérebro adulto e a possibilidade de normalizar ou reduzir os níveis de proteínas codificadas por genes triplicados, que podem ser relacionados com a disfunção cognitiva em indivíduos portadores de DS (DYRK1A). Nossos dados sugerem que o enriquecimento ambiental pode aliviar, substancialmente, algumas anormalidades encontradas nos camundongos Ts65Dn, sugerindo que também possa ter um potencial terapêutico para humanos com DS.

Referências

Altafaj, X., Dierssen, M., Baamonde, C., *et al.* (2001). Neurodevelopmental delay, motor abnormalities and cognitive deficits in transgenic mice overexpressing Dyrk1A (minibrain), a murine model of Down's syndrome. *Human Molecular Genetics*, 10, 1915-1923.

Altman, J. & Das, G. D. (1965). Autoradiographic and histological evidence of postnatal hippocampal neurogenesis in rats. *Journal of Comparative Neurology*, 124, 319-335.

Antonarakis, S. E., Lyle, R., Dermitzakis, E. T., Reymond, A., Deutsch, S. (2004). Chromosome 21 and Down syndrome: from genomics to pathophysiology. *National Reviews Genetics,* **5**, 725-738.

Belichenko, N. P., Belichenko, P. V., Kleschevnikov, A. M., *et al.* (2009). The "Down syndrome critical region" is sufficient in the mouse model to confer behavioral, neurophysiological, and synaptic phenotypes characteristic of Down syndrome. *Journal of Neuroscience,* **29**, 5938-5948.

Belichenko, P. V., Masliah, E., Kleschevnikov, A. M., *et al.* (2004). Synaptic structural abnormalities in the Ts65Dn mouse model of Down Syndrome. *Journal of Comparative Neurology,* **480**, 281-298.

Bezard, E., Dovero, S., Belin, D., *et al.* (2003). Enriched environment confers resistance to 1 methyl-4-phenyl-1,2,3,6-tetrahydropyridine and cocaine: involvement of dopamine transporter and trophic factors. *Journal of Neuroscience,* **23**, 10999-101007.

Brodsky, F. M., Chen, C. Y., Knuehl, C., Towler, M. C., Wakeham, D. E. (2001). Biological basket weaving: formation and function of clathrin-coated vesicles *Annual Review of Cell and Developmental Biology,* **17**, 517-568.

Chakrabarti, L., Galdzicki, Z., Haydar, T. F. (2007). Defects in embryonic neurogenesis and initial synapse formation in the forebrain of the Ts65Dn mouse model of Down syndrome. *Journal of Neuroscience,* **27**, 1483-1495.

Chapman, R. S. & Hesketh, L. J. (2000). Behavioral phenotype of individuals with Down syndrome. *Mental Retardation and Developmental Disabilities Research Reviews,* **6**, 84-95.

Clark, S., Schwalbe, J., Stasko, M. R., Yarowsky, P. J., Costa, A. C. (2006). Fluoxetine rescues deficient neurogenesis in hippocampus of the Ts65Dn mouse model for Down syndrome. *Experimental Neurology,* **200**, 256-261.

Contestabile, A., Fila, T., Bartesaghi, R., Ciani, E. (2009). Cell cycle elongation impairs proliferation of cerebellar granule cell precursors in the Ts65Dn mouse, an animal model for Down syndrome. *Brain Pathology,* **19**, 224-237.

Contestabile, A., Fila, T., Ceccarelli, C., *et al.* (2007). Cell cycle alteration and decreased cell proliferation in the hippocampal dentate gyrus

and in the neocortical germinal matrix of fetuses with Down syndrome and in Ts65Dn mice. *Hippocampus,* **17**, 665-678.

Davisson, M. T., Schmidt, C., Akeson, E. C. (1990). Segmental trisomy of murine chromosome 16: a new model system for studying Down syndrome. *Progress in Clinical and Biological Research,* **360**, 263-280.

Delabar, J. M., Theophile, D., Rahmani, Z., *et al.* (1993). Molecular mapping of twenty-four features of Down syndrome on chromosome 21. *European Journal of Human Genetics,* **1**, 114-124.

Dierssen, M., Benavides-Piccione, R., Martínez-Cué, C., *et al.* (2003). Alterations of neocortical pyramidal cell phenotype in the Ts65Dn mouse model of Down syndrome: effects of environmental enrichment. *Cerebral Cortex,* **13**, 758-764.

Dowjat, W. K., Adayev, T., Kuchna, I., *et al.* (2007). Trisomy-driven overexpression of DYRK1A kinase in the brain of subjects with Down syndrome. *Neuroscience Letters,* **413**, 77-81.

Epstein, C. J. (1986). Developmental genetics. *Experientia,* **42**, 1117-1128.

Fernandez, F., Trinidad, J. C., Blank, M., *et al.* (2009). Normal protein composition of synapses in Ts65Dn mice: a mouse model of Down syndrome. *Journal of Neurochemistry,* **110**, 157-169.

Fiala, B. A., Joyce, J. N., Greenough, W. T. (1978). Environmental complexity modulates growth of granule cell dendrites in developing but not adult hippocampus of rats. *Experimental Neurology,* **59**, 372-383.

Fotaki, V., Dierssen, M., Alcántara, S., *et al.* (2002). Dyrk1A haploinsufficiency affects viability and causes developmental delay and abnormal brain morphology in mice. *Molecular and Cellular Biology,* **22**, 6636-6647.

Gardiner, K. J. (2010). Molecular basis of pharmacotherapies for cognition in Down syndrome. *Trends in Pharmacological Sciences,* **31**, 66-73.

Gould, E., Tanapat, P., Hastings, N. B., Shors, T. J. (1999). Neurogenesis in adulthood: a possible role in learning. *Trends in Cognitive Sciences,* **3**, 186-192.

Guimerá, J., Casas, C., Pucharcòs, C., *et al.* (1996). A human homologue of Drosophila minibrain (MNB) is expressed in the neuronal regions affected in Down syndrome and maps to the critical region. *Human Molecular Genetics,* **5,** 1305-1310.

Guralnik, M. J. (ed.) (2005). *Developmental Systems Approach to Early Intervention.* Baltimore: Brookes.

Hämmerle, B., Carnicero, A., Elizalde, C., *et al.* (2003). Expression patterns and subcellular localization of the Down syndrome candidate protein MNB/DYRK1A suggest a role in late neuronal differentiation. *European Journal of Neuroscience,* **17,** 2277-2286.

Hebb, D. O. (1947). The effects of early experience on problem solving at maturity. *The American Psychologist,* **2,** 306-307.

Hebb, D. O. (1949). *The Organization of Behavior.* Wiley: New York.

Ishihara, K., Amano, K., Takaki, E., *et al.* (2010). Enlarged brain ventricles and impaired neurogenesis in the Ts1Cje and Ts2Cje mouse models of Down syndrome. *Cerebral Cortex,* **20,** 1131-1143.

Kempermann, G., Gast, D., Kronenberg, G., Yamaguchi, M., Gage, E. H. (2003). Early determination and long-term persistence of adult-generated new neurons in the hippocampus of mice. *Development,* **130,** 391-399.

Kempermann, G., Kuhn, H. G., Gage, E H. (1997). More hippocampal neurons in adult mice living in an enriched environment. *Nature,* **386,** 493-495.

Kleschevnikov, A. M., Belichenko, P. V., Villar, A. J., *et al.* (2004). Hippocampal long-term potentiation suppressed by increased inhibition in the Ts65Dn mouse, a genetic model of Down syndrome. *Journal of Neuroscience,* **24,** 8153-8160.

Korbel, J. O., Tirosh-Wagner, T., Urban, A. E., *et al.* (2009). The genetic architecture of Down syndrome phenotypes revealed by high-resolution analysis of human segmental trisomies. *Proceedings of the National Academy of Sciences of the United States of America,* **106,** 12031-12036.

Korenberg, J. R., Bradley, C., Disteche, C. M. (1992). Down syndrome: molecular mapping of the congenital heart disease and duodenal stenosis. *American Journal of Human Genetics,* **50,** 294-302.

Kurt, M. A., Kafa, M. I., Dierssen, M., Davies, D. C. (2004). Deficits of neuronal density in CA1 and synaptic density in the dentate gyrus, CA3 and CA1, in a mouse model of Down syndrome. *Brain Research,* **1022,** 101-109.

Lambert, T. J., Fernandez, S. M., Frick, K. M. (2005). Different types of environmental enrichment have discrepant effects on spatial memory and synaptophysin levels in female mice. *Neurobiology of Learning and Memory,* **83,** 206-216.

Lazarov, O., Robinson, J., Tang, Y. P., *et al.* (2005). Environmental enrichment reduces Ab levels and amyloid deposition in transgenic mice. *Cell,* **120,** 701-713.

Lorenzi, H. A. & Reeves, R. H. (2006). Hippocampal hypocellularity in the Ts65Dn mouse originates early in development. *Brain Research,* **1104,** 153-159.

Lyle, R., Béna, F., Gagos, S., *et al.* (2009). Genotype-phenotype correlations in Down syndrome identified by array CGH in 30 cases of partial trisomy and partial monosomy chromosome 21. *European Journal of Human Genetics,* **17,** 454-466.

Martinez-Cué, C., Baamonde, C., Lumbreras, M., *et al.* (2002). Differential effects of environmental enrichment on behavior and learning of male and female Ts65Dn mice, a model for Down syndrome. *Behavioral Brain Research,* **134,** 185-200.

Miyabara, S., Gropp, A., Winking, H. (1982). Trisomy 16 in the mouse fetus associated with generalized edema and cardiovascular and urinary tract anomalies. *Teratology* **25,** 369-80.

Morice, E., Andreae, L. C., Cooke, S. F., *et al.* (2008). Preservation of long-term memory and synaptic plasticity despite short-term impairments in the Tc1 mouse model of Down syndrome. *Learning and Memory,* **15,** 492-500.

Nithianantharajah, J. & Hannan, A. J. (2006). Enriched environments, experience-dependent plasticity and disorders of the nervous system. *National Reviews Neuroscience,* **7,** 697-709.

O'Doherty, A., Ruf, S., Mulligan, C., *et al.* (2005). An aneuploid mouse strain carrying human chromosome 21 with Down syndrome phenotypes. *Science,* **23,** 2033-2037.

Olson, L. E., Richtsmeier, J. T., Leszl, J., Reeves, R. H. (2004). A chromosome 21 critical region does not cause specific Down syndrome phenotypes. *Science*, 306, 687-690.

Olson, L. E., Roper, R. J., Sengstaken, C. L., *et al.* (2007). Trisomy for the Down syndrome `critical region' is necessary but not sufficient for brain phenotypes of trisomic mice. *Human Molecular Genetics*, 16, 774-782.

Pennington, B. F., Moon, J., Edgin, J., Stedron, J., Nadel, L. (2003). The neuropsychology of Down syndrome: evidence for hippocampal dysfunction. *Child Development*, 74, 75-93.

Pereira, P. L., Magnol, L., Sahún, I., *et al.* (2009). A new mouse model for the trisomy of the Abcg1-U2af1 region reveals the complexity of the combinatorial genetic code of Down syndrome. *Human Molecular Genetics*, 18, 4756-4769.

Pollonini, G., Gao, V., Rabe, A., *et al.* (2008). Abnormal expression of synaptic proteins an neurotrophin-3 in the Down syndrome mouse model Ts65Dn. *Neuroscience*, 156, 99-106.

Reeves, R. H., Irving, N. G., Moran, T. H., *et al.* (1995). A mouse model for Down syndrome exhibits learning and behaviour deficits. *Nature Genetics*, 11, 177-184.

Restivo, L., Ferrari, F., Passino, E., *et al.* (2005). Enriched environment promotes behavioral and morphological recovery in a mouse model for the fragile X syndrome. *Proceedings of the National Academy of Sciences of the United States of America*, 102, 11557-11562.

Rosenzweig, M. R. (1966). Environmental complexity, cerebral change, and behavior. *The American Psychologist*, 21, 321-332.

Rosenzweig, M. R., Bennett, E. L., Hebert, M., Morimoto, H. (1978). Social grouping cannot account for cerebral effects of enriched environments. *Brain Research*, 153, 563-576.

Rueda, N., Mostany, R., Pazos, A., Flórez, J., Martínez-Cué, C. (2005). Cell proliferation is reduced in the dentate gyrus of aged but not young Ts65Dn mice, a model of Down syndrome. *Neuroscience Letters*, 380, 197-201.

Sago, H., Carlson, E. J., Smith, D. J., *et al.* (1998). Ts1Cje, a partial trisomy 16 mouse model for Down syndrome, exhibits learning and behavioral abnormalities. *Proceedings of the*

National Academy of Science of the United States of America, 95, 6256-6261.

Sago, H., Carlson, E. J., Smith, D. J., *et al.* (2000). Genetic dissection of region associated with behavioral abnormalities in mouse models for Down syndrome. *Pediatric Research*, 48, 606-613.

Sérégaza, Z., Roubertoux, P. L., Jamon, M., Soumireu-Mourat, B. (2006). Mouse models of cognitive disorders in trisomy 21: a review. *Behavior Genetics*, 36, 387-404.

Siarey, R. J., Carlson, E. J., Epstein, C. J., *et al.* (1999). Increased synaptic depression in the Ts65Dn mouse, a model for mental retardation in Down syndrome. *Neuropharmacology*, 38, 1917-1920.

Siarey, R. J., Villar, A. J., Epstein, C. J., Galdzicki, Z. (2005). Abnormal synaptic plasticity in the Ts1Cje segmental trisomy 16 mouse model of Down syndrome. *Neuropharmacology*, 49, 122-128.

Song, W. J., Sternberg, L. R., Kasten-Sportès, C., *et al.* (1996). Isolation of human and murine homologues of the Drosophila minibrain gene: human homologue maps to 21q22.2 in the Down syndrome "critical region". *Genomics*, 15, 331-339.

Spires, T. L., Grote, H. E., Varshney, N. K., *et al.* (2004). Environmental enrichment rescues protein deficits in a mouse model of Huntington's disease, indicating a possible disease mechanism. *Journal of Neuroscience*, 24, 2270-2276.

Sudhof, T. C. (2004). The synaptic vesicle cycle. *Annual Review of Neuroscience*, 27, 509-547.

van Praag, H., Kempermann, G., Gage, F. H. (1999). Running increases cell proliferation and neurogenesis in the adult mouse dentate gyrus. *Nature Neuroscience*, 2, 266-270.

van Praag, H., Kempermann, G., Gage, F. H. (2000). Neural consequences of environmental enrichment. *Nature Reviews Neuroscience*, 1, 191-198.

von Bohlen Und Halbach, O. (2007). Immunohistological markers for staging neurogenesis in adult hippocampus. *Cell and Tissue Research*, 329, 409-420.

Walsh, R. N., Budtz-Olsen, O. E., Penny, J. E., Cummins, R. A. (1969). The effects of environmental complexity on the histology of the rat hippocampus. *Journal of Comparative Neurology*, **137**, 361-366.

Wegiel, J., Dowjat, K., Kaczmarski, W., *et al.* (2008). The role of overexpressed DYRK1A protein in the early onset of neurofibrillary degeneration in Down syndrome. *Acta Neuropathologica*, **116**, 391-407.

Wigge, P. & McMahon, H. T. (1998). The amphiphysin family of proteins and their role in endocytosis at the synapse. *Trends in Neurosciences*, **21**, 339-344.

Wiseman, F. K., Alford, K. A., Tybulewicz, V. L. J., Fisher, E. M. C. (2009). Down syndrome – recent progress and future prospects. *Human Molecular Genetics*, **18**, R75-R83.

Wisniewski, K. E., Kida, E., Golabek, A. A., *et al.* (2006). Down syndrome: from pathology to pathogenesis. In J. A. Rondal & J. Perera (eds.), *Down Syndrome: Neurobehavioral Specificity*. Down syndrome series, pp. 17-33. London: Wiley.

Wisniewski, K. E., Laure-Kamnionowska, M., Connell, F., Wen, G. Y. (1986). Neuronal density and synaptogenesis in the postnatal stage of brain maturation in Down syndrome. In C. J. Epstein (ed.), *The Neurobiology of Down Syndrome*, pp. 29-44. New York: Raven Press.

Yabut, O., Domogauer, J., D'Arcangelo, G. (2010). Dyrk1A overexpression inhibits proliferation and induces premature neuronal differentiation of neural progenitor cells. *Journal of Neuroscience*, **30**, 4004-4014.

Yu, T., Li, Z., Jia, Z., *et al.* (2010). A mouse model of Down syndrome trisomic for all human chromosome 21 syntenic regions. *Human Molecular Genetics*, **5**, 2780-2791.

Capítulo 6

Desenvolvimento do cérebro e metabolismo

David Patterson

Introdução

A síndrome de Down (DS) é a causa genética mais comum de incapacidade intelectual significativa, atingindo cerca de 1 a cada 733 nascimentos vivos nos Estados Unidos (Centers for Disease Control and Prevention, 2006). É causada pela trissomia do cromossomo 21 humano (HSA21) e foi a primeira trissomia autossômica identificada, uma contribuição de fundamental importância à genética humana (Lejeune *et al.*, 1959). Mais de 220.000 bebês nascerão este ano com DS em todo o mundo. As características da DS foram descritas, detalhadamente, no passado (Roizen & Patterson, 2003; outros capítulos neste livro). Aqui enfocamos os efeitos do metabolismo no desenvolvimento cerebral. Como discutido nas seções seguintes, os efeitos do *status* nutricional e dos níveis de nutrientes específicos que alteram precocemente o metabolismo no desenvolvimento podem ter efeitos profundos na função cerebral mais tarde, na vida, pelo menos em animais como o rato e o camundongo. Este tópico é de grande importância no contexto da DS, pois muitas tentativas de melhorar as incapacidades intelectuais e outros déficits enfrentados pelos indivíduos com DS têm sido propostas ano após ano. Vale salientar que nenhuma destas intervenções propostas têm sido pautadas em evidências científicas válidas. Algumas foram baseadas, ao menos em parte, em dados limitados às diferenças bioquímicas observadas entre pessoas com e sem DS, e outras em hipóteses relacionadas com o conteúdo do gene HSA21 (Salman, 2002; Roizen, 2005).

Os efeitos do metabolismo no desenvolvimento do cérebro humano são difíceis de acessar experimentalmente devido a um vasto número de razões. Os efeitos de alguns nutrientes podem, se manifestar somente após muitos anos. Em alguns casos, parece haver um crítico e relativamente curto período de desenvolvimento no qual um nutriente específico pode ser necessário a um nível particular. É muito difícil ou mesmo impossível determinar esses períodos de tempo experimentalmente em humanos, embora observações clínicas e estudos de imagem ofereçam conhecimento considerável (Georgieff, 2007). É muito difícil determinar o *status* nutricional de um grande número de indivíduos por longos períodos de tempo, e isso é particularmente verdadeiro para indivíduos com DS. Também existem considerações éticas. Se alguém, hipoteticamente, formula a teoria de que um regime nutricional particular será benéfico, então será difícil justificar a sonegação do tratamento para alguns indivíduos, especialmente se o benefício hipotético puder ser permanente, na ausência de efeitos colaterais.

Uma maneira de superar algumas dessas preocupações é através do estudo dos efeitos de alteração em status metabólico de animais de experimentação. Geralmente camundongos ou ratos têm sido os modelos de escolha para esses estudos. Com respeito à DS, há vários modelos de camundongos com características que se assemelham à DS, produzidos em laboratório nos últimos anos, e estes oferecem, particularmente, sistemas robustos para estudar intervenções metabólicas, principalmente a nutricional. Estudos desses modelos serão descritos com alguma profundidade, visto que são guias úteis para possíveis intervenções em humanos.

Estudos precoces de nutrição na síndrome de Down e tentativas para aperfeiçoar o desenvolvimento cerebral e melhorar a incapacidade intelectual na síndrome de Down

A hipótese de que a DS vem acompanhada de alterações metabólicas e que possam ser causadas por desenvolvimento do fenótipo existe há décadas e foi uma hipótese apoiada por Lejeune, que formulou, em 1979, que poderiam haver perturbações nos metabolismos do oxigênio, aminoácidos e de ligação do carbono (Lejeune, 1981; Lejeune *et al.*, 1986). Em razão de essa ideia, tentativas de tratamento da DS por meio da nutrição e de suplementos têm sido empreendidas pelo menos desde os anos 1960. Uma excelente revisão desses estudos foi publicada (Roizen, 2005). Alguns pontos importantes dessa revisão necessitam ser enfatizados aqui. Para começar, nenhuma intervenção nutricional ou por drogas tem demonstrado melhorar incapacidades intelectuais da DS (veja também Salman, 2002). Para detectar um progresso de seis pontos no quociente de inteligência (QI), 170 indivíduos com DS deveriam ser avaliados. No entanto, isto não significa que intervenções bem-sucedidas serão encontradas no futuro.

Genes do HSA12 relevantes ao metabolismo e nutrição

Com o sequenciamento completo do braço longo (q) do (HSA21), agora é possível desenvolver hipóteses com respeito ao papel das vias metabólicas específicas que podem responder à intervenção nutricional na base do gene que contém o cromossomo. Pelo menos 26 genes que parecem estar diretamente envolvidos no metabolismo celular estão localizados no HSA21. Esta é considerada uma lista mínima, pois é altamente provável que o funcionamento de vias celulares responda a *status* metabólicos alterados. Esses 26 genes podem ser agrupados em vários sistemas metabólicos. Por exemplo, três genes (ATP5J, ATP5O e NDUFV3) estão envolvidos diretamente na geração de energia mitocondrial. Pelo menos sete genes (HemK2, GART, CBS, DNMT3L, RFC, FTCD e PRMT2) são importantes para o metabolismo e reações de metilação de ligações únicas de carbono/folato/transulfuração. Três genes (LIPI, ABCG1 e LSS) estão envolvidas no metabolismo de colesterol/lipídios. Pelo menos seis genes (NRF2, APP, SOD1, RCAN1, CBR1 e CBR3) estão envolvidos no estresse oxidativo ou no metabolismo xenobiótico. Genes individuais estão envolvidos no metabolismo do inositol (SLC5A3), metabolismo da biotina (HLCS) e metabolismo piridoxal (PDXK). Em vários casos, estas vias são, possivelmente, bastante inter-relacionadas. Por exemplo, genes de geração de energia mitocondrial estão quase certamente relacionados com genes de estresse oxidativo. Em vários casos, mutações nestes genes metabólicos levam a sérios distúrbios de desenvolvimento, incluindo incapacidade intelectual. Uma fonte de informação particularmente útil sobre os genes HSA21 e cromossomos equivalentes em camundongos é: HTTP://chr21.egr.vcu.edu:8888/.

Curiosamente, a localização destes genes no HSA21 foi pressagiada por aspectos fenotípicos da DS que foram descobertos antes da localização dos genes no HSA21. Assim, já se sabe há bastante tempo que indivíduos com DS têm metabolismo anormal do inositol bem antes de ter sido demonstrado que o gene que codifica o transporte de inositol, SLC5A3, está localizado no HSA21 (Brooksbank & Martinez, 1989; Fruen & Lester, 1990; Berry *et al.*, 1995). A observação de que os níveis de purina estão elevados em indivíduos com DS foi feita muitos anos antes da localização do gene GART, que codifica uma proteína trifuncional crítica para a síntese da purina de novo, localizada no HSA21 (Pant *et al.*, 1968; Moore *et al.*, 1977). A sensibilidade não usual de pessoas com DS e leucemia para o metotrexato já era conhecida muito antes que gene carreador de folato reduzido (S1c19A1 ou RFC) foi mapeado no HSA21 (Lejeune *et al.*, 1986; Peeters *et al.*, 1986; Yang-Feng *et al.*, 1995).

Modelos animais e o estudo do metabolismo, desenvolvimento cerebral e síndrome de Down

Muito tem sido compreendido sobre o papel do metabolismo no desenvolvimento cerebral pelo estudo de modelos animais. Camundongos podem ser sujeitos a dietas rigorosamente controladas e tratamentos com drogas e examinados pelos seus efeitos no desenvolvimento cerebral. Muitos desses estudos serão discutidos nas seções seguintes. Camundongos-modelos de DS foram desenvolvidos recentemente. Por conta disso dizemos que esses camundongos têm características fenotípicas, neurológicas, bioquímicas ou de desenvolvimento reminiscentes àquelas que vemos em indivíduos com DS e que comportam alterações genéticas que podem ser relacionadas ao HSA21. Esses camundongos são, em geral, de dois tipos. Modelos de camundongos transgênicos contendo um ou mais genes humanos localizados no HSA21 têm sido produzidos e caracterizados por características associadas à DS. Alguns deles têm sido usados para examinar o desenvolvimento metabólico e cerebral. Um exemplo excelente do uso de camundongos transgênicos para o estudo de suplementos nutricionais é apresentado por Delabar (Capítulo 4 neste livro; veja também Guej *et al.*, 2009). Um segundo tipo de modelo contém a trissomia para amplas regiões do HSA21 ou, mais comumente, de regiões dos cromossomos dos camundongos que são homólogas ao HSA21, primariamente regiões do cromossomo 16 do camundongo (Mmu16). O mais completamente estudado e caracterizado modelo é o camundongo Ts65Dn (Davisson *et al.*, 1990). Modelos adicionais contêm regiões maiores ou menores de Mmu16 (Sago *et al.*, 1998; Olson *et al.*, 2004, 2007; Li *et al.*, 2007). Recentemente, foi descrito um modelo transcromossomal de camundongo que contém um HSA21 livre, segregado e quase completo (O'Doherty *et al.*, 2005). Esses camundongos têm sido amplamente utilizados para estudar o desenvolvimento cerebral, incluindo o desenvolvimento cerebral fetal (Chakrabarti *et al.*, 2007; Salehi *et al.*, 2007).

Metabolismo do grupo metil e síndrome de Down

A hipótese de que o metabolismo do grupo metil (cadeia de um só carbono) pode estar alterado na DS foi divulgada por Lejeune, que formulou a hipótese de que o ciclo de carbono único pode exercer um papel central (Lejeune, 1981; Lejeune *et al.*, 1986). Ainda é uma área ativa de investigação. Roedores ainda podem ser investigados pelos efeitos do metabolismo do desenvolvimento cerebral diretamente pela manipulação da dieta antes da concepção e durante a prenhez. Isto pode ser feito tanto com camundongos presumidamente normais ou ratos, ou camundongos que sejam portadores de alterações genéticas relevantes. O exemplo do metabolismo da colina/folato é particularmente relevante para o desenvolvimento cerebral na DS. O folato é uma vitamina solúvel em água que não pode ser sintetizada pelos mamíferos e, portanto, deve ser obtida da dieta. A colina pode ser sintetizada pelos mamíferos em pequenas quantidades, mas fontes de dieta ainda são necessárias para a saúde e o desenvolvimento. O papel do metabolismo do folato em si na DS é ainda controverso, pois os polimorfismos das enzimas metabolizadoras de folato podem ser responsáveis pelo aumento da incidência de nascimentos de indivíduos com DS e pelo fato de que anormalidades no metabolismo de folato têm sido relatados em indivíduos com DS ou em suas mães. Entretanto, estes achados permanecem controversos (Patterson, 2008). A colina é o precursor da acetilcolina, um importante neurotransmissor para a função cerebral, e especula-se que exerça um papel na DS e na doença de Alzheimer. Os metabolismos tanto do folato quanto da colina são descritos porque ambos podem prover grupos metil para a síntese de metionina, que então conduz a síntese de adenosilmetionina, que é, essencialmente, o doador universal de grupo metil em reações biológicas. Particularmente nesta discussão, é o doador de metil para a metilação de DNA e proteína. Portanto, em ratos, a deficiência de colina durante os dias 12-17 do desenvolvimento fetal pode levar a déficits de aprendizado e memória por toda a vida. Além do mais, a suplementação de colina durante este período pode melhorar o declínio relacionado com a idade em aprendizado e memória em ratos. Recentemente descobriu-se que a suplementação materna com colina pode melhorar os sintomas anatômicos e comportamentais da prole de ratos com equivalência à síndrome de Rett; por isso, a teoria de suplementação durante o desenvolvimento fetal para melhorar o desenvolvimento de fetos com SD não é desprovida de razão (Nag *et al.*, 2008; Ward *et al.*, 2009). A privação de colina também leva a anormalidades na estrutura cerebral ao longo da vida. Anormalidades similares no desenvolvimento cerebral podem ser observadas em camundongos sujeitos à deficiência de folato (Craciunescu *et al.*, 2004). Um fato interessante é que, elevando-se o nível de grupos metil na dieta de camundongos prenhes, pode-se afetar os padrões de metilação de DNA na prole, e isso pode causar efeitos permanentes na expressão gênica e no fenótipo. Ótimas revisões sobre este assunto têm sido publicadas recentemente (Zeisel, 2009a, b).

É importante, neste contexto, perguntar quais consequências hipotéticas da trissomia do gene HSA21 poderiam ser relevantes para a metilação. Em alguns casos, há hipóteses razoavelmente sérias que possuem algum suporte experimental. Assim, espera-se que a trissomia do gene RFC possa levar ao aumento dos níveis intracelulares de compostos de folato, pois o RFC é quantitativamente o mais significativo importador de grupos reduzidos de folato (Patterson *et al.*, 2008; Zhao *et al.*, 2009). Existem algumas evidências que suportam essa conclusão. Por exemplo, RFC é importante para a recaptação do antifolato metotrexato, comumente usado para tratar uma ampla variedade de cânceres incluindo leucemia, e indivíduos com DS demonstram um aumento de sensibilidade ao metotrexato (Peeters *et al.*, 1986, 1995). Entretanto, outros genes HSA21, hipoteticamente, aumentam a demanda de folatos. O gene GART codifica uma proteína necessária à síntese da purina de novo que utiliza um carreador de folato de unidades carbono único. O CBS converte homocisteína a cistationina, portanto, potencialmente diminuindo a síntese de metionina e a disponibilidade de grupos metil. Três genes do HSA21 codificam proteínas, mas através delas é um tanto mais difícil gerar hipóteses. O gene DNMT3L, que é homólogo aos genes DNA metiltransferase, mas não possui atividade DNA metiltransferase em si, influencia tanto a metilação DNA quanto de histonas (Ooi *et al.*, 2007) e metilação de promotores de genes, incluindo o seu próprio promotor (Hu *et al.*, 2008). Geralmente, o promotor de metilação é associado com atividade gênica diminuída. Camundongos nos quais o gene DNMT3L foi inativado por mutagênese dirigida não podem realizar a metilação de DNA apropriada durante a embriogênese (Hata *et al.*, 2006). Esses experimentos sugerem forte relação do DNMT3L na regulação da expressão gênica durante o desenvolvimento precoce dos mamíferos, mas eles não provêm evidência das consequências da expressão excessiva do DNMT3L. Tal evidência foi obtida agora. Takashima *et al.* (2009) demonstraram que a expressão excessiva do DNMT3L impede a espermatogênese normal. Não está claro quais outras consequências esta expressão excessiva pode ter ou se está relacionada com a esterilidade observada em homens com DS.

Dois genes do cromossomo 21 são importantes para a metilação de proteínas: PRMT2 e HemK2, também conhecidas anteriormente como N6AMT1 ou PRED28. PRMT2 é um coativador do receptor de androgênio e do receptor de estrogênio alfa (Qi *et al.*, 2002; Meyer *et al.*, 2007), ambos fatores de transcrição. De modo recíproco, o PRMT2 parece suprimir a atividade de transcrição do E2F1 e inibir a transcrição dependente de NF-KB (Ganesh *et al.*, 2006; Yoshimoto *et al.*, 2006). O PMRT2 é um membro da família das proteínas da arginina metiltransferase por análise sequencial, mas pode não ter atividade endógena de metilação, uma situação reminiscente do DNMT3L (Ganesh *et al.*, 2006). Em alguns casos, a atividade do PMRT2 parece ser inibida por inibidores da metilação, mas nem sempre isto ocorre. É possível que o substrato para a metilação de PMRT2 ainda não tenha sido descoberto. Ganesh *et al.* (2006) formularam a hipótese de que o PMRT2 pode, efetivamente, inibir a metilação proteica por outras proteínas PMRT. Portanto, não está claro se a expressão excessiva do PRMT2 na DS poderia aumentar ou diminuir a necessidade por grupos metil durante o desenvolvimento. Considerando que parece afetar a expressão de fatores de transcrição, tanto positiva quanto negativamente, parece razoável supor que a trissomia do PRMT2 poderia trazer consequências para o desenvolvimento embrionário traria consequências por toda a vida e influenciaria o desenvolvimento cerebral.

O gene N6AMT1, também conhecido por PRED28, foi supostamente identificado como uma enzima codificadora do gene de metilação do DNA N6-adenina do HSA21 de base homóloga a proteínas bacterianas conhecidas por metilar a adenina na posição N6 do DNA. Entretanto, pouca ou nenhuma adenina N6 pode ser encontrada no DNA do camundongo, e nenhuma atividade de metilação N6A poderia ser detectada para N6AMT1 (Ratel *et al.*, 2006). Acontece que a N6AMT1 é, de fato, uma proteína glutamina metiltransferase, HemK2 (Figaro *et al.*, 2008). HemK2 metila a tradução do fator de terminação eRF1. A metilação do eRF1 parece necessária para a terminação apropriada de tradução. Este achado tem uma série de implicações. Primeiro, ele estende os possíveis efeitos da trissomia do 21 à terminação de tradução, que pode ter efeitos no proteoma que não pode ser previsto pelos estudos de expressão com base em genes de RNA mensageiro (mRNA). Segundo, reforça a importância do metabolismo de grupos metil em mamíferos. A trissomia do HemK2 poderia aumentar a demanda por grupos metil, mas talvez mais importante, poderia influenciar os níveis de proteínas nas quais o mRNA atua.

Estresse oxidativo e síndrome de Down

A hipótese de que o estresse oxidativo exerce um papel significativo na DS tem suporte experimental considerável. Estudos importantes indicam, fortemente, que o estresse oxidativo alterado pode ter um papel no desenvolvimento embriológico e fetal do cérebro e sistema nervoso na DS. Evidências de estresse oxidativo durante o desenvolvimento fetal têm sido apresentadas e sugerem que a suplementação antioxidante durante o período pré-natal deve ser estimulada (Perrpone *et al.*, 2007). Busciglio e Yanker (1995) reportaram que neurônios corticais de fetos de 16- a 19- semanas com DS tinham aumento entre 3 a 4 vezes em espécies de oxigênio reativo comparado a neurônios fetais euploides. Bahn *et al.* (2002) produziram neurosferas de fetos de 8- a 18- semanas e encontraram expressão alterada de genes nas neurosferas de DS, assim como um número reduzido de neurônios (veja também Bhattacharyya & Svendsen, 2003). Neurogênese reduzida também foi encontrada em regiões corticais e do hipocampo de embriões de camundongos Ts65Dn (Chakrabarti *et al.*, 2007). Não se sabe ao certo se o estresse oxidativo está envolvido nessas anormalidades.

Até recentemente, as evidências de estresse oxidativo elevado estavam limitadas ao camundongo Ts65Dn; entretanto, agora foram demonstradas (Lockrow *et al.*, 2009). De particular interesse, demonstrou-se que a suplementação da dieta com vitamina E por longo período de tempo reduziu o nível dos marcadores de estresse oxidativo, protegeu da degeneração neuronal colinérgica e melhorou o desempenho de tarefas de memória de aprendizado espacial. Estes estudos sugerem que pode ser que valha a pena considerar tal suplementação durante a prenhez de camundongos Ts65Dn para verificar se melhora o desenvolvimento do cérebro, do aprendizado e da memória nesses animais.

Metabolismo do inositol e síndrome de Down e desenvolvimento cerebral

Como relatado anteriormente, indivíduos com DS têm altos níveis de inositol em seus cérebros. Isto parece estar correlacionado à trissomia do gene SLC5A3, que codifica o principal transportador de inositol. Os níveis de inositol são desproporcionalmente altos no cérebro, e a expressão do gene SLC5A3 parece estar particularmente alta no cérebro na vida fetal. Moléculas portadoras de inositol são críticas para várias vias de sinalização celular. Os camundongos SLC5A3 também têm altos níveis de inositol cerebrais e são trissômicos para o gene SLC5A3. Para definir o papel do SLC5A3, foram produzidos camundongos nos quais este gene havia sido inativado por mutagênese direcionada. Camundongos homozigotos *knockout* morrem *in utero*, mas a adição de inositol 1% à água de bebida da fêmea pode prevenir isso. Após o desmame, os camundongos homozigotos *knockout* (fatal) não mais necessitam de suplementação de inositol. Curiosamente, os níveis de inositol nos cérebros dos filhotes de fêmeas que foram suplementadas com inositol apresentam aumento bem modesto no nível de inositol cerebral. Mais tarde, os filhotes destas fêmeas apresentarão anormalidades comportamentais (Bersudky *et al.*, 2008; Buccafusca *et al.*, 2008). Portanto, ainda não está claro de que forma a suplementação com inositol salva esses filhotes. Somente o camundongo SLC5A3 expressa o gene SLC5A3 excessivamente de um cDNA sob o controle de um promotor que restringe sua expressão ao tecido ocular. Esses camundongos desenvolvem catarata (Jiang *et al.*, 2000), uma característica relativamente comum na DS.

O tratamento com lítio diminui os níveis de inositol em humanos tratados para distúrbio bipolar, e tem sido hipoteticamente proposto que a diminuição do nível de inositol pode estar relacionada com o sucesso do tratamento, embora isto já esteja, de fato, estabelecido. Tem sido demonstrado que o lítio reduz os níveis de inositol nos cérebros de camundongos Ts65Dn (Huang *et al.*, 2000). Mais recentemente, foi demonstrado que o tratamento de camundongos Ts65Dn com lítio aumenta a neurogênese no cérebro de ratos Ts65Dn (Bianchi *et al.*, 2010). Esses estudos foram feitos em ratos adultos; portanto, nenhuma informação está disponível sobre os efeitos da suplementação com lítio durante o desenvolvimento cerebral no feto.

Foi descrito que camundongos Ts65Dn passaram o cromossomo extra para apenas 30% da prole e tiveram ninhadas pequenas. Além disso, os machos são estéreis e os camundongos são portadores de um gene degenerativo da retina. Estas características, inicialmente, limitaram o estudo do desenvolvimento fetal dos camundongos Ts65Dn. Entretanto, parece que a situação pode não ser tão difícil quanto se pensava inicialmente. Assim, durante a vida fetal, a fração de fetos com trissomia não alcança os esperados 50% (Moore, 2006). Um número de camundongos trissômicos morre logo após o nascimento. Portanto, as características desta linhagem de camundongos podem, na verdade, ser uma vantagem. Pode ser que a suplementação da dieta durante o desenvolvimento fetal melhore a sobrevivência dos filhotes. Além disso, para este tipo de análise, a cegueira resultante da degeneração da retina parece ser irrelevante.

Outra solução possível a esta situação é que existe uma nova linhagem de camundongos derivados do Ts65Dn, em que o cromossomo com a trissomia parece ter executado uma fusão cêntrica com o cromossomo 12 do camundongo. Estes animais, então, segregam a trissomia de uma maneira mendeliana. Além disso, os machos parecem ser férteis, embora não esteja claro que sua fertilidade atinja níveis euploides (Villar *et al.*, 2005).

Estudos "ômicos" de desenvolvimento fetal na síndrome de Down e direções futuras

Numerosos estudos têm sido realizados examinando-se alterações na expressão gênica de material de fetos com DS e de material de modelos animais (Patterson, 2007). Esses estudos revelaram informações significativas com relação a alterações de expressão gênica em razão da trissomia. Algumas conclusões levam a crer que muitos genes codificados em cromossomos, além do cromossomo trissômico, têm sua expressão alterada. Além disso, observa-se que a expressão de alguns genes encontra-se diminuída. Isto pode não ser surpreendente dada a discussão anterior e o provável impacto de fatores de transcrição ou alterações da metilação na expressão gênica. Diversos estudos experimentais em análise proteômica têm sido feitos em amostras de material fetal com SD. Até agora, somente um estudo do proteoma do cérebro de camundongos Ts65Dn foi publicado, e não foi nem feito em material fetal. Novamente, é difícil tirar conclusões gerais desses experimentos, com relação ao que possa ser feito para influenciar o desenvolvimento cerebral do feto.

A relevância dos estudos de proteômica para o metabolismo é que pode ser que tais alterações em proteínas em vias metabólicas específicas possam levar a novas abordagens para entender o metabolismo em DS. Esses estudos são todos extremamente importantes. Entretanto, é preciso lembrar que alterações na expressão gênica não necessariamente traduzem diretamente alterações similares em níveis de proteínas cognatas. De fato, tem sido difícil correlacionar estudos transcriptômicos e proteômicos. Além disso, estudos proteômicos têm outras limitações. Enquanto é possível interrogar essencialmente o transcriptoma por inteiro, não é possível interrogar o proteoma completamente. Até o presente, na melhor das hipóteses, talvez somente 1 ou 2% das proteínas possam ser identificadas com precisão e quantificadas. Além disso, muitos mRNAs codificam um grande número de proteínas diferentes, e muitos níveis de proteínas são influenciados por mecanismos pós-transcricionais. Muitas proteínas são modificadas após a transcrição, e a maioria dos estudos de proteômica não as detecta. Mesmo se uma proteína mostra uma alteração estatisticamente significante no total, não está claro o suficiente que essa alteração será biologicamente significante. As atividades das proteínas estão quase sempre sob rígida regulação. Por exemplo, a inibição do *feedback*, a viabilidade de substrato e cofator, o possível papel da formação de multímeros ou complexos de multiproteínas e outros fatores desempenham um papel na alteração dos efeitos que a quantidade de proteínas possa ter nos processos biológicos. No caso de vias metabólicas, uma proteína pode ou não ser limitante na via envolvida. Sua atividade poderia ser fortemente regulada por substratos, produtos, e cofatores a por interações com outras proteínas. Resumindo, mudanças no genoma, transcriptoma ou proteoma podem não ter efeito a menos que mudem algum sistema metabólico, fisiológico ou biológico.

Conclusões e direções futuras

Como pode ser percebido dessa discussão, um ponto controverso que permanece é a determinação acurada da função dos genes no HSA21. Será importante manter a mente aberta neste ponto específico. Por exemplo, por décadas o SOD1 foi chamado eritrocupreína e não possuía atividade enzimática conhecida (McCord & Fridovich, 1969). Pode ser que mesmo proteínas das quais acreditamos conhecer a função possam ter funções alternativas ou adicionais. A identificação de funções das proteínas codificadas por genes de HSA21 levará a novas hipóteses com relação a influências metabólicas na DS.

A produção de novos modelos animais será extremamente importante. Até agora, modelos trissômicos de camundongos envolvem regiões do Mmu16. Há importantes genes HSA21 localizados no Mmu17 e Mmu10. Poderia ser possível, utilizando métodos de engenharia cromossômica, criar camundongos trissômicos para cada uma dessas regiões, que fossem viáveis. Mesmo esses camundongos não serão ideais, pois interações entre os genes em várias regiões, que podem ser importantes para a DS, serão perdidas. Camundongos *knockout* adicionais são uma boa promessa para auxiliar na identificação da função genética, mas também para reverter seletivamente genes trissômicos em camundongos como o Ts65Dn ao estado diploide. Esta abordagem tem sido muito proveitosa. Felizmente, esforços estão sendo feitos para produzir camundongos *knockout* para cada gene do roedor.

A análise proteômica da DS e de modelos animais também deve ser buscada. Entretanto, obstáculos técnicos significantes precisam ser superados para permitir a análise de uma fração maior do proteoma. Além do mais, é importante considerar que o proteoma parece não ser estático. Ele provavelmente vai mudar com a idade e certamente de tecido para tecido.

Parece que haverá mudanças metabólicas significativas associadas à DS e que essas mudanças metabólicas serão importantes para determinar desenvolvimento cerebral. Além disso, a princípio, são essas alterações metabólicas que podem ser mais facilmente influenciadas por alterações dietéticas e nutricionais. Portanto, um próximo passo importante no entendimento do papel do metabolismo no desenvolvimento cerebral será a análise do metaboloma das amostras apropriadas. A metabolômica é a identificação sistemática, quantificação, e análise matemática de tantos metabólitos em uma amostra biológica quanto possível (Houten, 2009). O metaboloma endógeno pode ser definido como o total de pequenas moléculas que um organismo é capaz de produzir de maneira endógena. Há menos de 3.000 metabólitos endógenos em humanos. A análise do metaboloma, um tanto complexa, é baseada em décadas de bioquímica, incluindo bioquímica humana e bioquímica de doenças humanas (Houten, 2009). Esta área de análise é um período de rápido desenvolvimento (Blow, 2008). Várias tecnologias complementares estão sendo exploradas e a aplicação desses distúrbios cerebrais está a caminho (Kaddurah-Daouk & Krishnan, 2009; Nicholson & Linden, 2008).

De fato, a metabolômica pode oferecer uma distinta e poderosa, e talvez mais direta via para entender o papel do metabolismo no desenvolvimento cerebral. Como Acworth e Bowers (1997) apontam, "apesar de tudo, isso [metaboloma] é somente a expressão ativa do genoma de um organismo" (p. 42).

Resumo

Metabolismo apropriado da mãe e do feto é essencial para o adequado desenvolvimento cerebral e nervoso. Deficiência de nutrientes como ácido fólico e colina levam à estrutura e função anormais do cérebro, que podem permanecer ao longo de toda a vida. Genes do cromossomo 21 estão relacionados com folato, carbono único, inositol, oxigênio reativo e metabolismo energético. Estudos abrangentes de como a síndrome de Down (DS) afeta o metabolismo global não têm sido feitos, embora estudos de vias metabólicas individuais tenham provido alguma informação. Novos métodos de análise de alto rendimento do metabolismo permitem novas abordagens para avaliar as consequências metabólicas da DS que podem ser imediatamente mais relevantes para os fenótipos de interesse do que os estudos de alterações em expressão gênica ou proteica, e gerar novas abordagens para correção das alterações da função cerebral e das incapacidades intelectuais que são características da DS.

Agradecimentos

Este trabalho foi subsidiado por várias doações de *Lowe Fund of the Denver Foundation*, *Bonfils-Stanton Foundation* e *Towne Foundation*.

Referências

Acworth, I. N. & Bowers, M. (1997). An introduction to HPLC-based electrochemical detection: from single electrode to multi-electrode arrays. *Progress in HPLD-HPCE,* 6, 3-50.

Bahn, S., Mimmack, M., Ryan, M., *et al.* (2002). Neuronal target genes of the neuron-restrictive silencer factor in neurospheres derived from fetuses with Down's syndrome: a gene expression study. *Lancet,* 359, 310-315.

Bersudsky, Y., Shaldubina, A., Agam, G., Berry, G. T., Belmaker, R. H. (2008). Homozygote inositol transporter knockout mice show a lithium-like phenotype. *Bipolar Disorders,* 10, 453-459.

Berry, G. T., Mallee, J. J., Kwon, H. M., *et al.* (1995). The human osmoregulatory Na+/myo-inositol cotransporter gene (SLC5A3): molecular cloning and localization to chromosome 21. *Genomics,* 25, 507-513.

Bhattacharyya, A. & Svendsen, C. N. (2003). Human neural stem cells: a new tool for studying cortical development in Down's syndrome. *Genes, Brain and Behavior,* 2, 179-186.

Bianchi, P., Ciani, E., Contestabile, A., Guidi, S., Bartesaghi, R. (2010). Lithium restores neurogenesis in the subventricular zone of the Ts65Dn mouse, a model for Down syndrome. *Brain Pathology,* 20(1), 106-118.

Blow, N. (2008). Biochemistry's new look. *Nature,* 455, 697-700.

Brooksbank, B. W. & Martinez, M. (1989). Lipid abnormalities in the brain in adult Down's syndrome and Alzheimer's disease. *Molecular and Chemical Neuropathology,* 11, 157-185.

Buccafusca, R., Venditti, C. P., Kenyon, L. C., *et al.* (2008). Characterization of the null murine sodium/myo-inositol cotransporter 1 (Smitl or S1c5a3) phenotype: myoinositol rescue is independent of expression of its cognate mitochondrial ribosomal protein subunit 6 (Mrps6) gene and of phosphatidylinositol levels in neonatal brain. *Molecular Genetics and Metabolism,* 95, 81-95.

Busciglio, J. & Yankner, B. A. (1995). Apoptosis and increased generation of reactive oxygen species in Down's syndrome neurons in vitro. *Nature,* 378, 776-779.

Centers for Disease Control and Prevention. (2006). Improved national prevalence estimates for 18 selected major birth defects - United States, 1999-2001. *Morbidity and Mortality Weekly Report,* 54, 1301-1305.

Chakrabarti, L., Galdzicki, Z., Haydar, T. F. (2007). Defects in embryonic neurogenesis and initial synapse formation in the forebrain of the Ts65Dn mouse model of Down syndrome. *Journal of Neuroscience,* 27, 11483-11495.

Craciunescu, C. N., Brown, E. C., Mar, M. H., *et al.* (2004). Folic acid deficiency during late gestation decreases progenitor cell proliferation and increases apoptosis in fetal mouse brain. *Journal of Nutrition,* 134, 162-166.

Davisson, M. T., Schmidt, C., Akeson, E. C. (1990). Segmental trisomy of murine Chromosome 16: a new model system for studying Down Syndrome. In D. Patterson & C. J. Epstein (eds.), *Molecular Genetics of Chromosome 21 and Down Syndrome,* pp. 263-280. New York Wiley-Liss.

Figaro, S., Scrima, N., Buckingham, R. H., Heurgue-Hamard, V. (2008). HemK2 protein encoded on human chromosome 21, methylates translation termination factor eRF1. *FEBS Letters,* 582, 2352-2356.

Fruen, B. R. & Lester, B. R. (1990). Down's syndrome fibroblasts exhibit enhanced inositol uptake. *Biochemical Journal,* 270, 119-123.

Ganesh, L., Yoshimoto, T., Moorthy, N. C., *et al.* (2006). Protein methyltransferase 2 inhibits NF-kappaB function and promotes apoptosis *Molecular and Cellular Biology,* 26, 3864-3874.

Georgieff, M. K. (2007). Nutrition and the developing brain: nutrient priorities and measurement. *American Journal of Clinical Nutrition,* 85, 614S-620S.

Guedj, F., Sébrié, C., Rivals, I., *et al.* (2009). Green tea polyphenols rescue of brain defects induced by overexpression of DYRK1A. *PLoS ONE,* 4, e4606.

Hata, K., Kusumi, M., Yokomine, T., Li, E., Sasaki, H. (2006). Meiotic and epigenetic aberrations in Dnmt3L-deficient male germ cells. *Molecular and Reproductive Development,* 73, 116-122.

Houten, S. M. (2009). Metabolomics: Unraveling the chemical individuality of common human diseases. *Annals of Medicine,* 3, 1-6.

Hu, Y. G., Hirasawa, R., Hu, J. L., *et al.* (2008). Regulation of DNA methylation activity through Dnmt3L promoter methylation by Dnmt3 enzymes in embryonic development. *Human Molecular Genetics, 17*, 2654-2664.

Huang, W., Galdzicki, Z., van Gelderen, P., *et al.* (2000). Brain myo-inositol level is elevated in Ts65Dn mouse and reduced after lithium treatment. *Neuro report, 11*, 445-448.

Jiang, Z., Chung, S. K., Zhou, C., Cammarata, P. R., Chung, S. S. (2000). Overexpression of Na(+)-dependent myo-inositol transporter gene in mouse lens led to congenital *cataract. Investigative Ophthalmology and Visual Science, 41*, 1467-1472.

Kaddurah-Daouk, R. & Krishnan K. R. R. (2009). Metabolomics: a global biochemical approach to the study of central nervous system diseases. *Neuropsychopharmacology, 34*, 173-186.

Lejeune, J. (1981). Vingt ans apres. In G. R. Burgio, M. Fraccaro, L. Tiepolo, U. Wolf (eds.), *Trisomy 21, an International Symposium,* Convento dele Clarisse, Rapallo, Italy, 1979, pp. 91-102. Berlin: Springer Verlag.

Lejeune, J., Rethore, M. O., de Blois, M. C., *et al.* (1986). Metabolism of monocarbons and trisomy 21: sensitivity to methotrexate. *Annals of Genetics, 29*, 16-19.

Lejeune, J., Turpin, R., Gautier, M. (1959). Etudes des chromosomes somatiques de neuf enfants mongoliens. *Comptes Rendus Hebdomadaires des Seances de l'Academie des Sciences, 248*, 1721-1722.

Li, Z., Yu, T., Morishima, M., *et al.* (2007). Duplication of the entire 22.9 Mb human chromosome 21 syntenic region on mouse chromosome 16 causes cardiovascular and gastrointestinal abnormalities. *Human Molecular Genetics, 16*, 1359-1366.

Lockrow, J., Prakasam, A., Huang, P., *et al.* (2009). Cholinergic degeneration and memory loss delayed by vitamin E in a Down syndrome mouse model. *Experimental Neurology, 216*, 278-289.

McCord, J. M. & Fridovich, I. (1969). Superoxide dismutase. An enzymatic function for erythrocuprein (hemocuprein). *Journal of Biological Chemistry, 244*, 6049-6055.

Meyer, R., Wolf, S. S., Obendorf, M. (2007). PRMT2, a member of the protein arginine methyltransferase family, is a coactivator of the androgen receptor. *Journal of Steroid Biochemistry and Molecular Biology, 107*, 1-14.

Moore, C. S. (2006). Postnatal lethality and cardiac anomalies in the Ts65Dn Down syndrome mouse model. *Mammalian Genome, 17*, 1005-1012.

Moore, E. E., Jones, C., Kao, F. T., Oates, D. C. (1977). Synteny between glycinamide ribonucleotide synthetase and superoxide dismutase (soluble). *American Journal of Human Genetics, 29*, 389-396.

Nag, N., Mellott, T. J., Berger-Sweeney, J. E. (2008). Effects of postnatal dietary choline supplementation on motor regional brain volume and growth factor expression in a mouse model of Rett syndrome. *Brain Research, 1237*, 101-109.

Nicholson, J. K. & Lindon, J. C. (2008). Metabonomics. *Nature, 455*, 1054-1056.

O'Doherty, A., Ruf, S., Mulligan, C., *et al.* (2005). An aneuploid mouse strain carrying human chromosome 21 with Down syndrome phenotypes. *Science, 309*, 2033-2037.

Olson, L. E., Richtsmeier, J. T., Leszl, J., Reeves, R. H. (2004). A chromosome 21 critical region does not cause specific Down syndrome phenotypes. *Science, 306*, 687-690.

Olson, L. E., Roper, R. J., Sengstaken, C. L., *et al.* (2007). Trisomy for the Down syndrome `critical region' is necessary but not sufficient for brain phenotypes of trisomic mice. *Human Molecular Genetics, 16*, 774-782.

Ooi, S. K. T., Qiu, C., Bernstein, E., *et al.* (2007). DNMT3L connects unmethylated lysine 4 of histone H3 to de novo methylation of DNA. *Nature, 448*, 714-717.

Pant, S., Moser, H. W, Krane, S. M. (1968). Hyperuricemia in Down's syndrome. *Journal of Clinical Endocrinology and Metabolism, 28*, 472-478.

Patterson, D. (2007). Genetic mechanisms involved in the phenotype of Down syndrome. *Mental Retardation and Developmental Disabilities Research Reviews, 13*, 199-206.

Patterson, D. (2008). Folate metabolism and the risk of Down syndrome. *Down Syndrome Research and Practice, 12*, 93-97.

Patterson, D., Graham, C., Cherian, C., Matherly, L. H. (2008). A humanized mouse model for the reduced folate carrier. *Molecular Genetics and Metabolism, 93*, 95-103.

Peeters, M. A., Poon, A., Zipursky, A., Lejeune, J. (1986). Toxicity of leukemia therapy in children with Down syndrome. *Lancet,* 2(8512), 1279.

Peeters, M. A., Rethore, M. O., Lejeune, J. (1995). In vivo folic acid supplementation partially corrects in vitro methotrexate toxicity in patients with Down syndrome. *British Journal of Haematology,* **89**, 678-680.

Perrone, S., Longini, M., Bellieni, C. V., *et al.* (2007). Early oxidative stress in amniotic fluid of pregnancies with Down syndrome. *Clinical Biochemistry,* **40**, 177-180.

Qi, C., Chang, J., Zhu, Y., *et al.* (2002). Identification of protein arginine methyltransferase 2 as a coactivator of estrogen receptor alpha. *Journal of Biological Chemistry,* **277**, 28624-28630.

Ratel, D., Ravanat, J. L., Charles, M. P., *et al.* (2006). Undetectable levels of N6-methyl adenine in mouse DNA: cloning and analysis of PRED28, a gene coding for a putative mammalian DNA adenine methyltransferase. *FEBS Letters,* **580**, 3179-3184.

Roizen, N. J. (2005). Complementary and alternative therapies for Down syndrome. *Mental Retardation and Developmental Disabilities Research Reviews,* **11**, 149-155.

Roizen, N. J. & Patterson, D. (2003). Down's syndrome. *Lancet,* **361**(9365), 1281-1289.

Sago, H., Carlson, E. J., Smith, D. J., *et al.* (1998). Ts1Cje, a partial trisomy 16 mouse model for Down syndrome, exhibits learning and behavioral abnormalities. *Proceedings of the National Academy of Sciences of the United States of America,* **95**, 6256-6261.

Salehi, A., Faizi, M., Belichenko, P. V., Mobley, W. C. (2007). Using mouse models to explore genotype-phenotype relationship in Down syndrome. *Mental Retardation and Developmental Disabilities Research Reviews,* **13**, 207-214.

Salman, M. (2002). Systematic review of the effect of therapeutic dietary supplements and drugs on cognitive function in subjects with Down syndrome. *European Journal of Paediatric Neurology,* **6**, 213-219.

Takashima, S., Takehashi, M., Lee, J., *et al.* (2009). Abnormal DNA methyltransferase expression in mouse germline stem cells results in sperm-togenic defects. *Biology of Reproduction,* **81**(1), 155-164.

Villar, A. J., Belichenko, P. V., Gillespie, A. M., *et al.* (2005). Identification and characterization of a new Down syndrome model, Ts[Rb(12.1716)j2Cje, resulting from a spontaneous Robertsonian fusion between T(171)65Dn and mouse chromosome 12. *Mammalian Genome,* **16**, 79-90.

Ward, B. C., Kolodny, N. H., Nag, N., Berger-Sweeney, J. E. (2009). Neurochemical changes in a mouse model of Rett syndrome: changes over time and in response to perinatal choline nutritional supplementation. *Journal of Neurochemistry,* **108**, 361-371.

Yang-Feng T. L., Ma, Y. Y., Liang, R., *et al.* (1995). Assignment of the human folate transporter gene to chromosome 21q22.3 by somatic cell hybrid analysis and in situ hybridization. *Biochemical and Biophysical Research Communications,* **210**, 874-879.

Yoshimoto, T., Boehm, M., Olive, M., *et al.* (2006). The arginine methyltransferase PRMT2 binds RB and regulates E2F function. *Experimental Cell Research,* **312**, 2040-2053.

Zeisel, S. H. (2009a). Importance of methyl donors during reproduction. *American Journal of Clinical Nutrition,* **89**, 673S-677S.

Zeisel, S. H. (2009b). Epigenetic mechanisms for nutrition determinants of later health outcomes. *American Journal of Clinical Nutrition,* **89**(5), 1488S-1493S.

Zhao, R., Matherly, L. H., Goldman, I. D. (2009). Membrane transporters and folate homeostasis: intestinal absorption and transport into systemic compartments and tissues. *Expert Reviews in Molecular Medicine,* **11**, e4.

Capítulo

7

Farmacoterapia em crianças com síndrome de Down

George Capone

Introdução

O campo da farmacologia cognitiva para as crianças com deficiência intelectual (DI), na verdade, não existe. Como definido no nível de apoio para ensaios clínicos ou indicações sancionadas pela FDA, muitos médicos seriam bastante pressionados a prescrever uma única medicação para tal fim em crianças. Há poucos paradigmas clínicos e pouco consenso sobre como navegar por estas águas desconhecidas. Apesar de nosso avanço na era da medicina genômica, os mecanismos que baseiam a cognição e sua organização neurobiológica no cérebro ainda estão em fase de descoberta. Os novos conhecimentos sobre os mecanismos bioquímicos e fisiológicos de disfunção sináptica nas doenças neurogenéticas prometem o desenvolvimento de novas abordagens terapêuticas à DI (Johnston, 2006). Avanços recentes empregando modelos animais levaram à criação de ensaios clínicos para estudo da síndrome do X frágil, que lideram os esforços de desenvolvimento de tratamentos para a DI com base em princípios mecânicos (Hagerman *et al.*, 2009). Embora os pesquisadores possam ser bem-equipados para lidar com questões como a obtenção de graus mensuráveis de melhora cognitiva em crianças com síndrome de Down (DS) e DI, talvez estejam menos inclinados a considerar suas próprias razões a fazê-lo. As preocupações sobre tratamentos biológicos informados para pessoas com DS/DI têm história longa e colorida, que não deve ser ignorada (Rynders, 1987). Assim, a continuidade do desejo científico de aumento da função cognitiva e resultados similares faz com que médicos e famílias precisem considerar o motivo de sua realização, seu objetivo e as circunstâncias ideais de fazê-lo.

É improvável que tratamentos biológicos tornem as atuais intervenções educacionais e comportamentais obsoletas. Em vez disso, a tarefa mais difícil será a priorização e a combinação com outras terapias científicas, para obtenção do maior benefício para determinada criança com DS.

Inteligência – cognição, memória e aprendizado

A inteligência não é fenótipo monolítico, mas sim uma complexa série de estratégias cerebrais que conferem vantagem evolutiva ao potencializar a adaptação em ambientes diversos e em rápida alteração. Por meio de algum impressionante milagre da natureza e da criação, a inteligência emerge durante a infância, ganha com a experiência, o aprendizado, os esquemas motores treinados e as interações sociais, de forma paralela ao avanço da neuromaturação (Barsalou *et al.*, 2007). O comportamento inteligente pode incluir até 60 habilidades diferentes (Carroll, 1993). Não é surpresa que os sistemas neurais que baseiam a cognição não são de fácil localização, estando amplamente distribuídos pelas regiões cerebrais frontal, parietal e temporal-límbica em adultos comuns (Jung & Haier, 2007). Não se sabe como as habilidades cognitivas amadurecem, passando de indiferenciadas e imprecisas aos processos domínio-específicos e modulares que medimos em adultos (Karmiloff-Smith, 2006). O surgimento de qualquer habilidade funcional específica é ligado de forma apenas tênue a determinados eventos neurobiológicos que se dão durante a vida pós-natal (Levitt, 2003); além disso, os eventos subjacentes à aquisição de habilidades cognitivas e linguísticas são os mais elusivos de todos (Scerif & Karmiloff-Smith, 2005). A deficiência intelectual observada nas complexas síndromes neurogenéticas não é simplesmente a ausência ou diminuição do comportamento inteligente como este é definido em indivíduos normais; é inerentemente diferente e é por isso que as tentativas de mensurar a DI como fenótipo estão relacionadas com desafios significativos, já que os perfis cognitivos diferem de formas inesperadas de acordo com etiologia e a natureza das doenças genéticas (Vicari, 2004; Edgin *et al.*, 2010).

É óbvio aos pesquisadores que lutam pela possível melhoria da função cognitiva por meios farmacológicos que é necessário usar modelos neurocientíficos informados, com poder explanatório e preditivo que se estenda bem além dos temas do retardo do desenvolvimento e dos quocientes de inteligência (QI). Caso o objetivo seja a compreensão informada, apenas as construções fenomenológicas, na ausência de mecanismos, são inadequadas ao teste das hipóteses sobre cognição ou melhora cognitiva. Os indivíduos envolvidos no planejamento de novos modelos da avaliação e intervenção precisam estar atualizados acerca dos processos biológicos e fisiológicos influenciados pela genética e sua manifestação funcional em determinadas condições (Dykens & Hodapp, 2007; Beauchaine *et al.*, 2008). É triste ver como estes processos ocorrem em crianças com DS, já que, em um subgrupo de indivíduos vulneráveis, o crescimento cognitivo pode ser lento ou ausente (Castillo *et al.*, 2008). Em outros, a função cognitiva das crianças com DS pode parecer flutuar conforme o tempo e as circunstâncias, podendo até ser mais lenta durante a primeira década de vida (Carr, 1988; Sigman & Ruskin, 1999); no entanto, este fenômeno precisa ser mais estudado, em coortes individuais seguidas de forma longitudinal. Apesar de tais preocupações, a identificação de um substrato neurobiológico para a regressão ou lentificação cognitiva em crianças com DS daria uma vantagem distinta aos pesquisadores ao determinar as melhores estratégias científicas futuras.

Farmacologia molecular

Os temas neurobiológicos comumente encontrados no estudo da cognição e aprendizado tendem a enfatizar a neurotransmissão sináptica, seus efeitos sobre a plasticidade medular e a expressão gênica nuclear e como isto muda durante o desenvolvimento e a expectativa de vida (Johnston, 2009; Johnston *et al.*, 2009). Há importante rede de neurotransmissores químicos, moléculas de sinalização e fatores neurotróficos conservados durante a evolução, ainda que altamente diversificada, que realiza tais funções em diferentes regiões do cérebro mamífero (Woo & Lu, 2006; Calabrese *et al.*, 2009). Uma mesma molécula neurotransmissora, por exemplo, é capaz de exercer diversos efeitos em neurônios-alvo, dependendo da expressão de subtipos de receptores, sua ligação a canais iônicos de membrana ou sistemas de segundos mensageiros e sua capacidade de indução de síntese de DNA, RNA e proteínas (Worley *et al.*, 1987; Lauder, 1993; Heuss & Gerber, 2000).

As redes de sinalização e seus nós de interseção permitem a troca de informações, de modo que os neurônios codifiquem alterações a longo prazo por meio da expressão gênica nuclear e da síntese proteica sináptica em resposta à sinalização padronizada (Johnston, 2009; Bito, 2010). *Timing*, afinal, é tudo. Um desafio farmacológico dado muito cedo ou muito tarde na maturação pode não resultar em uma resposta robusta, enquanto um estrategicamente imposto durante um período sensível do desenvolvimento pode ser mais vantajoso. A compreensão mais detalhada dos sistemas de sinalização celular na trissomia do cromossomo 21 será essencial à tentativa de alavancar compostos farmacológicos novos ou já existentes no tratamento de crianças com SD (Ma'ayan *et al.*, 2006; Gardiner, 2009; Wetmore & Garner, 2010).

Neurobiologia

Uma estratégia de melhora cognitiva que aumente a sinalização sináptica ao mesmo tempo em que reduza o ruído de fundo foi proposta como a principal no campo da farmacologia. As consequências neurobiológicas da trissomia do cromossomo 21 são reduções na densidade e plasticidade sináptica e a disgenesia medular, que são importantes determinantes da redução intelectual observada na DS (Wisniewski, 1990). Uma vez que os agentes farmacológicos requerem ligação a receptores celulares externos que se unem a uma rede de mecanismos de sinalização para produção de uma resposta celular deliberada, é importante determinar quais crianças com DS atingem o requisito mínimo de nível de maturação necessário à apresentação da resposta farmacológica ao desafio. Como diz Merovingian, "Há apenas uma constante no Universo. A única escolha real [que temos] é a 'causalidade.' Ação, reação, causa e efeito." (The Matrix Reloaded, 2003). Ao que alguns [Morpheus] argumentariam que "tudo" começa pela escolha, "Não, errado!" Responde Merovingian, "A escolha é uma ilusão criada entre aqueles com poder a aqueles sem. Somos todos vítimas da causalidade". Assim, então, sempre lutaremos em nossas tentativas de compreender a causalidade ou prever a sequência de reações biológicas em uma determinada criança com trissomia do cromossomo 21.

Pensando em ensaios clínicos

Estratégias anteriores

Até muito recentemente, houve pouco interesse no planejamento de ensaios farmacológicos para pessoas com DS, uma vez que as drogas eficazes de aumento da cognição simplesmente não existiam; além disso, os pesquisadores biomédicos tinham pouco incentivo à realização de estudos clínicos com base em relatos de caso. Na verdade, a motivação de muitos ensaios anteriores foi desafiar os testemunhos acerca do uso de certos suplementos nutricionais, que previsivelmente causaram muita agitação entre os crédulos. Muitos de tais compostos são preparados vitamínicos, precursores metabólicos ou hormônios que eram defendidos por pais, fabricantes e profissionais de saúde para melhoria dos resultados de desenvolvimento, incluindo a inteligência. Uma vez que tais compostos não apresentam mecanismo de ação conhecido que os classifique como pró-cognitivos de acordo com os padrões da neurociência contemporânea, não são incluídos nesta revisão. Estes estudos foram revisados de forma detalhada por Salman (2002) e Roizen, 2005).

Estratégias recentes

Nos últimos anos, a motivação dos ensaios clínicos tem sido a avaliação da eficácia e da tolerância de medicamentos com supostos efeitos de aumento de memória ou benefício cognitivo em adultos com subtipos de demência ou síndromes cerebrais orgânicas. Houve o desenvolvimento de pequenos ensaios exploratórios acerca de compostos psicoativos com base em seu perfil conhecido de segurança e benefício, mecanismo de ação e evidências de melhora cognitiva mensurável em seres humanos. Uma revisão recente discute as drogas e seus mecanismos-alvo sendo desenvolvidas para tratamento da demência de Alzheimer e que poderiam ser empregadas em pessoas com DS (Sabbagh, 2009). Medicações com indicação aprovada pela FDA para demência de Alzheimer foram os compostos mais ativamente estudados em pessoas com DS durante a última década (Prasher *et al.*, 2002; Prasher, 2004; Kishnani *et al.*, 2009).

Normalmente, ensaios clínicos exploratórios são iniciados com indivíduos adultos e passam ao grupo pediátrico dependendo dos resultados de segurança, tolerância e eficácia. Heller *et al.* (2006a), recentemente, revisaram as principais considerações acerca do desenho experimental de ensaios clínicos em crianças com DS/DI e esclarecem muitas das barreiras conceituais e práticas que desafiam as pesquisas neste campo.

Planejamento atual de ensaios clínicos

O planejamento experimental e a seleção de indivíduos são importantes em quaisquer ensaios clínicos. A seleção de indivíduos jovens com possibilidade de serem beneficiados por uma determinada intervenção farmacológica é, comprovadamente, um desafio. Do ponto de vista científico, uma abordagem igualitária, de melhoria para todos, parece ser ingênua. Uma abordagem mais simples e exequível é o descarte de indivíduos com baixa probabilidade de apresentação de resposta cognitiva mensurável, que são considerados candidatos de alto risco.

Para obter amostras homogêneas para o estudo, passa a ser necessário excluir indivíduos de acordo com critérios cognitivos, linguísticos e neurocomportamentais preexistentes. Algum nível mínimo de função cognitiva, linguística e comportamental é necessário à obtenção de dados informativos de acordo com os protocolos do teste; a ironia é que muitos dos candidatos são aquelas crianças que mais necessitam da vantagem cognitiva. Desta maneira imperfeita, habilidades funcionais que substituem os níveis de organização neural e maturação sináptica foram estabelecidas.

Medida dos resultados

A seleção de medidas de resultados sensíveis a ponto de detectar alterações sutis na sinalização cerebral contra o ruído de fundo da variabilidade individual e de mudanças do desenvolvimento continua a ser um dos maiores desafios ao planejamento experimental. Nos poucos estudos completados, a linguagem ou a função adaptativa são os resultados preferidos. Por outro lado, os ensaios com drogas cognitivas que empregam o modelo Ts65Dn de trissomia podem apenas enfatizar os resultados visuais e de memória espacial, dada a limitação deste modelo. Em crianças pequenas com DS, os resultados desejados não devem simplesmente buscar a melhoria do aprendizado, mas sim o aprimoramento do controle central-executivo e da capacidade de autocensura comportamental, sob controle do córtex pré-frontal (Fuster, 2000; Bell & Deater-Deckard, 2007), o que pode vir a provocar a melhoria da função adaptativa pró-cognitiva durante o desenvolvimento precoce. A organização hierárquica da inteligência envolve o refinamento das conexões pré-frontais, que sofrem extensa maturação e reorganização durante a infância e a adolescência; assim, estes circuitos são um importante alvo para a intervenção farmacológica durante a primeira década de vida (Benes *et al.*, 2000; Andersen, 2003).

Resultados significativos, aplicáveis a crianças de desenvolvimento normal com DS, incluem: (1) a capacidade de manutenção da atenção, mudança de objetivo e planejamento; (2) a maior capacidade da memória auditiva de trabalho (Vicari *et al.*, 2004; Baddeley & Jarrold, 2007; Edgin *et al.*, 2010); (3) o melhor processamento sensório-motor necessário à produção da fala (Vicari *et al.*, 2000; Fidler, 2005); e (4) qualquer marcador de neuroimagem ou assinatura fisiológica característica que seja correlacionado a estas funções. Além disso, medidas que capturam alterações sutis na trajetória do crescimento cognitivo, durante a primeira década de vida, seriam valiosas.

Dependendo da(s) habilidade(s) específica(s) medida(s), uma melhoria de 10 a 15% acima da função basal poderia se traduzir em uma vantagem adaptativa para as crianças pequenas com DS; uma melhoria de 5 a 10% em múltiplos domínios poderiam resultar, talvez, em benefício similar. Tais conjecturas são especulativas, mas não irreais.

Variáveis fisiológicas subestimadas

Qualquer ensaio terapêutico cuidadosamente planejado requer a consideração meticulosa de deficiências fisiológicas secundárias (ou seja, deficiência auditiva periférica, hipotireoidismo, fragmentação do sono ou apneia do sono) antes da randomização, de forma a assegurar o melhor ambiente possível para a resposta terapêutica. A não consideração destes possíveis sabotadores da função cerebral confundirá a coleta e interpretação de dados ou, pior, mascarará qualquer resposta terapêutica real.

Até hoje, nenhum ensaio clínico na DS fez a triagem dos participantes quanto à presença de todas as deficiências secundárias conhecidas. A função auditiva e tireoidiana são bastante diretas, mas a natureza insidiosa dos distúrbios do sono precisa ser realçada e explicitamente tratada.

Ensaios com medicações cognitivas

Segundo a neurociência, a melhoria da cognição geralmente envolve paradigmas de enriquecimento da experiência sensorial ou o uso de agentes farmacológicos que têm como alvo os mecanismos sinápticos da codificação de informações dependentes da experimentação. A anatomia da memória funcional enfatiza conexões entre o tálamo, os córtices sensoriais e o complexo tonsila-hipocampo, além de estruturar a importância da consolidação, do armazenamento e da recuperação da memória (Mishkin &Appenzeller, 1987; Wang *et al.*, 2006; Deng *et al.*, 2010).

Acetilcolina e o sistema colinérgico

Os neurônios que sintetizam acetilcolina (ACh) estão localizados no complexo do prosencéfalo basal, que dá estimulação difusa para o córtex cerebral, o hipocampo e o sistema límbico. Em primatas, as fibras de ACh com projeção mais cortical são originárias do núcleo basal de Meynert (NbM) e, em menor grau, da banda diagonal de Broca (Foote & Morrison, 1987).

Os axônios que contêm ACh inervam o hipocampo e o córtex em desenvolvimento logo no início da ontogenia e parecem modular a plasticidade sináptica durante as primeiras fases do desenvolvimento neocortical, chegando à maturidade funcional durante a primeira infância (Yan, 2003). A organização anatômica do sistema colinérgico está de acordo com seu papel na ativação e estimulação cortical; além disso, evidências importantes implicam a participação do sistema colinérgico no aprendizado, na memória e no controle de atenção e vigilância (Richardson & DeLong, 1988; Perry *et al.*, 1999). Neurônios extensos dentro do NbM contêm colina-acetiltransferase (ChAT), a enzima responsável pela síntese de ACh.

Após sua liberação pelo neurônio pré-sináptico, a ACh é degradada na fenda sináptica pela enzima acetilcolinasterase (AChE). Os inibidores da acetilcolinasterase (AChEI) reduzem a degradação de ACh, aumentando, assim, a disponibilidade da molécula nos sítios receptores pós-sinápticos e, consequentemente, a sinalização colinérgica. A integridade da função colinérgica presente no início da vida não foi determinada com certeza nos indivíduos com DS (Casanova *et al.*, 1985; Kish *et al.*, 1989; Bar-Peled *et al.*, 1991). Na meia-idade, porém, os neurônios colinérgicos no NbM e outros núcleos do mesencéfalo e do tronco cerebral mostram evidências de atrofia (Mann *et al.*, 1987) e, em idosos, a redução dos níveis de ACh são correlacionados às alterações corticais observadas na demência do tipo Alzheimer (Yates *et al.*, 1983).

Medicações colinérgicas

Quatro AChEIs (tacrina, donepezil, rivastigmina e galantamina) foram aprovados pela FDA para o tratamento sintomático de déficits cognitivos e funcionais no mal de Alzheimer (AD).

O donepezil é um AChEI seletivo, enquanto a rivastigmina exibe função inibidora da colinesterase dupla, graças à sua ação sobre a butirilcolinesterase. Com base nestas propriedades farmacológicas, a deterioração colinérgica esperada em idosos e o conhecimento incompleto acerca da integridade da função colinérgica em crianças e adultos jovens com DS, ensaios clínicos exploratórios foram realizados com entusiasmo. Embora os AChEIs sejam comumente usados na prática médica para tratamento dos sintomas do declínio cognitivo relacionado com o envelhecimento em idosos com DS, a determinação dos benefícios clínicos é difícil.

Donepezil em adultos

Há dois pequenos estudos acerca do uso de donepezil em idosos com DS e demência de Alzheimer. Lott *et al.* (2002) relataram o uso aberto da droga em nove indivíduos com DS (média de 52,3 anos de idade) tratados com 5 a 10 mg de donepezil por 3 a 5 meses. Comparado a controles históricos com DS e não tratados, o grupo tratado mostrou melhoria significativa de 6,1 pontos (P = 0,03) na Escala de Demência da Síndrome de Down (DSDS). Não houve relatos de dados sobre tolerância. Prasher *et al.* (2002) registraram os resultados de um estudo duplo-cego controlado com placebo, conduzido com 14 indivíduos com DS (média de 54,6 anos de idade) que receberam 5 a 10 mg de donepezil por 24 semanas. Cinquenta por cento dos indivíduos tratados mostraram menor deterioração a partir dos valores iniciais na Escala de Demência para Indivíduos com Retardado Mental (DSMR), comparados a 31% dos 13 indivíduos tratados com placebo. Até 50% dos indivíduos tratados apresentaram efeitos colaterais colinérgicos que eram brandos e transientes, comparados a 20% dos que receberam placebo. Estudos como estes são de difícil interpretação, já que a amostra é pequena.

Em indivíduos adultos com DS, mas não demência, Heller *et al.* (2006b) relataram uma série aberta, em que seis indivíduos (dos 20 aos 41 anos) receberam 5 a 10 mg de donepezil por 24 semanas. Apesar dos efeitos colaterais brandos, mas transientes (náusea, vômitos, diarreia, anorexia, hipotensão), todos os indivíduos toleraram a dose de 10 mg. Observou-se certa melhoria na função linguística expressiva ao Teste de Resolução de Problemas (TOPS) às 12 (P = 0,01) e 24 semanas (P = 0,05). Uma tendência mínima à melhoria foi observada nos quatro subgrupos à edição revista da Avaliação Clínica da Pontuação Linguística (CELF-R) às 24 semanas. Do ponto de vista da eficácia, estudos deste tipo não são passíveis de interpretação, em razão do tamanho extremamente diminuto da amostra, a frequência de comparações repetidas e a ausência de um grupo controle adequado.

Em uma pesquisa destinada à determinação da segurança e eficácia do donepezil em adultos (com 18 a 35 anos de idade) recrutados em 24 centros para um estudo duplo-cego controlado com placebo de 12 semanas de duração, 123 indivíduos foram tratados com placebo ou donepezil em dose de 5 mg por 6 semanas e 10 mg pelas 6 semanas remanescentes (Kishnani *et al.*, 2009). Empregando as Escalas de Comprometimento Grave (SIB) como resultados primários, uma melhora significativa na pontuação foi observada em ambos os grupos após as 12 semanas da fase duplo-cega. As Escalas de Comportamento Adaptativo de Vineland (VABS) capturaram melhoras significativas apenas nos indivíduos tratados com donepezil durante o mesmo período. As medidas secundárias foram os resultados do Teste de Memória Comportamental de Rivermead para crianças (RBMT-C) e da Avaliação Clínica de Fundamentos Linguísticos (CELF-P). Em ambas observou-se tendência positiva no grupo tratado com donepezil após 12 semanas, que não foi significativamente diferente entre os grupos. Dos 123 indivíduos, 87 continuaram sua participação por mais 12 semanas, em um estudo aberto de extensão. Os indivíduos anteriormente tratados com placebo que então receberam donepezil mostraram a melhoria nas SIB "0", enquanto indivíduos anteriormente em tratamento com a droga e que o continuaram mantiveram pontuações SIB estáveis. A ocorrência de eventos adversos (AE) era mais provável nos indivíduos tratados com donepezil nas fases duplo-cega e aberta. Mortes ou eventos graves com risco de morte foram relatados nos dois grupos. Os indivíduos tratados com donepezil relataram dor abdominal, náusea, vômito e insônia em taxa 2 vezes superior à observada no grupo placebo. A maioria dos efeitos adversos foi transiente e provocou desconforto apenas brando ou moderado.

Dois indivíduos tratados com donepezil apresentaram hipertensão ou labilidade emocional considerada grave pelos pesquisadores; estes indivíduos foram excluídos da fase duplo-cega.

Donepezil em crianças

Uma pesquisa de segurança e eficácia empregando donepezil em crianças (de 10 a 17 anos de idade), recrutadas em múltiplos centros, em um estudo duplo-cego controlado com placebo de 10 semanas, foi recentemente publicado (Kishnani et al., 2010). No maior e mais bem desenhado ensaio controlado randomizado (RCT) deste tipo envolvendo indivíduos com DS, 129 pacientes receberam placebo ou donepezil em dose inicial de 2,5 mg, que foi aumentada em incrementos de 2,5 mg a cada 14 dias até a dose final de 10 mg. Empregando o Formulário de Pontuação de Pais e Cuidadores (PCRF) das Escalas de Comportamento Adaptativo Vineland-Il (VABS-II) como fonte para os resultados primários, observou-se melhoria nos grupos tratados e placebo. Dada a brevidade do ensaio e a necessidade de repetição do teste, um efeito prático pode ter contribuído para as melhorias observadas. Medidas secundárias, incluindo o Teste de Expressão Verbal e Racionalidade (TOVER), também mostraram melhoria, sem diferenças entre os grupos. A dose média diária foi de 5,0 mg no grupo donepezil e 5,6 mg no grupo placebo, com adesão superior a 90% em ambos. Os efeitos adversos mais comumente observados no grupo tratado, resultantes da superestimulação colinérgica esperada, incluíram diarreia (12,5%) e vômito (6,3%). A maioria dos efeitos adversos foi branda ou transiente, sem relatos de efeitos adversos graves.

Apenas um indivíduo tratado com donepezil deixou o estudo em decorrência de uma retenção urinária de desconforto moderado. Este estudo também relatou a farmacocinética da inibição de AChE, descobrindo que os indivíduos tratados recebiam a dose adequada com base em ensaios de inibição da molécula no plasma. Em nenhum dos respondedores ao placebo do grupo não tratado foi demonstrada a presença da droga ativa, descartando a ocorrência de erro de medicação.

Rivastigmina em adultos

Há um estudo acerca do uso de um inibidor duplo da colinesterase, a rivastigmina, em idosos com DS e demência de Alzheimer. Prasher et al. (2005) relatam dados sobre o uso aberto em 17 indivíduos com DS (média de 53,2 anos de idade) tratados com 12 mg de rivastigmina por 24 semanas. O grupo não tratado apresentou alteração de 10,7% nas pontuações de DSMR e o grupo tratado, de 7,8%. Comparados a 53% dos 13 indivíduos controles com DS não tratados (média de 54,9 anos de idade), apenas 35% dos indivíduos tratados apresentaram declínio superior a 5 pontos dos resultados iniciais de DSMR.

Rivastigmina em crianças

A rivastigmina também foi examinada em crianças mais velhas com DS. Em um recente estudo aberto, Heller et al. (2006b) relataram a segurança e eficácia a curto prazo da formulação líquida de rivastigmina em 11 indivíduos com DS, com idade entre 10 e 17 anos. Houve 16 efeitos adversos relatados ou possivelmente relacionados à medicação em estudo, com dois indivíduos apresentando mais da metade deles. Doze efeitos adversos ocorreram nas primeiras 8 semanas do tratamento (sete com a dose de 1,5 mg e cinco com a dose de 3 mg) e quatro ocorreram nas segundas 8 semanas de tratamento, na dose de 4,5 mg. Nenhum dos efeitos adversos foi inesperado e relacionado à melhora colinérgica. Quatro indivíduos não apresentaram efeitos adversos e cinco indivíduos relataram um a três efeitos adversos brandos e transientes, incluindo vômito, diarreia, dor de estômago, fadiga, insônia e um caso de "linguagem desafiadora e atrevida" na escola. Nenhum dos indivíduos apresentou incontinência urinária ou fecal.

Melhoras significativas na função adaptativa durante o tratamento foram encontradas no domínio Composto de Comportamento Adaptativo VABS e de Comunicação e Habilidades Básicas Diárias. Em média, houve aumento de 5,4 pontos (6%) (P = 0,03) no domínio de Habilidades Cotidianas Diárias e de 5,6 pontos (6%) (P = 0,01) no domínio de Comunicação, correspondente a 7 meses de ganho na habilidade de comunicação. Ao final das 16 semanas do ensaio, efeitos linguísticos significativos foram observado em TOVER e CELF-P. O desempenho no TOVER mostrou aumento de 5,2 pontos (30%) (P = 0,02) a partir dos valores basais. No CELF-P, o desempenho linguístico geral apresentou aumento de 7,1 pontos (9%) (P = 0,01) a partir dos valores basais. Os indivíduos também apresentaram melhora da atenção nos testes A e B de Manutenção da Atenção de Leiter-R. O desempenho no teste A subiu 12%, de uma média de 50,7 na primeira observação a 56,6 na 16ª semana (P = 0,01) e, no teste B, houve aumento de 19% de uma média de 42,5 na primeira observação para 50,5 na 16ª semana (P = 0,02). Ganhos estatisticamente significativos foram observados nas duas medidas de memória enfatizando a linguagem: Memória Narrativa e Memória Imediata de Nomes (NEPSY). Um aumento de 63% (P = 0,02) no desempenho, de 7,5 na primeira observação a 12,2 na 16ª semana, foi observado na Memória Narrativa e um aumento de 72% no desempenho, de 8,1 na primeira observação a 13,9 na 16ª semana foi observado na Memória Imediata de Nomes (P = 0,01). Não há RCTs publicados empregando rivastigmina em crianças com DS.

Macrocircuitos e neurônios piramidais – por toda a excitação?

O aminoácido glutamato é o neurotransmissor primário de excitação no cérebro, sendo encontrado nos neurônios piramidais das camadas lII a V do neocórtex. Os neurônios piramidais enviam axônios para as fibras comissurais e de associação e os grandes neurônios corticais que inervam o corpo estriado e o tálamo (Fagg & Foster, 1983; Cotman *et al.*, 1987). O glutamato é utilizado por mais de 50% das sinapses cerebrais (McDonald & Johnston, 1990). O hipocampo também recebe uma abundante estimulação glutamatórgica do córtex entorrinal, que recebe estimulação de regiões funcionalmente distintas do neocórtex (Cotman *et al.*, 1987). Os receptores ionotróficos ou ligados a canais iônicos de glutamato são classificados de acordo com seus agonistas preferidos como: N-metil-D-asparto (NMDA), amino-3-hidroxi-5-metil-4-izoxazol-ácido propiônico (AMPA) e cainato (KA) (Greenmayre & Porter, 1994). Os receptores do complexo NMDA, que regulam o influxo de cálcio, são essenciais para a codificação de memória e atuam em colaboração com os receptores de AMPA. Juntos, estes receptores codificam informações para a criação da memória, fortalecem as sinapses e regulam o desenvolvimento e a plasticidade sináptica (Johnston *et al.* 2009). Nosso conhecimento dos receptores de glutamato metabotrópicos ou associados a segundos mensageiros e seu papel nos mecanismos sinápticos de aprendizado também está atingindo um limiar de importância (Niswender & Conn, 2010).

Estratégias pautadas em glutamato

As terapias que têm como alvo a neurotransmissão por glutamato foram vistas com entusiasmo por quase 2 décadas (Robbins & Murphy, 2006; Buchanan *et al.*, 2007). Drogas que amplificam a sinalização fisiológica por glutamato de maneira precisa e descontínua, sem superestimulação dos canais de NMDA sensíveis à voltagem, poderiam ser benéficas. As estratégias para aumento da neurotransmissão glutamatoérgica focaram a redução da dessensibilização dos receptores de AMPA (Francotte *et al.*, 2006) e a modulação dos receptores do complexo NMDA por meio do emprego de agonistas parciais (Francis, 2008). A potencialização dos efeitos da sinalização endógeno por glutamato, durante períodos de maior sensibilidade, poderiam melhorar o crescimento dendrítico e a função medular pós-sináptica (Kleinschmidt *et al.*, 1987; Mattson, 1988), resultando em conexões mais fortes e maior estabilização da rede. No entanto, as preocupações sobre a superestimulação dos canais de NMDA e excitotoxicidade secundária ao influxo excessivo de cálcio podem limitar esta abordagem (Choi, 1988; Hattori & Wasterlain, 1990; McDonald *et al.*, 1991).

Medicações nootrópicas

As drogas nootrópicas recebem este nome por causa das palavras gregas *tropein* (em direção a) e *noos* (mente), devido a suas supostas propriedades psicotrópicas exclusivas (Poschel, 1988). Apesar do substancial corpo de estudos conduzidos em animais e seres humanos, os nootrópicos não ganharam aceitação na América do Norte para tratamento da deficiência cognitiva devido à sua aparente ausência de eficácia e mecanismo de ação pouco compreendido. Diversos nootrópicos, incluindo o piracetam, parecem apresentar atividade parcial sobre os receptores de AMPA de glutamato (Francotte *et al.*, 2006). Embora sua utilidade clínica no tratamento da deficiência cognitiva pareça, no melhor dos casos, mínima, estes compostos são protótipos para a pesquisa e o desenvolvimento de drogas mais potentes e eficazes para melhoria da memória (Malykh & Sadaie, 2010).

Piracetam em crianças

O piracetam, o protótipo das drogas nootrópicas, talvez seja o componente mais bem estudado desta classe de medicamentos. Durante as décadas de 1970 e 1980, ensaios clínicos realizados em crianças com deficiências de aprendizado de base linguística, sugeriram algum benefício em doses entre 80 e 120 mg/kg por dia, sem efeitos colaterais significativos (Capone, 1998). Esta literatura sobre o piracetam foi redescoberta em meados dos anos 1990 e ganharam enorme visibilidade na comunidade de pais de crianças com DS. Por passar a ser usado em crianças em idade pré-escolar e escolar com DS, passou a ser necessário estudar seus efeitos nesta população. Um estudo longitudinal duplo-cego, controlado com placebo, para avaliar os efeitos cognitivos e comportamentais do piracetam em doses de 80 a 100 mg/kg por dia em 18 indivíduos com DS (com idade entre 7 e 13 anos) não foi capaz de demonstrar qualquer benefício em mais de 30 testes que mediram a atenção, a memória e o aprendizado, além de diversas escalas comportamentais de pais e professores (Lobaugh *et al.*, 2001). Efeitos colaterais decorrentes do tratamento, incluindo irritabilidade, agitação, agressividade, estimulação sexual ou sono de má qualidade, foram relatados em 7/18 (39%) dos indivíduos do braço tratado, mas não resultaram em retirada de pacientes do estudo.

Em um ensaio duplo-cego de exequibilidade, controlado com placebo e conduzido entre 1997 e 1998, nosso grupo de pesquisa estudou 10 indivíduos com DS (com 6 a 10 anos de idade) que receberam placebo ou piracetam (100 mg/kg por dia), em 2 doses, for 48 semanas (Capone, não publicado). Ao final do ensaio, ambos os grupos mostraram aparente melhoria nas porções Total e Receptiva das Escalas Linguísticas Pré-Escolares-3 (PLS-3), sem quaisquer diferenças significativas entre os grupos. Não foram observadas diferenças na inteligência geral (pontuação composta) nas Escalas de Inteligência Stanford Binet IV (SB-IV) e nas porções de memória verbal (lembrança de números) ou não verbal (movimento com as mãos) da Bateria de Avaliação de Kaufman para Crianças (KABC). Apenas a memória espacial de trabalho (tarefa com múltiplas caixas) apresentou certa tendência à melhoria nos indivíduos tratados após 48 semanas. Efeitos colaterais foram observados em um dos indivíduos tratados com piracetam. Irritabilidade, labilidade emocional e problemas do sono foram observados em dose de 100 mg/kg por dia, desapareceram quando esta foi reduzida para 65 mg/kg por dia e ressurgiram após o novo aumento da dose. Estes sintomas indicam os efeitos do piracetam sobre o sistema nervoso central, que podem ser causados pela superestimulação dos receptores de glutamato.

Microcircuitos e interneurônios – tendências inibidoras

O ácido gama-aminobutírico (GABA) atua como neurotransmissor inibidor primário no hipocampo e no córtex cerebral e pode ser utilizado por até 30% a 40% das sinapses corticais (Krieger, 1983). O GABA é encontrado nos pequenos interneurônios, que são amplamente distribuídos por todas as camadas corticais, principalmente nas camadas II e IV. Os neurônios GABAérgicos conferem estimulação inibidora para os neurônios piramidais, a principal fonte de excitação para o córtex e o hipocampo (Ben-Ari *et al.*, 2004; Markram *et al.*, 2004). Os microcircuitos compostos por um neurônio piramidal e um ou mais interneurônios modulam a excitabilidade cortical e o processamento de ordem maior. Disfunções de neurônios GABAérgicos têm sido implicadas em diversos distúrbios do neurodesenvolvimento associados à desorganização ou deficiência cognitiva (Stafstrom, 1993; Levitt *et al.*, 2004; Kato, 2006; Woo & Lu, 2006; Gonzalez-Burgos *et al.*, 2010). Na porção dorsolateral do córtex pré-frontal, os neurônios GABAérgicos modulam a atividade de excitação dos neurônios piramidais envolvidos na função pró-cognitiva, como a inibição da resposta e a memória de trabalho (Goldman-Rakic, 1995).

Na síndrome de Down, observa-se depleção congênita de neurônios cerebrais e a disgenesia é evidente em todas as camadas corticais, com escassez impressionante dos pequenos interneurônios das camadas II, III e IV e dos neurônios piramidais das camadas III e V (Ross *et al.*, 1984; Wisniewski *et al.*, 1986). A razão entre interneurônios e neurônios piramidais difere entre indivíduos com trissomia do cromossomo 21, mas sempre resulta em algum grau de disfunção inibidora. Além disso, a redução no número ou eficiência dos microcircuitos abaixo do limiar de importância prejudica o estabelecimento da sincronicidade, que direciona o desenvolvimento e a maturação do circuito cortical durante os períodos pré-natal e pós-natal inicial (Grillner *et al.*, 2005; Hensch, 2005). Módulos de organização vertical ou unidades fisiológicas, que processam o fluxo de dados em tempo real, são menores no neocórtex de indivíduos com DS (Buxhoeveden *et al.*, 2002) e alterados em pessoas com autismo (Casanova *et al.*, 2003). A modulação inconsistente ou pouquíssimo inibidora da função das células piramidais pode ser responsável pela complexa evolução da disfunção e/ou desorganização cognitiva observada em crianças com DS na primeira década de vida. Na ausência de números suficientes de neurônios produtores de GABA, a modulação de seus receptores em neurônios piramidais pós-sinápticos passa a ser uma estratégia válida para a melhora cognitiva. Atualmente, a farmacologia investiga diversas drogas projetadas para modulação dos receptores de GABA que prometem benefícios ao tratamento de distúrbios cognitivos, da esquizofrenia (Vinkers *et al.*, 2010) e de outras doenças do neurodesenvolvimento caracterizadas por patologias interneuronais.

O córtex pré-frontal como alvo terapêutico na síndrome de Down

Pelo menos cinco circuitos paralelos conectam o tálamo e os gânglios da base com subdivisões funcionalmente distintas do córtex frontal representam o substrato anatômico para o controle central executivo, ideomotor e voluntário da ação motora e do comportamento (Cummings, 1993). A maior parte da função cortical emerge como resultado da integração funcional entre os subcircuitos corticais em coordenação à atividade pré-frontal, essencial para o planejamento, realização, alteração, organização e memória de trabalho (Barbas, 2000; Fuster, 2000). Os neurônios sintetizadores de dopamina (DA), localizados na área tegmental ventral (VTA) do mesencéfalo, inervam os córtices límbicos e frontais, respectivamente, constitutindo os sistemas dopaminérgicos mesolímbicos e mesocorticais (Foot & Morrison, 1987). O córtex pré-frontal, as áreas motoras primárias e de associação sensorial recebem contribuições bastante densas de fibras contendo DA, que estabelecem sinapses com os neurônios piramidais (camada III) e interneurônios (camadas II/IV) (Goldman-Rakic *et al.*, 2000). A dopamina, ao agir sobre receptores D1, aumenta a memória de trabalho de forma dose-dependente, seguindo a clássica curva em U invertido. Níveis moderados de DA aumentam a estimulação por glutamato para os neurônios piramidais, aumentando o retardo da atividade e melhorando a memória de trabalho. Em maiores níveis de DA, estimulação por glutamato é maior em neurônios piramidais e interneurônios, reduzindo a função da memória de trabalho. As sinapses dopaminérgicas sofrem complexa evolução e reorganização no cérebro, não atingindo a maturidade funcional completa no córtex pré-frontal até vida adulta (Spear, 2000). Assim, há a intrigante possibilidade de que estes circuitos possam ser farmacologicamente modificados até a puberdade (Benes *et al.*, 2000). Neurônios de projeção catecolamina-específicos e/ou seus receptores pós-sinápticos já são alvos de diversos agentes farmacológicos destinados ao alívio dos sintomas psiquiátricos e cognitivos debilitantes (Nieoullon, 2002; DeI Arco & Mora, 2009; Robbins & Arnsten, 2009). Agentes que aumentam a dopamina e a noradrenalina (norepinefrina) e são capazes de melhorar a desatenção, a impulsividade e a memória de trabalho caso administrados no momento certo do neurodesenvolvimento poderiam produzir efeitos duradouros nos circuitos pré-frontais, o que direcionaria a subsequente maturação pré-frontal e o controle executivo funcional (Andersen, 2003, Andersen & Navalta, 2004). A consequência de tal tratamento em crianças pequenas com DS ainda não foi explorada.

Medicamentos psicotrópicos em pessoas com síndrome de Down

Há diversos relatos sobre o sucesso clínico do uso de medicamentos psicotrópicos (lítio, anticonvulsionantes estabilizadores de humor, benzodiazepínicos, antidepressivos tricíclicos, inibidores seletivos da recaptação de serotonina, antipsicóticos de primeira e segunda geração) no tratamento dos distúrbios do humor e ansiedade, do transtorno obsessivo-compulsivo, da agitação, do declínio funcional e da psicose em adultos com DS (Duggirala *et al.*, 1995; Myers & Pueschel, 1995; Geldmacher *et al.*, 1997; Pary *et al.*, 1999; Sutor *et al.*, 2006). Praticamente não há literatura sobre o tratamento farmacológico dos distúrbios neurocomportamentais de surgimento na infância. Observamos que muitas crianças com DS e sintomas de déficit de atenção e hiperatividade (ADHD) não toleram medicações estimulantes nas doses comumente prescritas na presença concomitante de ansiedade, repetição excessiva ou comportamentos repetitivos. Há necessidade de dados de eficácia, incluindo resultados comportamentais e cognitivos; dados de tolerância, incluindo eventos adversos dose-dependentes; e também estudos empregando múltiplos medicamentos para orientar os médicos acerca do melhor uso de psicoestimulantes e agonistas α_{2A}-adrenérgicos no tratamento da desatenção, do descontrole impulsivo, da hiperatividade e de problemas associados à regulação do comportamento em crianças com DS.

Sintomas fisiológicos debilitantes

O pilar da psiquiatria infantil é a regulação fisiológica do humor, da emoção e do autocontrole comportamental. Embora não normalmente considerados sob domínio da função cognitiva, problemas de hiperatividade, impulsividade e controle da atenção, humor irritável, repetição excessiva e estereotipia podem ser proeminentes no subgrupo de crianças com DS (Capone *et al.*, 2006). Tais comportamentos interferem no aprendizado dependente de experiências e na aquisição de habilidades adaptativas (Hagerman, 1999). Altos níveis de comportamento internalizado mal adaptado são inversamente associados à função cognitiva em crianças com DS (Capone, 2009). As estimativas variam, mas cerca de 5 a 15% das crianças pré-púberes com DS parecem atender aos critérios de doença do espectro autista usando os atuais algoritmos diagnósticos (DiGuiseppi *et al.*, 2010). Crianças com DS e fenótipo autista apresentam maior probabilidade de manifestação de DI grave e comportamento altamente mal-adaptado (Capone *et al.*, 2005). A redução dos sintomas neurofisiológicos associados à irritabilidade, estereotipia e repetição excessiva poderia ter efeito positivo sobre os resultados comportamentais e, em longo prazo, do desenvolvimento nas crianças acometidas? Para o bem da discussão, assuma que a resposta seja um sonoro "sim." Quais, então, são as perspectivas de tal intervenção?

Estratégias para redução dos sintomas fisiológicos debilitantes

Em algumas crianças, os comportamentos de internalização de aparecimento precoce parecem diminuir com a neuromaturação, principalmente quando comorbidades, variáveis ambientais e interações entre pais e crianças são completamente tratadas. Outras vezes, os comportamentos de internalização parecem ser tão fisiológicos que se intensificam e interferem na aquisição de outras habilidades do desenvolvimento. Considerando a classe de medicações conhecidas como antipsicóticos de segunda geração atualmente aprovados no tratamento dos comportamentos associados ao autismo em crianças mais velhas (ou seja, risperidona ou aripiprazol), o tratamento precoce deve ser instituído em crianças mais novas que apresentam alta carga de sintomas no início da vida? Os efeitos a curto e longo prazos do tratamento de crianças pequenas com DS em tais circunstâncias foram pouco explorados. Em crianças, a ocorrência de efeitos farmacológicos diversos deve ser esperada quando qualquer medicação acessa o cérebro em desenvolvimento (Thompson & Stanwood, 2009); nem sempre para o pior, esta é uma faca de dois gumes. Considerando o risco de efeitos terapêuticos indesejáveis, é importante saber, caso passíveis de mensuração, se os benefícios em longo prazo podem compensar tais riscos. Há motivos para acreditar que, em certas circunstâncias, este é o caso. Recentemente, relatamos dados de um estudo aberto e naturalista empregando a risperidona no tratamento de comportamentos explosivos e autolesão em crianças com DS, grave DI e fenótipo autista (Capone *et al.*, 2008). Os indivíduos eram crianças (idade média de 7,8 ± 2,6 anos), sendo 20 do sexo masculino e 3 do sexo feminino, identificados em nossa Clínica de Síndrome de Down. Empregando a Lista de Comportamento Aberrante (ABC) como medida de resultado primário, observamos melhoria significativa em todas as cinco subescalas após o tratamento. A duração média do tratamento foi de 95,8 ± 16,8 dias e a dose diária total média foi de 0,66 ± 0,28 mg/dia. As pontuações na subescala de Hiperatividade, Estereotipia e Letargia mostraram a redução mais significativa ($P < 0,001$), seguidas pelas subescalas de Irritabilidade ($P < 0,02$) e Fala Inadequada ($P < 0,04$). As crianças com comportamento explosivo e autolesão mostraram mais melhoria. A qualidade do sono também melhorou em 88% os indivíduos com distúrbios preexistentes do sono. Os indivíduos que foram submetidos a acompanhamento de peso mostraram aumento médio de peso de 2,8 ± 1,5 kg durante o período de tratamento. Em baixas doses, a risperidona foi bem tolerada, embora preocupações sobre ganho de peso e alterações metabólicas possam limitar sua utilidade a longo prazo em algumas crianças. Os achados à ABC apoiam nossas impressões clínicas de melhoria em importantes alvos comportamentais, como agressão, autolesão, estereotipia e inabilidade social. Não se sabe se indivíduos responsivos ao tratamento com DS e fenótipo autista apresentam resultados funcionais diferentes comparados a indivíduos não respondedores ou não tratados durante maior período de acompanhamento.

A urgência de redução de sintomas fisiológicos debilitantes

Pode-se argumentar que o comportamento de internalização, como sintoma fisiológico, está associado a maior ruído de fundo, que interfere com o fluxo limpo das informações para processamento do sinal. Neste caso, o padrão usual de superprodução, seleção e fortalecimento sináptico é prejudicado em detrimento da organização neocortical. Ou seja, "a psicopatologia em si pode ser neurotóxica e não deve deixar de ser tratada" (Vitiello, 1998). A não aquisição da atenção conjunta, da reciprocidade social ou da habilidade comunicativa necessária e a probabilidade de grave comportamento mal-adaptado parecem favorecer o emprego de métodos extraordinários de intervenção. Qualquer desejo da parte dos médicos de reconhecer e tratar os sintomas debilitantes em crianças em idade pré-escolar na ausência de doença psiquiátrica conforme definição da Classificação Internacional de Doenças (CID), do Manual Diagnóstico e Estatístico de Doenças Mentais (DSM) e do Manual de Diagnóstico de Incapacidade Intelectual (DM-ID) parece novidade ou modernidade. Talvez seja inconsistente com as atuais construções clínicas sobre quem, quando e em quais circunstâncias oferecemos as intervenções farmacológicas. Entre profissionais conservadores, um padrão sintomático mais comum e reconhecível, acompanhado pelo histórico familiar positivo, é necessário. No entanto, ao esperar pelo aparecimento deste nível de sintomatologia clínica, pode-se perder a oportunidade de esculpir o cérebro em desenvolvimento *in situ* (Johnston *et al.*, 2001) em crianças mais suscetíveis.

Preocupações sobre o futuro

Dadas as preocupações sobre a segurança e os efeitos residuais a longo prazo, seriam necessários um grupo substancial de pesquisas clínicas e mudanças de opinião para avanço de tal prática, principalmente na maioria dos centros médicos pediátricos. No entanto, isto parece estar acontecendo em alguns programas de psiquiatria pediátrica (DeBar *et al.*, 2003; Zito *et al.*, 2003; Luby, 2007), que são modelados conforme a abordagem adulta de tratamento precoce dos sintomas (Slaby & Tancredi, 2001). Prescrições de medicamentos de indicação distinta, apoiadas pelos resultados de estudos abertos, resolvem parcialmente o imperativo clínico de fazer algo pelas crianças com fisiologia incomum ou fenótipo autista *forme fruste* em evolução. O conceito de valor agregado de medicação como sonda farmacológica também convida à maior exploração das complexas síndromes neurocomportamentais, que esperamos levar a pesquisas mais rigorosas. Caso detalhes da química e organização cerebral continuem desconhecidos em qualquer criança em particular, então a experiência clínica, o bom senso e as decisões lúcidas devem prevalecer. Indicadores cognitivos, emotivos e comportamentais passam a ser os marcadores padrões da suposta disfunção; seria excelente se pudéssemos ser sábios a ponto de vê-los e compreendê-los. Este é o atual dilema da prática clínica. Felizmente, orientações práticas para o uso de medicações psicotrópicas em crianças pequenas foram desenvolvidas (Gleason *et al.*, 2007).

Uma analogia às atuais tendências da psiquiatria adulta é esclarecedora. A intervenção psiquiátrica precoce, empregando estratégias cognitivas e comportamentais e medicamentos psicotrópicos para retardar ou impedir o aparecimento da esquizofrenia em pacientes de risco altíssimo, começa a ser realizada (Larson *et al.*, 2010; Mittal *et al.*, 2010). Novos medicamentos antipsicóticos, que são comprovadamente versáteis no tratamento da depressão e da esquizofrenia, começam a conseguir a prevenção da expressão sintomática de forma realista. Agora sabemos que, além de seu complexo perfil de ligação a receptores (Meltzer, 1991), os medicamentos antipsicóticos atípicos e diversos antidepressivos têm influência contínua sobre a sinalização celular e a expressão gênica, atuando como potentes agentes pró-proliferativos e pró-plasticidade no cérebro adulto (Dranovsky & Hen, 2006; Newton & Duman, 2007; Calabrese *et al.*, 2009; Molteni *et al.*, 2009). Tais observações, então, gerar novas estratégias terapêuticas.

Noções futuristas acerca da terapia biológica

A facilitação do amadurecimento funcional das sinapses, embora uma importante estratégia para melhora cognitiva na trissomia do cromossomo 21, representa apenas uma das diversas abordagens terapêuticas possíveis. A alteração sináptica e a menor densidade sináptica dentro do contexto da disgenesia cortical também podem ser uma consequência indireta das reduções dos números de células no córtex fetal. Quando a proliferação de células-tronco ou neuroblastos é restrita em razão do prolongamento do ciclo celular no início do desenvolvimento embrionário, a organização laminar do hipocampo e das estruturas corticais é comprometida (Contestabile *et al.*, 2010). Com menos neurônios e elementos auxiliares de suporte da glia, a capacidade da rede cortical é diminuída, resultando em assincronia oscilatória e subsequente desorganização (Ben-Ari *et al.*, 2004; Uhlhaas *et al.*, 2009). Com o passar do tempo, estas conexões imperfeitas e tênues, cuja manutenção depende do suporte trófico, podem perder sua resiliência e circuitos inteiros passam a ser vulneráveis à dissolução (Geschwind & Levitt, 2007). Caso tais eventos realmente ocorram na DS, sugere-se uma estratégia diferente e mais ambiciosa, com base na construção de um cérebro melhor no início do desenvolvimento. Isto provavelmente exigirá alguma combinação de estratégias neurogenerativas, neurotróficas e neuroprotetoras para aumentar a neurogênese no cérebro embrionário e tamponar vias canalizadas do desenvolvimento de diversas consequências deletérias da trissomia do cromossomo 21. A neuromaturação biologicamente assistida poderia representar o Santo Graal da intervenção cerebral em crianças com trissomia do cromossomo 21. Caso soubéssemos como fazer isso, poderíamos debater se, de fato, deveríamos prosseguir com as terapias celulares, em quais circunstâncias e os motivos de direcionar ou não o neurodesenvolvimento, assim como a maior manutenção da trajetória pró-maturação, com o objetivo de geração de complexidade de rede, maior desempenho e estabilidade em longo prazo. Não estamos nem perto de testar tais ideias em seres humanos.

Fusão de estratégias biológicos e educacionais

A pauta abrangente da pesquisa cognitiva deveria incluir a melhoria e preservação da função neurobiológica durante períodos importantes ou delicados do desenvolvimento, sem alterar a sequência precisamente orquestrada de eventos observada durante a ontogenia (Levitt, 2003; Capone & Kaufmann, 2007). A segurança é uma preocupação óbvia. O sucesso de qualquer intervenção biológica pró-maturação depende da inclusão da melhoria no aprendizado dependente da experiência e do comportamento adaptativo em tempo real. Além disso, tais terapias devem ser compatíveis com os programas existentes de educação e comportamento com base no desenvolvimento. Na verdade, novos programas comportamentais e educacionais, incluindo simulações em computador do emprego dos mesmíssimos circuitos cerebrais que são alvos da melhoria farmacológica, seriam importantes componentes de qualquer abordagem abrangente à intervenção precoce específica na trissomia do cromossomo 21 (Fidler & Nadel, 2007; e outro capítulos neste livro).

Modelo murino Ts65Dn na síndrome de Down

Existem modelos animais de trissomia, empregando camundongos Ts65Dn, para estudo das consequências neurobiológicas e comportamentais do desequilíbrio gênico relacionado à trissomia do cromossomo 21 (Davisson *et al.*, 1993; Reeves *et al.*, 1995). Os camundongos Ts65Dn são bastante empregados no estudo do desenvolvimento cerebral fetal e pós-natal inicial desenvolvimento e na pesquisa pré-clínica de compostos farmacológicos que modulam o aprendizado e a memória dependentes do hipocampo (Wang *et al.*, 2006; Gardiner, 2009; Contestabile *et al.*, 2010). No entanto, a trissomia do cromossomo 21 em seres humanos é muito mais complexa do que sugerido pelo modelo murino Ts65Dn, principalmente no que se refere à função cognitiva, que requer extenso grau de controle emocional e comportamental em sua execução.

Apesar do alto grau de conservação molecular das vias de sinalização utilizadas no desenvolvimento do cérebro mamífero, no aprendizado e na memória, é pouco provável que os atributos humanos considerados de maior função cortical e sua dissolução em crianças com trissomia do cromossomo 21 sejam recapitulados em *Mus musculus*. Assim, a pesquisa clínica e os ensaios farmacológicos em seres humanos continuam a ser parte necessária ao processo científico em si, o que, junto com os ensaios pré-clínicos, pode informar e orientar a descoberta de novas drogas. Os modelos Ts65Dn têm sido usados com grande sucesso durante a última década e há motivos para o reservado otimismo quanto ao breve surgimento de novas terapias. Um resumo deste excitante trabalho apareceu em revisões recentes (Reeves & Garner, 2007; Gardiner, 2009; Contestabile *et al.*, 2010).

Resumo

O campo da farmacologia cognitiva para as crianças com deficiência intelectual (DI) ainda não existe, mas recentes avanços científicos com tal objetivo parecem promissores. As pesquisas relacionadas com base neurobiológica da DI na síndrome de Down (DS) e outras doenças neurogenéticas começam a acumular a importante massa de dados necessários aos avanços. Agentes farmacológicos que têm como alvo o GABA, os receptores de glutamato e os transportadores de dopamina prometem gerar testes clínicos. As terapias celulares e intervenções biológicas relacionadas ainda estão em fase de descoberta pré-clínica e teste; a infraestrutura e os recursos exigidos para apoiar tais esforços científicos em crianças não foram disponibilizados, o que atrasou o avanço deste campo. A capacidade de traduzir as novidades da neurofarmacologia e da neurociência cognitiva em terapias específicas que melhoram as vidas de crianças com trissomia do cromossomo 21 ainda é um desafio significativo.

Referências

Andersen, S. L. (2003). Trajectories of brain development: point of vulnerability or window of opportunity? *Neuroscience and Biobehavioral Reviews, 27*, 3-18.

Andersen, S. L. & Navalta, C. P. (2004). Altering the course of neurodevelopment: a framework for understanding the enduring effects of psychotropic drugs. *International Journal of Developmental Neuroscience, 22*, 423-440.

Baddeley, A. & Jarrold, C. (2007). Working memory and Down syndrome. *Journal of Intellectual Disability Research, 51*, 925-931.

Bar-Peled, O., Israeli, M., Ben-Hur, H., *et al.* (1991). Developmental pattern of muscarinic receptors in normal and Down's syndrome fetal brain – an autoradiographic study. *Neuroscience Letters, 133*, 154-158.

Barbas, H. (2000). Connections underlying the synthesis of cognition, memory, and emotion in primate prefrontal cortices. *Brain Research Bulletin, 53*, 319-330.

Barsalou, L., Breazeal, C., Smith, L. (2007). Cognition as coordinated non-cognition. *Cognitive Process, 8*, 79-91.

Beauchaine, T. P., Neuhaus, E., Brenner, S. L., Gatzke-Kopp, L. (2008). Ten good reasons to consider biological processes in prevention and intervention research. *Developmental Psychopathology*, 20, 745-774.

Bell, M. A. & Deater-Deckard, K. (2007). Biological systems and the development of self-regulation: integrating behavior, genetics, and psychophysiology. *Journal of Developmental & Behavioral Pediatrics*, 28, 409-420.

Ben-Ari, Y., Khalilov, I., Repressa, A., Gozlan, H. (2004). Interneurons set the tune of developing networks. *Trends in Neurosciences*, 27, 422-427.

Benes, F. M., Taylor, J. B., Cunningham, M. C. (2000). Convergence and plasticity of monoaminergic systems in the medial prefrontal cortex during the postnatal period: implications for the development of psychopathology *Cerebral Cortex*, 10, 1014-1027.

Bito, H. (2010). The chemical biology of synapses and neuronal circuits. *Nature Chemical Biology*, 6, 560-563.

Buchanan, R. W, Freedman, R., Javitt, D. C., Abi-Dargham, A., Lieberman, J. A. (2007). Recent advances in the development of novel pharmacological agents for the treatment of cognitive impairments in schizophrenia. *Schizophrenia Bulletin*, 33, 1120-1130.

Buxhoeveden, D., Fobbs, A., Roy, E., Casanova, M. (2002). Quantitative comparison of radial cell columns in children with Down syndrome and controls. *Journal of Intellectual Disability Research*, 46, 76-81.

Calabrese, F., Molteni, R., Racagni, G., Riva, M. A. (2009). Neuronal plasticity: a link between stress and mood disorders. *Psychoneuroendocrinology*, 34(Suppl 1), S208-S216.

Capone, G. (1998). Drugs that increase intelligence? Application for childhood cognitive impairment. *Mental Retardation and Developmental Disabilities Research Reviews*, 4, 36-49.

Capone, G. T. (2009). Behavioral phenotypes in Down syndrome: a probabilistic model. In B. K. Shapiro & P. J. Accardo (eds.), *Neurobehavioral Disorders: Science and Practice*, pp. 53-69. Baltimore: Brookes.

Capone, G., Goyal, P., Ares, W., Lannigan, E. (2006). Neurobehavioral disorders in children, adolescents, and young adults with Down syndrome. *American Journal of Medical Genetics. Part C, Seminars in Medical Genetics*, 142C, 158-172.

Capone, G., Grados, M., Goyal, P., Smith, B., Kammann, H. (2008). Risperidone use in children with Down syndrome, severe intellectual disability and co-morbid autistic spectrum disorder. *Journal of Developmental and Behavioral Pediatrics*, 29, 106-116.

Capone, G. T., Grados, M. A., Kaufmann, W. E., Bernad-Ripoll, S., Jewell, A. (2005). Down syndrome and comorbid autism-spectrum disorder: characterization using the aberrant behavior checklist. *American Journal of Medical Genetics. Part A*, 134, 373-80.

Capone, G. & Kaufmann, W. E. (2007). Human Brain Development. In P. J. Accardo (ed.), *Neurodevelopmental Disabilities in Infancy and Childhood*, pp. 27-57. Baltimore: Brookes.

Carr, J. (1988). Six weeks to twenty-one years old: A longitudinal study of children with Down's syndrome and their families. *Journal of Child Psychology and Psychiatry*, 29, 407-431.

Carroll, J. B. (1993). *Human Cognitive Abilities*. Cambridge: Cambridge University Press.

Casanova, M. E, Buxhoeveden, D., Gomez, J. (2003). Disruption in the inhibitory architecture of the cell minicolumn: implications for autism. *Neuroscientist*, 9, 496-507.

Casanova, M., Walker, L., Whitehouse, P., Price, D. (1985). Abnormalities of the nucleus basalis in Down's syndrome. *Annals of Neurology*, 18, 310-313.

Castillo, H., Patterson, B., Hickey, F., *et al.* (2008). Difference in age of regression in children with autism with and without Down Syndrome. *Journal of Developmental and Behavioral Pediatrics*, 29, 89-93.

Choi, D. W. (1988). Glutamate neurotoxicity and diseases of the nervous system. *Neuron*, 1, 623-634.

Contestabile, A., Benfenati, F., Gasparini, L. (2010). Communication breaks-Down: from neurodevelopment defects to cognitive disabilities in Down syndrome. *Progress in Neurobiology*, 91, 1-22.

Cotman, C. W., Monaghan, D. T., Ottersen, O. P., Storm-Mathisen, J. (1987). Anatomical organization of excitatory amino-acid receptors and their pathways. *Trends in Neuroscience*, 10, 273-279.

Cummings, J. (1993). Frontal-subcortical circuits and human behavior. *Archives of Neurology*, **50**, 873-880.

Davisson, M., Schmidt, C., Reeves, R., *et al.* (1993). Segmental trisomy as a mouse model for Down syndrome. In C. Epstein (ed.), *The Phenotypic Mapping of Down Syndrome and Other Aneuploid Conditions*, pp. 117-133. New York: Wiley-Liss.

DeBar, L., Lynch, F., Powell, J., Gale, J. (2003). Use of psychotropic agents in preschool children. *Archives of Pediatric and Adolescent Medicine*, **157**, 150-157.

Del Arco, A. & Mora, F. (2009). Neurotransmitters and prefrontal cortex-limbic system interactions: implications for plasticity and psychiatric disorders. *Journal of Neural Transmission*, **116**, 941-952.

Deng, W., Aimone, J. B., Gage, F. H. (2010). New neurons and new memories: how does adult hippocampal neurogenesis affect learning and memory? *Nature Reviews in Neuroscience*, **11**, 339-350.

DiGuiseppi, C., Hepburn, S., Davis, J. M., *et al.* (2010). Screening for autism spectrum disorders in children with Down syndrome: population prevalence and screening test characteristics. *Journal of Developmental and Behavioral Pediatrics*, **31**, 181-191.

Dranovsky, A. & Hen, R. (2006). Hippocampal neurogenesis: regulation by stress and antidepressants. *Biological Psychiatry*, **59**, 1136-1143.

Duggirala, C., Cooper, S., Collacott, R. A. (1995). Schizophrenia and Down's syndrome. *Irish Journal of Psychological Medicine*, **12**(1), 30-33.

Dykens, E. & Hodapp, R. (2007). Three steps toward improving the measurement of behavior and behavioral phenotype research. *Child and Adolescent Psychiatric Clinics of North America*, **16**, 617-630.

Edgin, J. O., Pennington, B. F., Mervis, C. B. (2010). Neuropsychological components of intellectual disability: the contributions of immediate, working, and associative memory. *Journal of Intellectual Disability Research*, **54**, 406-417.

Fagg, G. E. & Foster, A. C. (1983). Amino acid neurotransmitters and their pathways in the mammalian central nervous system. *Neuroscience*, **9**, 701-719.

Fidler, D. J. (2005). The emerging Down Syndrome behavioral phenotype in early childhood. *Infants & Young Children*, **18**, 86-103.

Fidler, D. J. & Nadel, L. (2007). Education and children with Down syndrome: neuroscience, development, and intervention. *Mental Retardation and Developmental Disability Research Reviews*, **13**, 262-271.

Foote, S. L. & Morrison, J. H. (1987). Extrathalamic modulation of cortical function. *Annual Reviews of Neuroscience*, **10**, 67-95.

Francis, P. T. (2008). Glutamatergic approaches to the treatment of cognitive and behavioural symptoms of Alzheimer's disease. *Neurodegenerative Disease*, **5**, 241-243.

Francotte, P., de Tullio, P., Fraikin, P., *et al.* (2006). In search of novel AMPA potentiators. *Recent Patents in CNS Drug Discovery*, **1**, 239-246.

Fuster, J. M. (2000). Memory networks in the prefrontal cortex. *Progress in Brain Research*, **122**, 309-316.

Gardiner, K. J. (2009). Molecular basis of pharmacotherapies for cognition in Down syndrome. *Trends in Pharmacological Sciences*, **31**, 66-73.

Geldmacher, D., Lerner, A., Voci, M., *et al.* (1997). Treatment of functional decline in adults with Down syndrome using selective serotonin-reuptake inhibitor drugs. *Journal of Geriatric Psychiatry and Neurology*, **10**, 99-104.

Geschwind, D. H. & Levitt, P. (2007). Autism spectrum disorders: developmental disconnection syndromes. *Current Opinion in Neurobiology*, **17**, 103-111.

Gleason, M. M., Egger, H. L., Emslie, G. J., *et al.* (2007). Psychopharmacological treatment for very young children: contexts and guidelines. *Journal of the American Academy of Child & Adolescent Psychiatry*, **46**, 1532-1572.

Goldman-Rakic, P. (1995). Cellular basis of working memory. *Neuron*, **14**, 111-117.

Goldman-Rakic, P. S., Muly III, E. C., Williams, G. V. (2000). D1 receptors in prefrontal cells and circuits. *Brain Research Reviews*, **31**, 295-301.

Gonzalez-Burgos, G., Hashimoto, T., Lewis, D. A. (2010). Alterations of cortical GABA neurons and network oscillations in schizophrenia. *Current Psychiatry Reports*, **12**, 335-344.

Greenmayre, J. & Porter, R. (1994). Anatomy and physiology of glutamate in the CNS. *Neurology*, **44**, S7-S13.

Grillner, S., Markram, H., De Schutter, E., Silberberg, G., LeBeau, F. E. (2005). Microcircuits in action-from CPGs to neocortex. *Trends in Neurosciences,* **28,** 525-533.

Hagerman, R. (1999). Psychopharmacological interventions in Fragile X syndrome, Fetal alcohol syndrome, Prader-Willi syndrome, Angelman syndrome, Smith-Magenis syndrome and Velocardiofacial syndrome. *Mental Retardation and Developmental Disabilities Research Reviews,* **5,** 305-313.

Hagerman, R. J., Berry-Kravis, E., Kaufmann, W. E., *et al.* (2009). Advances in the treatment of fragile X syndrome. *Pediatrics,* **123,** 378-390.

Hattori, H. & Wasterlain, C. G. (1990). Excitatory amino acids in the developing brain: ontogeny, plasticity, and excitotoxicity. *Pediatric Neurology,* **6,** 219-228.

Heller, J. H., Spiridigliozzi, G. A., Crissman, B. G., *et al.* (2006a). Clinical trials in children with Down syndrome: issues from a cognitive research perspective. *American Journal of Medical Genetics. Part C, Seminars in Medical Genetics,* **142C,** 187-195.

Heller, J. H., Spiridigliozzi, G. A., Crissman, B. G., *et al.* (2006b). Safety and efficacy of rivastigmine in adolescents with Down syndrome: a preliminary 20-week, open-label study. *Journal of Child and Adolescent Psychopharmacology,* **16,** 755-765.

Hench, T. K. (2005). Critical period plasticity in local cortical circuits. *Nature Reviews in Neuroscience,* **6,** 877-888.

Heuss, C. & Gerber, U. (2000). G-protein-independent signaling by G-protein-coupled receptors. *Trends in Neurosciences,* **23,** 469-475.

Johnston, M. V. (2006). Fresh ideas for treating developmental cognitive disorders. *Current Opinion in Neurology,* **19,** 115-118.

Johnston, M. V. (2009). Plasticity in the developing brain: implications for rehabilitation. *Developmental Disabilities Research Reviews,* **15,** 94-101.

Johnston, M. V., Ishida, A., Ishida, W N., *et al.* (2009). Plasticity and injury in the developing brain. Brain *Development,* **31,** 1-10.

Johnston, M., Nishimura, A., Harum, K., Pekar, J., Blue, M. (2001). Sculpting the developing brain. *Advances in Pediatrics,* **48,** 1-38.

Jung, R. & Haier, R. (2007). The parieto-frontal integration theory (P-FIT) of intelligence: converging neuroimaging evidence. *Behavioral and Brain Sciences,* **30,** 135-154.

Karmiloff-Smith, A. (2006). The tortuous route from genes to behavior: a neuroconstructivist approach. *Cognitive, Affective* & *Behavioral Neuroscience,* **6,** 9-17.

Kato, M. (2006). A new paradigm for West syndrome based on molecular and cell biology. *Epilepsy Research,* **70**(Suppl 1), S87-S95.

Kish, S., Karlinsky, H., Becker, L., *et al.* (1989). Down's syndrome individuals begin life with normal levels of brain cholinergic markers. *Journal of Neurochemistry,* **52,** 1183-1187.

Kishnani, P. S., Heller, J. H., Spiridigliozzi, G. A., *et al.* (2010). Donepezil for treatment of cognitive dysfunction in children with Down syndrome aged 10-17. *American Journal of Medical Genetics. Part A, Seminars in Medical Genetics,* **152**(12), 3028-3035.

Kishnani, P. S., Sommer, B. R., Handen, B. L., *et al.* (2009). The efficacy, safety, and tolerability of donepezil for the treatment of young adults with Down syndrome. *American Journal of Medical Genetics, Part A,* **149,** 1641-1654.

Kleinschmidt, A., Bear, M., Singer, W. (1987). Blockade of NMDA receptors disrupts experience-dependent plasticity of kitten striate cortex. *Science,* **238,** 355-358.

Krieger, D. T. (1983). Brain peptides: what, where and why? *Science,* **222,** 975-985.

Larson, M. K., Walker, E. F., Compton, M. T. (2010). Early signs, diagnosis and therapeutics of the prodromal phase of schizophrenia and related psychotic disorders. *Expert Reviews in Neurotherapy,* **10,** 1347-1359.

Lauder, J. (1993). Neurotransmitters as growth regulatory signals: role of receptors and second messengers. *Trends in Neurosciences,* **16,** 233-240.

Levitt, P. (2003). Structural and functional maturation of the developing primate brain. *Journal of Pediatrics,* **143,** S35-S45.

Levitt, P., Eagleson, K. L., Powell, E. M. (2004). Regulation of neocortical interneuron development and the implications for neurodevelopmental disorders. *Trends in Neurosciences,* **27,** 400-406.

Lobaugh, N., Karaskov, V., Rombough, V., *et al.* (2001). Piracetam does not enhance cognitive functioning in children with Down syndrome. *Archives of Pediatric and Adolescent Medicine,* **155,** 442-448.

Lott, I. T., Osann, K., Doran, E., Nelson, L. (2002). Down syndrome and Alzheimer disease: response to donepezil. *Archives of Neurology*, 59, 1133-1136.

Luby, J. (2007). Psychopharmacology of psychiatric disorders in the preschool period. *Journal of Child and Adolescent Psychopharmacology*, 17, 149-272.

Ma'ayan, A., Gardiner, K., Iyengar, R. (2006). The cognitive phenotype of Down syndrome: insights from intracellular network analysis. *Journal of the American Society for Experimental Neurotherapeutics*, 3, 396-406.

Malykh, A. G. & Sadaie, M. R. (2010). Piracetam and piracetam-like drugs: from basic science to novel clinical applications to CNS disorders. *Drugs*, 70, 287-312.

Mann, D. M. A., Yates, P. O., Marcynicuk, B., Ravindra, C. R. (1987). Loss of neurones from cortical and subcortical areas in Down's syndrome patients at middle age. *Journal of the Neurological Sciences*, 80, 79-89.

Markram, H., Toledo-Rodriguez, M., Wang, Y., et al. (2004). Interneurons of the neocortical inhibitory system. *Nature Reviews Neuroscience*, 5(10), 793-807.

Mattson, M. P. (1988). Neurotransmitters in the regulation of neuronal cytoarchitecture. *Brain Research Reviews*, 13, 179-212.

McDonald, J. W., Garofalo, E. A., Hood, T., et al. (1991). Altered excitatory and inhibitory amino acid receptor binding in hippocampus of patients with temporal lobe epilepsy. *Annals of Neurology*, 29, 529-541.

McDonald, J. W. & Johnston, M. V. (1990). Physiological and pathophysiological roles of excitory amino acids during central nervous system development. *Brain Research Reviews*, 15, 41-70.

Meltzer, H. (1991). The mechanism of action of novel antipsychotic drugs. *Schizophrenia Bulletin*, 17, 263-287.

Merovingian. (2003). *Matrix Reloaded.* Warner Brothers.

Mishkin, M. & Appenzeller, T. (1987). The anatomy of memory. *Scientific American*, 256(6), 80-89.

Mittal, V. A., Walker, E. F., Bearden, C. E., et al. (2010). Markers of basal ganglia dysfunction and conversion to psychosis: neurocognitive deficits and dyskinesias in the prodromal period. *Biological Psychiatry*, 68, 93-99.

Molteni, R., Calabrese, F., Racagni, G., Fumagalli, F., Riva, M. A. (2009). Antipsychotic drug actions on gene modulation and signaling mechanisms. *Pharmacology and Therapeutics*, 124, 74-85.

Myers, B. A. & Pueschel, S. M. (1995). Major depression in a small group of adults with Down syndrome. *Research in Developmental Disabilities*, 16, 285-299.

Newton, S. S. & Duman, R. S. (2007). Neurogenic actions of atypical antipsychotic drugs and therapeutic implications. *CNS Drugs*, 21, 715-725.

Nieoullon, A. (2002). Dopamine and the regulation of cognition and attention. *Progress in Neurobiology*, 67, 53-83.

Niswender, C. M. & Conn, P. J. (2010). Metabotropic glutamate receptors: physiology, pharmacology, and disease. *Annual Reviews in Pharmacology and Toxicology*, 50, 295-322.

Pary, R. J., Friedlander, R., Capone, G. (1999). Bipolar disorder and Down syndrome: six cases. *Mental Health Aspects of Developmental Disabilities*, 2, 1-5.

Perry, E. K., Walker, M., Grace, J., Perry, R. (1999). Acetylcholine in mind: a neurotransmitter correlate of consciousness? *Trends in Neurosciences*, 22, 273-280.

Poschel, B. (1988). New pharmacologic perspectives on nootropic drugs. In L. Iversen, S. Iversen, S. Snyder (eds.), *Handbook of Psychopharmacology*, pp. 437-469. New York: Plenum Press.

Prasher, V. P. (2004). Review of donepezil, rivastigmine, galantamine and memantine for the treatment of dementia in Alzheimer's disease in adults with Down syndrome: implications for the intellectual disability population. *International Journal of Geriatric Psychiatry*, 19, 509-515.

Prasher, V. P., Fung, N., Adams, C. (2005). Rivastigmine in the treatment of dementia in Alzheimer's disease in adults with Down syndrome. *International Journal of Geriatric Psychiatry*, 20, 496-497.

Prasher, V. P., Huxley, A., Hague, M. S. (2002). A 24-week, double-blind, placebo-controlled trial of donepezil in patients with Down syndrome and Alzheimer's disease – pilot study: *International Journal of Geriatric Psychiatry*, **17**, 270-278.

Reeves, R. & Garner, C. (2007). A year of unprecedented progress in Down syndrome basic research. *Mental Retardation and Developmental Disabilities Research Reviews*, **13**, 215-220.

Reeves, R., Irving, N., Moran, T., *et al.* (1995). A mouse model for Down syndrome exhibits learning and behavioral deficits. *Nature Genetics*, **11**, 177-183.

Richardson, R. T. & DeLong, M. R. (1988). A reappraisal of the functions of the nucleus basalis of Meynert. *Trends in Neurosciences*, **11**, 264-267.

Robbins, T. W. & Arnsten, A. F. (2009). The neuropsychopharmacology of fronto-executive function: monoaminergic modulation. *Annual Reviews in Neuroscience*, **32**, 267-287.

Robbins, T. W. & Murphy, E. R. (2006). Behavioural pharmacology: 40+ years of progress, with a focus on glutamate receptors and cognition. *Trends in Pharmacological Sciences*, **27**, 141-148.

Roizen, N. J. (2005). Complementary and alternative therapies for Down syndrome. *Mental Retardation and Developmental Disabilities Research Reviews*, **11**, 149-155.

Ross, M., Galaburda, A., Kemper, T. (1984). Down's syndrome: is there a decreased population of neurons? *Neurology*, **34**, 909-916.

Rynders, J. (1987). History of Down Syndrome. In S. Pueschel (ed.), *New Perspectives on Down Syndrome*, pp. 1-17. Baltimore: Brookes.

Sabbagh, M. N. (2009). Drug development for Alzheimer's disease: where are we now and where are we headed? *American Journal of Geriatric Pharmacotherapy*, **7**, 167-185.

Salman, M. (2002). Systematic review of the effect of therapeutic dietary supplements and drugs on cognitive function in subjects with Down syndrome. *European Journal of Pediatric Neurology*, **6**, 213-219.

Scerif, G. & Karmiloff-Smith, A. (2005). The dawn of cognitive genetics? Crucial developmental caveats. *Trends in Cognitive Sciences*, **9**, 126-135.

Sigman, M. & Ruskin, E. (1999). Continuity and change in the social competence of children with autism, Down syndrome and developmental delays. *Monographs of the Society for Research in Child Development*, **64**, 1-113.

Slaby, A. E. & Tancredi, L. R. (2001). Micropharmacology: treating disturbances of mood, thought, and behavior as specific neurotransmitter dysregulation rather than as clinical syndromes. *Primary Psychiatry*, **8**, 28-32.

Spear, L. P. (2000). The adolescent brain and age-related behavioral manifestations. *Neuroscience and Biobehavioral Reviews*, **24**, 417-463.

Stafstrom, C. E. (1993). Epilepsy in Down syndrome: clinical aspects and possible mechanisms. *American Journal on Mental Retardation*, **98**, 12-26.

Sutor, B., Hansen, M. R., Black, J. L. (2006). Obsessive compulsive disorder treatment in patients with Down syndrome: a case series. *Down Syndrome Research and Practice*, **10**, 1-3.

Thompson, B. L. & Stanwood, G. D. (2009). Pleiotropic effects of neurotransmission during development: modulators of modularity. *Journal of Autism and Developmental Disorders*, **39**, 260-268.

Uhlhaas, P. J., Roux, F., Singer, W., *et al.* (2009). The development of neural synchrony reflects late maturation and restructuring of functional networks in humans. *Proceedings of the National Academy of Sciences of the United States of America*, **106**, 9866-9871.

Vicari, S. (2004). Memory development and intellectual disabilities. *Acta Paediatrica Supplement*, **93**, 60-63; discussion 63-64.

Vicari, S., Caselli, M. C., Tonucci, F. (2000). Asynchrony of lexical and morphosyntactic development in children with Down syndrome. *Neuropsychologia*, **38**, 634-644.

Vicari, S., Marotta, L., Carlesimo, G. A. (2004). Verbal short-term memory in Down's syndrome: an articulatory loop deficit? *Journal of Intellectual Disability Research*, **48**, 80-92.

Vinkers, C. H., Mirza, N. R., Olivier, B., Kahn, R. S. (2010). The inhibitory GABA system as a therapeutic target for cognitive symptoms in schizophrenia: investigational agents in the pipeline. *Expert Opinion in Investigational Drugs,* **19**(10), 1217-1233.

Vitiello, B. (1998). Pediatric psychopharmacology and the interaction between drugs and the developing brain. *Canadian Journal of Psychiatry,* **43**, 582-584.

Wang, H., Hu, Y., Tsien, J. Z. (2006). Molecular and systems mechanisms of memory consolidation and storage. *Progress in Neurobiology,* **79**, 123-135.

Wetmore, D. Z. & Garner, C. C. (2010). Emerging pharmacotherapies for neurodevelopmental disorders. *Journal of Developmental and Behavioral Pediatrics,* **31**, 564-581.

Wisniewski, K. (1990). Down syndrome children often have brain with maturation delay, retardation of growth, and cortical dysgenesis. *American Journal of Medical Genetics,* **7**, 274-281.

Wisniewski, K. E., Laure-Kamionowska, M., Connell, F., Wen, G. Y. (1986). Neuronal density and synaptogenesis in the postnatal stage of brain maturation in Down syndrome.

In C. J. Epstein (ed.), *The Neurobiology of Down Syndrome,* pp. 29-45. New York Raven Press.

Woo, N. H. & Lu, B. (2006). Regulation of cortical interneurons by neurotrophins: from development to cognitive disorders. *Neuroscientist,* **1**, 43-56.

Worley, P. F., Baraban, J. M., Snyder, S. H. (1987). Beyond receptors: multiple second-messenger systems in brain. *Annals of Neurology,* **21**, 217-229.

Yan, J. (2003). Canadian Association of Neuroscience Review: development and plasticity of the auditory cortex. *Canadian Journal of Neurological Science,* **30**, 189-200.

Yates, M., Simpson, J., Maloney, A. F. J., *et al.* (1983). Catecholamines and cholinergic enzymes in pre-senile and senile Alzheimer-type dementia and Down's syndrome. *Brain Research,* **280**, 119-126.

Zito, J., Safer, D., Dosreis, S., *et al.* (2003). Psychotropic practice patterns for youth. *Archives of Pediatric and Adolescent Medicine,* **157**, 17-25.

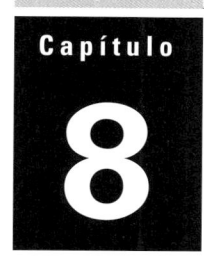

Atendimento médico e acompanhamento precoce

Alberto Rasore Quartino

Introdução

A síndrome de Down (DS) é causada por trissomia do cromossomo 21 e é a doença autossômica mais comum em seres humanos, ocorrendo em aproximadamente 1 a cada 1.000 neonatos. Seus principais traços fenotípicos são a deficiência cognitiva e linguística, a disfunção neuromotora, a redução do crescimento, a cardiopatia congênita, a disfunção imunológica e os distúrbios autoimunes, o envelhecimento precoce e o envelhecimento patológico. Estes traços podem ser associados a diversas doenças, que são parcialmente responsáveis pela menor expectativa de vida das pessoas com DS e pelo surgimento de deficiências secundárias, que muito afetam seu bem-estar.

A principal preocupação dos médicos que atendem as crianças com DS é a prevenção ou o tratamento destas doenças, assim que possível, para impedir o surgimento de graves consequências clínicas.

O conceito de atendimento precoce em seu significado comum é precoce na vida – mesmo na vida pré-natal, como recentemente sugerido – mas outros significados também podem ser importantes, principalmente aquele da intervenção médica precoce em relação à progressão de doenças.

Nos últimos 30 a 40 anos, a qualidade e a duração da vida dos pacientes com DS sofreram incríveis alterações. Estas mudanças têm diversas causas, como a reabilitação precoce, a maior difusão da integração social, incluindo na própria vida familiar, a participação em escolas e empregos não alternativos e, por fim, mas não menos importante, o atendimento médico mais sensível e preciso, desde o nascimento e por toda a vida.

A seguir resumimos brevemente algumas das doenças mais comuns e seu tratamento, indicando a intervenção médica precoce e seu significado.

Malformações congênitas

As malformações congênitas são um importante item no atendimento médico de pessoas com DS. Hoje, felizmente, tais malformações são facilmente diagnosticadas por meio da ecocardiografia mesmo antes do nascimento.

A cardiopatia congênita é a mais frequente entre as malformações conhecidas associadas à DS, sendo observada em 40 a 50% dos neonatos acometidos pela síndrome (mas em menos de 1% dos bebês não portadores da trissomia). Nos casos em mosaico, a cardiopatia congênita é menos frequente (30%) e menos grave (Marino & DeZorzi, 1993). O defeito do canal atrioventricular é a forma prevalente (36-47%). O diagnóstico precoce é essencial, já que quase todas as formas são tratadas com sucesso por meio da correção cirúrgica.

O maior fluxo pulmonar é a principal característica das anomalias cardíacas na DS. O desenvolvimento dos sintomas é precoce e a hipertensão pulmonar é uma consequência rapidamente observada; a seguir vem a cardiomegalia, a cirrose hepática e a insuficiência cardíaca. A vasculopatia pulmonar obstrutiva é a complicação mais grave, ocorrendo mais cedo do que em crianças não portadoras de DS e impedindo a correção cirúrgica do defeito cardíaco subjacente. A cirurgia deve, portanto, ser realizada assim que possível após o nascimento, logo que permitida pelas condições clínicas. Hoje a mortalidade cirúrgica é bastante menor, sendo aproximadamente a mesma observada em crianças sem DS e o prognóstico a longo prazo é bom.

Na DS, a cardiopatia congênita é menos grave e mais previsível do que em outros bebês e, de modo geral, os resultados da cirurgia são mais favoráveis do que aqueles obtidos em pacientes com a mesma malformação, mas não portadores da síndrome (Marino et al., 2004).

A incidência das malformações gastrointestinais é também maior em pacientes com DS. A estenose duodenal (4% a 7%) representa quase a metade de todas as estenoses duodenais congênitas. A doença de Hirschprung ocorre em 3 a 4% dos neonatos com DS, mas apenas em 0,02% dos demais neonatos. O pâncreas anular e a imperfuração anal são relativamente frequentes. Seu diagnóstico ao nascimento é fácil, sendo estabelecido por meio de exame clínico preciso e ecografia. A correção cirúrgica deve ser realizada assim que possível.

As malformações do trato urinário (hidronefrose congênita e uropatia obstrutiva) são menos frequentes, mas devem ser pesquisadas.

Defeitos sensoriais

As anomalias oculares são mais frequentes em crianças com DS do que nas demais, com incidência média de 38% do nascimento ao primeiro ano de idade. A porcentagem aumenta até 80% antes da puberdade. Algumas destas anomalias não têm qualquer conotação patológica, como os nódulos de Brushfield e as dobras epicânticas. De importância clínica, porém, são os defeitos refratários (como a hipermetropia ou a miopia), o estrabismo e a catarata, já que reduzem a acuidade visual normal, unindo um defeito orgânico a uma deficiência cognitiva preexistente. O diagnóstico precoce é crucial para a rápida correção da anomalia, impedindo a subsequente deterioração e as consequências secundárias sobre o desenvolvimento intelectual. A correção é feita, principalmente, por meio do uso de óculos, que podem ser bem tolerados, mesmo por bebês, que são bastante beneficiados por esta abordagem. A correção cirúrgica deve ser considerada quando e caso necessário, como nos casos de estrabismo e catarata.

As crianças com DS que são afetadas por anomalias auditivas não são capazes de usar as estratégias necessárias para compensação de sua deficiência, de modo que seu desenvolvimento cognitivo global é prejudicado. Os dados acerca da frequência dos defeitos de audição na DS são controversos, mas acredita-se que quase 80% das pessoas de qualquer idade apresentam um defeito de audição parcial ou total, a maior parte de ordem condutiva. A incidência de patologias na orelha média é alta, muitas vezes em consequência de uma otite normalmente serosa, de desenvolvimento precoce. Uma vez que seus sintomas são escassos e geralmente inespecíficos, a otite pode persistir por muito tempo. Já que a terapia tende a ser negligenciada, os defeitos de audição são, a longo prazo, consequências indesejadas.

Os problemas de audição em crianças com DS devem ser abordados de forma preventiva, por meio de exames periódicos, para ajudá-las a manter a boa capacidade de comunicação e socialização satisfatória. A audição deve ser verificada ao nascimento, por meio de exame otoacústico, que não requer a participação ativa do bebê. Técnicas mais sofisticadas e precisas, como as de potenciais auditivos evocados, devem ser usadas mais tarde, no estabelecimento específico do diagnóstico.

Distúrbios imunológicos e doenças autoimunes

Os defeitos imunológicos não controversos associados à DS são os seguintes: menor volume do timo, com presença de anomalias estruturais e depleção linfocitária, maiores níveis de anticorpos, alteração da maturação de linfócitos T e altos número de células NK de funcionamento deficiente.

Com o passar dos anos, diversas tentativas terapêuticas para aumento das defesas orgânicas foram propostas. A suplementação com zinco mostrou a variação positiva de alguns parâmetros imunológicos e a redução da ocorrência de infecções recorrentes (Franceschi *et al.*, 1988; Licastro *et al.*, 1994). A suplementação com selênio seria capaz de reduzir a taxa de infecções em crianças com DS, com possível mecanismo imunorregulador (Annerén *et al.*, 1990). Novas pesquisas são necessárias antes do emprego destas e de outras substâncias, como tratamento de rotina nas crianças com DS.

As doenças autoimunes frequentemente observadas na DS são: tireoidite (15%), doença celíaca (CD) (6%), diabetes melito tipo I (1%), artrite idiopática juvenil (1%) e trombocitopenia. O hipotireoidismo é frequente na DS, embora muitas pessoas com esta síndrome não apresentem alterações no funcionamento da tireoide. O hipotireoidismo primário persistente congênito afeta 0,7 a 1,0% dos neonatos com DS (mas 0,015 a 0,20% dos neonatos normais). A incidência do hipotireoidismo adquirido varia de 13 a 54% na DS, contra 0,8 a 1,1% na população geral. Os maiores títulos de autoanticorpos tireoideanos são também encontrados em cerca de 30% (13 a 34%) das pessoas com DS.

A patogênese do hipotireoidismo é resultante da autoimunidade ou da hipofunção e hipoplasia progressiva do órgão. A tireoidite autoimune é incomum antes dos 8 anos de idade, mas depois passa a ser mais frequente (Karlsson *et al.*, 1998). De modo geral, a doença é, a princípio, assintomática, com aumento dos níveis de hormônio estimulador da tireoide (TSH) e valores normais dos hormônios tireoidianos (T3 e T4). Os sintomas clínicos surgem de forma progressiva, quando as concentrações dos hormônios passam a ser inferiores ao normal. Os sintomas (menor velocidade de crescimento, aumento de peso, constipação, pele seca, perda de cabelos, problemas do desenvolvimento, dificuldades de aprendizado, fadiga fácil, alterações de humor e depressão) geralmente são difíceis de diagnosticar em pessoas com DS, já que podem ser confundidos com alguns aspectos neurológicos e comportamentais da síndrome em si.

Uma vez que o hipotireoidismo interfere com o metabolismo neuronal normal, provocando danos permanentes, e dada a dificuldade associada a seu diagnóstico clínico precoce, a realização de exames laboratoriais periódicos é bastante recomendada; ainda não há consenso acerca da idade em que tais exames devem começar a ser feitos ou sua periodicidade. Sugere-se que estes exames devam ser realizados após o primeiro ano de vida e, a seguir, anualmente, pelo menos até a adolescência. A terapia substitutiva com tiroxina deve ser instituída logo que após o estabelecimento do diagnóstico de hipotireoidismo e mantido por toda a vida.

O hipotireoidismo e a hipertirotropinemia (elevação de TSH e concentração normal de T3/T4 livre) compensados são considerados doenças benignas que geralmente precede o hipotireoidismo franco. Além disso, na DS, as maiores concentrações de TSH tendem a ser transientes e reversíveis. Alguns autores observaram quocientes de inteligência (QI) significativamente menores em pessoas com hipertirotropinemia isolada. Um terço dos pacientes com anticorpos antitireoidianos acaba por desenvolver o hipotireoidismo verdadeiro. Portanto, o tratamento farmacológico destes casos é aconselhado, pois pode ter um efeito protetor sobre a tireoide e também impedir, ou pelo menos atrasar, o surgimento da doença.

A doença celíaca ou intolerância a glúten é uma doença autoimune que causa graves danos à mucosa intestinal. O glúten é um componente do trigo, centeio, cevada, trigo vermelho ou espelta, trigo kamut e outras variedades de trigo do gênero *Triticum*; não é encontrado em milho, arroz, trigo sarraceno, mandioca, painço, sorgo e quinua. A doença celíaca se desenvolve na primeira infância, algum tempo após a introdução de glúten na dieta. Em sua forma grave, que hoje é bastante incomum, provoca diarreia, amolecimento das fezes, aumento de volume abdominal e redução do crescimento. Hoje, talvez pela introdução mais tardia do glúten na alimentação, as formas moderadas ou atípicas são descritas com maior frequência, surgindo ao final da infância ou na adolescência, e mesmo na vida adulta. Os pacientes apresentam hipovitaminose, anemia sideropênica, baixo crescimento e sintomas intestinais escassos ou ausentes. Casos assintomáticos ou silentes também são observados. A prevalência da doença celíaca na população geral é de 1 a cada 133 indivíduos (Fasano *et al.*, 2003). Na SD, a prevalência é definitivamente maior, variando de 5 a 15%, como mostrado em diferentes estudos populacionais (Bonamico *et al.*, 2001).

O diagnóstico clínico da doença celíaca na DS não é fácil e, assim, a realização de exames laboratoriais geralmente é necessária. Tais exames são compostos pela titulação de anticorpos antiendomísio e/ou transglutaminase e dos níveis totais de IgA. O diagnóstico é confirmado por biópsia intestinal, que mostra diferentes graus de achatamento da mucosa jejunal e infiltração linfocitária.

A eliminação do glúten da dieta, que leva à recuperação completa, é o único tratamento. A dieta livre de glúten deve ser mantida por um período indefinido. Portanto, altos níveis de comprometimento e vigilância contínua de pacientes e seus pais são necessários, já que a adesão ao tratamento tende a ser difícil.

Câncer

Embora o câncer seja uma ocorrência incomum na DS, as pesquisas básicas têm revelado interessantes especificidades biológicas e fortes correlações entre o cromossomo 21 e a leucemia. O perfil tumoral na DS é exclusivo e não compartilhado por outras doenças genéticas.

Há uma incidência significativa de alguns tumores malignos, enquanto outros são raros. O risco de desenvolvimento de tumores sólidos por pacientes com DS é menor, à exceção dos tumores testiculares, que se estima serem 50 vezes mais frequentes (Satgé *et al.*, 1997). O retinoblastoma também parece ser mais frequente (incidência dez vezes maior). O câncer ovariano pode ser ligeiramente super-representado (Satgé *et al.*, 2006). O neuroblastoma e o meduloblastoma, que são frequentemente relatados em crianças, são raros na DS (Satgé & Bénard, 2008). Por outro lado, as crianças com DS apresentam risco de desenvolvimento de leucemia 20 vezes superior às demais crianças (Goldacre *et al.*, 2004). As crianças com DS são cerca de 3% das crianças com leucemia linfoblástica aguda (LLA) e 5 a 8% daquelas com leucemia mieloblástica aguda (LMA); 20% das leucemias observadas em pacientes com DS são do tipo megacarioblástico agudo (LMCA), muito incomum, à exceção na DS, em que é 500 vezes mais frequente.

Maior sensibilidade à quimioterapia é observada na DS (Ravindranath, 2003). No entanto, os resultados em todas as crianças com DS são equivalentes ou ligeiramente inferiores aos obtidos em crianças não portadoras da síndrome. É possível que tais resultados inferiores sejam provocados pela maior taxa ou ao tratamento menos intensivo oferecido às crianças com DS em recidiva. Nestes pacientes, maior atenção deve ser dada às doses de metotrexato, em razão de sua significativa toxicidade relacionada com o tratamento. Isto pode ocorrer por causa da menor depuração da droga e também por seu maior transporte intracelular.

Por outro lado, nas crianças com DS e LMA (principalmente LMCA), a taxa de sobrevida livre de eventos é extremamente alta (80 a 100%) e a taxa de recidiva é menor (< 15%) do que naquelas não portadoras da síndrome, nas quais os resultados são bastante inferiores, com menos de 25% de cura (Taub & Ge, 2005). Tais resultados melhores na LMCA são de origem multifatorial.

Uma das expressões mais singulares da DS é a assim chamada leucemia transiente (LT), caracterizada pelo acúmulo de megacariócitos imaturos no sangue periférico, na medula óssea e no fígado (Zipursky, 2003). A LT é detectada em aproximadamente 10% dos neonatos com DS e, nos casos mais brandos, pode não ser reconhecida sem a cuidadosa observação de esfregaços de sangue periférico, sendo, em grande parte, clinicamente silente. Apenas cerca de 10% dos casos são rotineiramente diagnosticados (Bradbury, 2005). A LT está associada a uma alta incidência de remissões espontâneas, mas, em alguns casos, pode ser grave; o bebê pode nascer com hidropisia fetal e apresentar evidências de hipertensão pulmonar, insuficiência respiratória, insuficiência hepática e falência múltipla de órgãos. A mortalidade pré-natal e neonatal pode variar de 11 a 55%, chegando a 30% nos indivíduos que, após a remissão espontânea, desenvolvem a forma grave da LMCA nos primeiros 4 anos de vida (Massey, 2005).

De modo geral, nenhum tratamento é necessário, já que a maioria dos casos de LT apresenta recuperação espontânea, mas não se sabe como e se os pacientes com as formas mais graves da doença devem ser tratados. Tratamentos repetidos com baixas doses de citosina arabinosídeo foram usados com sucesso em um pequeno número de crianças (Cominetti *et al.*, 1985; Zipursky, 1996). Isto traz à tona a intrigante possibilidade de que tal tratamento possa impedir a subsequente ocorrência de LMCA (Ravindranath, 2005).

Distúrbios musculoesqueléticos

Os problemas musculoesqueléticos geralmente são observados na DS. A hipotonia muscular é quase constante e é comumente considerada de origem central. A hipotonia geral é significativamente relacionada a diversas doenças, como o deslocamento recorrente do quadril, a subluxação e o deslocamento da patela, geno valgo e pés planos. Estas doenças são importantes causas de problemas de marcha e, ocasionalmente, de graves problemas estáticos, como a escoliose e a cifose. A prevenção é essencial e realizada por meio do acompanhamento clínico anual, da mobilização precoce e correta, da vida ativa e das atividades esportivas. A correção cirúrgica das doenças subjacentes também pode ser necessária.

Nos últimos anos, a instabilidade atlantoaxial (IAA) tem recebido grande atenção, embora esta doença não seja específica à DS, onde é observada em 10 a 20% dos casos (Pueschel & Schola, 1987; Menzes & Ryken, 1992). A instabilidade da articulação atlantoaxial ocorre quando a distância entre as duas primeiras vértebras cervicais que formam a articulação é superior a 4,5 mm em radiografias laterais obtidas em posição neutra, flexão e extensão. A instabilidade geralmente é assintomática, mas há maior risco de subluxação e deslocamento após traumas cervicais ou cefálicos, movimentos súbitos e bruscos da cabeça ou do pescoço e manipulação durante procedimentos cirúrgicos (Mitchell *et al.*, 1995). As complicações neurológicas subsequentes podem ser causadas pela compressão do cordão cervical. Os sintomas podem ser variáveis e o diagnóstico tende a ser difícil. Marcha cambaleante, inclinação de cabeça, torcicolo, dor no pescoço, hiper-reflexia, incontinência urinária, paraplegia ou quadriplegia, sozinhos ou combinados, podem ser observados. A observação clínica precisa é de extrema importância para o diagnóstico precoce de subluxação.

Os procedimentos para detecção de indivíduos suscetíveis a tais alterações são recomendados. Sugere-se a realização de um conjunto de radiografias da porção lateral da coluna cervical quando a criança tem entre 3 e 5 anos de idade. O valor prognóstico do diagnóstico radiográfico, porém, foi desafiado, já que a IAA apenas raramente (2%) progride à subluxação, mas, por ora, parece prudente seguir a atual recomendação (Cohen, 2006). As crianças suscetíveis não devem praticar esportes em que haja possibilidade de lesão cervical, como dar cambalhotas, pular, nadar, lutar etc. Nos casos sintomáticos, a fusão vertebral é recomendada (Aicardi, 1992).

Baixa estatura

A baixa estatura é característica de crianças e adultos com DS. Comumente a altura se estabiliza em menos 2 a 3 desvios-padrões em relação aos gráficos de crescimento normal. Os mecanismos responsáveis pela baixa estatura ainda não foram completamente explicados. Muitos autores confirmaram que a secreção de hormônio do crescimento (GH) é normal ou subnormal na DS. Assim, a terapia com GH humano recombinante (hrGH) foi proposta para crianças com DS e menor crescimento, independentemente de seus níveis do hormônio e do fator de crescimento insulina-símile 1 (IGF-l). A aceleração da velocidade de crescimento e o aumento da altura eram obtidos, mas, após a interrupção do tratamento, a velocidade de crescimento diminuía. O risco de complicações relacionadas com a administração prolongada (hipertensão, diabetes melito, neoplasia intracraniana) (Monson, 2003) não foi suficientemente avaliado (Lanes, 2004). Estudos recentes parecem excluir a ocorrência de efeitos colaterais significativos após o tratamento prolongado (Pallotti *et al.*, 2002), mas mais observações são necessárias. Hoje, a terapia com hrGH não tem indicação em crianças com DS sem deficiência de GH (Annerén *et al.*, 2000).

Problemas do sono

A alteração do ciclo de sono na DS foi relatada em diversos estudos. Sua forma mais comum é a apneia obstrutiva do sono (OSA), ocorrendo em 20 a 50% das pessoas com DS. As causas da OSA são multifatoriais, incluindo menor tamanho das vias aéreas superiores, hipoplasia da porção média da face, micrognatia, hipertrofia adenotonsilar e hipotonia muscular, com consequente glossoptose. Na DS, as apneias centrais do sono são também mais frequentes, talvez por estarem relacionadas com a disfunção do controle respiratório central no tronco cerebral (Ferri *et al.*, 1997). Episódios repetidos de apneia durante o sono resultam em persistente dessaturação de oxigênio, que pode ter consequências dramáticas nas funções cerebrais, provocando deficiência cognitiva, redução da memória, depressão e envelhecimento precoce. Há uma relação óbvia entre o número de apneias e a deficiência cognitiva: quanto mais apneias um indivíduo apresenta, mais dificuldades são observadas nas habilidades visuoperceptivas, incluindo a orientação (Andreou *et al.*, 2002). A polissonografia noturna é a técnica de escolha para o diagnóstico do número e da extensão das apneias do sono. A cirurgia é o tratamento preferido para a correção do defeito subjacente que favorece a ocorrência da obstrução das vias aéreas e, assim, das apneias. A adenotonsilectomia geralmente melhora a respiração. Recentemente introduzidos para pacientes com doenças neuromusculares, a ventilação com pressão positiva contínua é uma terapia não invasiva que foi tentada na DS, aparentemente com bons resultados (Anzai *et al.*, 2006).

Distúrbios convulsivos

Historicamente, a epilepsia não era considerada um componente importante da DS. Sua prevalência varia de 8 a 10%. Pueschel *et al.* (1991) estudaram uma extensa coorte de pessoas com DS (405 indivíduos) e descobriram que 8,1% apresentavam distúrbios convulsivos, com dois picos de aparecimento: 40% dos pacientes começavam a atividade epiléptica antes de 1 ano de idade, enquanto outros 40% tinham convulsões entre os 20 e 30 anos de idade. No primeiro grupo, convulsões espásticas e tônico-clônicas com mioclonia eram observadas; no grupo de adultos jovens, convulsões tônico-clônicas generalizadas e convulsões parciais eram mais frequentes.

Na DS, a incidência da epilepsia de aparecimento tardio aumenta conforme a idade, sendo observada em 11,4% dos idosos. As convulsões geralmente são um sinal precoce da doença de Alzheimer (AD) e representam uma grave complicação desta doença. Até 84% dos indivíduos com DS e AD apresentam distúrbios convulsivos (McCarron *et al.*, 2005).

O tratamento farmacológico é a principal forma de terapia para as pessoas com distúrbios convulsivos, mas o controle da epilepsia não é limitado à prescrição de drogas. A educação e o apoio de pais e parentes, o aconselhamento e o auxílio com os problemas educacionais das crianças e o manejo das dificuldades comportamentais em todos os pacientes também podem ser importantes.

Envelhecimento normal e patológico

Uma questão muito importante e atual sobre a DS é o envelhecimento, já que a sobrevida das pessoas portadoras da síndrome aumentou bastante com o passar dos anos: agora, estes indivíduos podem chegar aos 60 anos de idade ou mais. O envelhecimento precoce é uma constante nos adultos com DS, que podem apresentar sinais físicos de senescência até 20 anos antes do que as pessoas não portadoras da doença (Service & Hahn, 2003). O declínio intelectual constante, mas variável, é observado, sendo composto, principalmente, pela redução da capacidade de elaboração do pensamento abstrato. A memória, o estado mental e a função psicomotora apresentam redução de progressão lenta.

O estresse oxidativo crônico pode ser a principal causa do envelhecimento precoce na DS. O aumento progressivo com o avanço da idade pode estar relacionado com as lesões da AD, que são observadas em aproximadamente 30% das pessoas com DS após os 50 anos de idade. Esta forma de demência combina distúrbios da função cognitiva e do comportamento, modificando a personalidade. As pessoas acometidas mostram deterioração das respostas mentais e emocionais, excitação ou apatia anormal e perda do vocabulário adquirido. A progressão da doença é mais rápida do que em pessoas sem DS.

A prevenção e o tratamento da senescência prematura normal e patológica na DS são, definitivamente, tarefas difíceis. Nas pessoas com DS, o envelhecimento é muito sensível ao ambiente e à cognição, à autonomia e ao comportamento; assim, o papel desempenhado por famílias e cuidadores tem grande valor na manutenção ou no aumento das habilidades destes pacientes na vida adulta.

O uso de antioxidantes, como a nicotinamida, a L-carnitina, o ácido lipoico e o ácido dihidroascórbico e alguns nutrientes, foi proposto, mas com poucos resultados práticos. A eficácia das substâncias antioxidantes extraídas do chá verde (epigalocatequina-3-galato) e do gingko biloba sobre o envelhecimento está sendo investigada (Mazza *et al.*, 2006; Nagle *et al.*, 2006; Zaveri, 2006). Resultados muito promissores foram recentemente obtidos em estudos animais: demonstrou-se que a administração de epigalocatequina-3-galato é eficaz no resgate das principais características neurológicas de camundongos transgênicos (Guedj *et al.*, 2009).

A abordagem farmacológica específica ao AD foi tentada com drogas que atuam sobre o sistema colinérgico. Esta abordagem tem como objetivo conter a deficiência cognitiva por meio destas moléculas e é pautada na hipótese de que o déficit funcional neste sistema é responsável pela alteração cognitiva observada (Coyle *et al.*, 1983). Os inibidores da acetilcolinasterase (donezepil, rivastigmina e galantamina), assim como a memantina, são hoje as drogas mais promissoras e poderiam melhorar a função cognitiva e os distúrbios comportamentais relacionados com a AD. Sua ação é de curta duração e efeitos colaterais são observados em alguns pacientes. Embora os resultados obtidos na AD pareçam promissores, as amostras estudadas ainda são limitadas e, portanto, pesquisas mais extensas são necessárias. Deve ser observado que o uso de donepezil foi estendido a idosos com DS, mas sem demência, com resultados positivos (Heller *et al.*, 2003, Johnson *et al.*, 2003). É interessante notar que ensaios clínicos preliminares mostraram melhoria da linguagem, da memória e da atenção em pequenos números de crianças e adolescentes com DS tratados com rivastigmina (Heller *et al.*, 2006) ou donepezil (Spiridigliozzi *et al.*, 2007).

Problemas nutricionais

Grande atenção tem sido dada aos problemas nutricionais na DS, por diversas razões: a presença considerável de obesidade entre as pessoas com DS e a possível existência de intolerância ou alergia alimentar e de deficiências vitamínicas.

Embora a obesidade seja considerada um problema comum em crianças e adultos com DS, sua frequência é, hoje, bem menor. A prevenção começa cedo e é composta por dieta balanceada, acompanhada pela atividade física correta. O tratamento não deve restringir a ingestão de alimentos ou calorias de forma excessiva, mas sim ser composto por uma dieta balanceada e aumento das atividades motoras e esportivas.

Indivíduos com DS não apresentam alergias ou intolerâncias alimentares específicas. Em relação às deficiências vitamínicas e minerais, há muitos estudos na literatura científica, mas seus resultados são contraditórios (Pueschel & Pueschel, 1992). Com base na premissa das deficiências vitamínicas reais ou supostas, a administração de altas doses de suplementos vitamínicos e minerais foi proposta por muitos anos. Os principais objetivos eram não apenas corrigir a deficiência, mas também melhorar a cognição e o comportamento das pessoas acometidas. Devemos lembrar que a eficácia da vitamina se dá em doses muito baixas. Em doses altas, não atuam mais como vitaminas, mas sim como verdadeiras drogas. Desta maneira, podem ser tóxicas e também interferir com a ação de outras vitaminas ou drogas. Um resumo dos efeitos tóxicos das vitaminas pode ser encontrado em Rasore Quartino (2007).

Terapias não convencionais foram propostas por muito tempo, geralmente sem base científica, para melhoria da função cognitiva em crianças com DS e até mesmo para modificar seus aspectos fenotípicos.

O tratamento da anemia falciforme é composto por injeções de tecido fetal de ovinos, caprinos e coelhos.

A série U proposta por Turkel em 1975 consistia em diversos compostos, incluindo vitaminas, minerais, hormônio tireoidiano, enzimas e medicações, administrados várias vezes ao dia. Misturas vitamínicas e minerais em doses muito altas (até 333 vezes as recomendadas) foram propostas por Harrel *et al.* em 1981.

Extratos de hipófise, 5-hidroxitriptofano (um precursor da serotonin, cujos níveis sanguíneos são reduzidos na DS), ácido glutâmico, dimetil-sulfóxido (um solvente extraído da seiva de árvores), piracetam (um derivado ácido gama-aminobutírico), Prozac (uma droga antidepressiva) e Focalin (geralmente usado no tratamento do distúrbio de déficit de atenção e hiperatividade) são apenas algumas das muitas substâncias que foram administradas a crianças com DS nos últimos 30 anos (Rasore Quartino, 2007). Embora resultados excepcionais tenham sido relatados por seus proponentes, controles científicos repetidos não mostraram qualquer efeito sobre o desenvolvimento intelectual ou as atividades comportamentais (Salman, 2002).

As pesquisas básicas avançam de forma ativa e hoje buscam abordagens que são muito interessantes. Estratégias terapêuticas são conjecturadas no campo das doenças genéticas, como a trissomia do cromossomo 21, mas sem resultados práticos significativos até o momento. As alterações patológicas podem ser consequência do efeito global do fragmento cromossômico suplementar; o tratamento proposto deve ser a remoção do cromossomo. Caso haja uma relação direta entre a maior expressão de um gene ou de alguns poucos genes e um determinado fenótipo, deve ser necessário regular o gene alterado ou a dose de proteína ou, ainda, a via modificada. Os alvos primários das intervenções terapêuticas devem ser os genes do cromossomo 21 e os secundários, os genes de outros cromossomos ou vias subsequentes. As atuais pesquisas acerca dos polimorfismos nos genes envolvidos no metabolismo de folato concordam que anomalias desta via são um fator de risco importante no desenvolvimento de DS. Até agora, a suplementação com ácido fólico no período próximo à concepção não mostrou qualquer redução no número de nascimentos de crianças acometidas.

Concluindo, a experiência mostra que muitas doenças em crianças e adultos com DS podem ser definitivamente prevenidas e que, hoje, a intervenção médica é muito importante, principalmente caso seja proposta em idade precoce. Os resultados obtidos ainda não são satisfatórios, mas devemos perseverar nestes estudos para melhorar as vidas das pessoas com DS.

As orientações relativas ao atendimento médico devem ser bem explicadas, assim como as medidas práticas de prevenção, como a alimentação correta, os procedimentos de higiene e as vacinações. Pesquisas clínicas e biológicas, multicêntricas e multidisciplinares, são necessárias a tal tarefa. Estudos científicos estão sendo conduzidos para aumentar o conhecimento acerca da base biológica da trissomia do cromossomo 21.

Hoje, as ciências básicas também examinam linhas de pesquisas promissoras. Diversos métodos de correção dos efeitos do cromossomo supranumerário durante a vida pré-natal estão sendo estudados em muitos laboratórios e espera-se que logo deem resultados práticos.

Resumo

A síndrome de Down (DS) é associada a malformações congênitas, deficiências imunológicas, leucemia e deficiência cognitiva. Nos últimos anos, foram buscadas terapias para melhoria das condições clínicas e redução da deficiência cognitiva que afetam as pessoas portadoras da síndrome.

Longos anos de experiência confirmaram que a intervenção médica precoce é mais eficaz na cura e prevenção das deficiências secundárias. Além disso, é essencial para o sucesso da reabilitação e da integração social, resultando em melhor qualidade de vida as pessoas acometidas.

A abordagem cirúrgica à cardiopatia congênita e às malformações gastrointestinais é discutida, assim como os tratamentos farmacológicos para as doenças da tireoide, a leucemia, a baixa estatura e outras alterações de interesse médico. A intervenção precoce na correção dos defeitos sensoriais é examinada. O diagnóstico precoce da doença celíaca e as subsequentes alterações dietéticas podem evitar consequências graves. Sugestões acerca da dieta adequada e dos suplementos vitamínicos e minerais são feitas. Além disso, a importância de seguir as orientações médicas é enfatizada.

As terapias não convencionais são brevemente discutidas. Estas terapias foram recomendadas com o objetivo de remediar a redução intelectual ou as características fenotípicas: até hoje, infelizmente, não demonstraram quaisquer resultados positivos, mas apenas efeitos negativos sobre os pacientes e, sempre, grande desapontamento para os pais. Por fim, os princípios da nova pesquisa sobre a biologia molecular do cromossomo 21 são discutidos.

Referências

Aicardi, J. (1992). *Diseases of the Nervous System in Childhood*. London: McKeith Press.

Andreou, G., Galanopoulou, C., Gourgoulianis, K., Karapetsas, A., Molyvdas, P. (2002). Cognitive status in Down syndrome individuals with sleep disorders breathing deficits (SDB). *Brain and Cognition, 50*, 145-149.

Annerén, G., Magnusson, C. G. M., Nordvall, S. L. (1990). Increase in serum concentrations of IgG2 and IgG4 by selenium supplementation in children with Down's syndrome. *Archives of Disease in Childhood, 65*, 1353-1355.

Annerén, G., Tuvemo, T., Gustafsson, J. (2000). Growth hormone therapy in young children with Down and Prader-Willi syndromes. *Growth Hormone & IGF Research,* **10**(Suppl B), S87-591.

Anzai, Y., Ohya, T., Yanagi, K. (2006). Treatment of sleep apnea syndrome in a Down syndrome patient with behavioural problems by non-invasive positive pressure ventilation: a successful case report. *No To Hattatsu/Brain and Development, 38*, 32-36.

Bonamico, M., Mariani, P., Danesi, H. M., *et al.* (2001). Prevalence and clinical picture of celiac disease in Italian Down syndrome patients: a multicenter study. *Journal of Pediatric Gastroenterology and Nutrition, 33*, 139-143.

Bradbury, J. (2005). High leukaemia cure rate in Down's syndrome explained. *Lancet, 6*, 134.

Cohen, W. I. (2006). Current dilemmas in Down syndrome clinical care: celiac disease, thyroid disorders and atlanto-axial instability. *American Journal of Medical Genetics. Part C, Seminars in Medical Genetics, 142*C, 141-148.

Cominetti, M., Rasore Quartino, A., Acutis, M. S., Vignola, G. (1985). Neonato com sindrome di Down e leucemia mieloide acuta. Difficoltà diagnostiche fra forma maligna e sindrome mieloproliferativa. *Pathologica, 77*, 625-630.

Coyle, J. T., Price, D. L., DeLong, M. R. (1983). Alzheimer's disease: a disorder of cholinergic innervation. *Science, 219*, 1184-1190.

Fasano, A., Berti, I., Gerarduzzi, T., *et al.* (2003). Prevalence of celiac disease in at-risk and not-at-risk groups in the United States: a large multicenter study. *Archives of Internal Medicine, 163*, 286-292.

Ferri, R., Curzi-Dascalova, L., Del Gracco, S., Elia, M., *et al.* (1997). Respiratory patterns during sleep in Down's syndrome: importance of central apnoeas. *Journal of Sleep Research, 6*, 134-141.

Franceschi, C., Chiricolo, M., Licastro, F., *et al.* (1988). Oral zinc supplementation in Down's syndrome: restoration of thymic endocrine activity and of some immune defects. *Journal of Mental Deficiency Research, 32*, 169-181.

Goldacre, M. J., Wotton, C. J., Seagrott, V., Yeates, D. (2004). Cancer and immune related diseases associated with Down's syndrome: a record linkage study. *Archives of Disease in Childhood, 89*, 1014-1017.

Guedj, F., Sébrié, C., Rivals, I., *et al.* (2009). Green tea polyphenols rescue of brain defects induced by overexpression of DYRK1A. *PLoS ONE, 4*, e4606.

Harrel, R. J., Capp, R. H., Davis, D. R. (1981). Can nutritional supplements help mentally retarded children? *Proceedings of the National Academy of Sciences United States of America, 78*, 574-578.

Heller, J. H., Spiridigliozzi, G. A., Crissman, B. G., *et al.* (2006). Safety and efficacy of rivastigmine in adolescents with Down syndrome: a preliminary 20-week, open-label study. *Journal of Child and Adolescent Psychopharmacology, 16*, 755-765.

Heller, J.H., Spiridigliozzi, G. A., Sullivan, J. A., *et al.* (2003). Donepezil for the treatment of language deficits in adults with Down syndrome. A preliminary 24-week open trial. *American Journal of Medical Genetics. Part A, Seminars in Medical Genetics, 116*A, 111-116.

Johnson, N., Fahey, C., Chicoine, B., Chong, G., Gitelman, D. (2003). Effects of donepezil on cognitive functioning in Down syndrome. *American Journal on Mental Retardation, 108*, 367-372.

Karlsson, B., Gustafsson, J., Hedow, G., Ivarsson, S. A., Annerén, G. (1998). Thyroid function in children and adolescents with Down syndrome in relation to age, sex, growth velocity and thyroid antibodies. *Archives of Disease in Childhood, 79*, 242-245.

Lanes, R. (2004). Long-term outcome of growth hormone therapy in children and adolescents. *Treatments in Endocrinology, 3*, 53-66.

Licastro, F., Chiricolo, M., Moccheggiani, E., *et al.* (1994). Oral zinc supplementation in Down's syndrome subjects decreased infections and normalized some humoral and cellular immune parameters. *Journal of Intellectual Disability Research, 38*, 149-162.

Marino, B., Assenza, G., Mileto, F., Digilio, M. (2004). Down syndrome and congenital heart disease. In J. A. Rondal, A. Rasore-Quartino, S. Soresi (eds.), *The Adult with Down Syndrome. A New Challenge for Society*, pp. 39-50. London: Whurr.

Marino, B. & DeZorzi, A. (1993). Congenital heart disease in trisomy 21 mosaicism. *Journal of Pediatrics, 122*, 500-501.

Massey, G.V. (2005). Transient leukaemia in children with Down syndrome. *Blood Cancer, 44*, 29-32.

Mazza, M., Capuano, A., Bria, P., Mazza, S. (2006). Gingko biloba and donepezil: a comparison in the treatment of Alzheimer's dementia in a randomized placebo-controlled double-blind study. *European Journal of Neurology*, **13**, 981-985.

McCarron, M., Gill, M., McCallion, P., Begley, C. (2005). Health co-morbidities in ageing persons with Down syndrome and Alzheimer's dementia. *Journal of Intellectual Disability Research*, **49**, 560-566.

Menzes, A. H. & Ryken, T. C. (1992). Craniovertebral anomalies in Down's syndrome. *Pediatric Neurosurgery*, **18**, 24-33.

Mitchell, V., Howard, R., Facer, E. (1995). Down's syndrome and anaesthesia. *Pediatric Anesthesia*, **5**, 379-384.

Monson, J.P. (2003). Long-term experience with GH replacement therapy: efficacy and safety. *European Journal of Endocrinology*, **148**(Suppl 2), S9-S14.

Nagle, D. G., Ferreira, D., Zhou, Y. D. (2006). Epigallocatechin-3-gallate (EGCG): chemical and biomedical perspectives. *Phytochemistry*, **67**, 1849-1855.

Pallotti, S., Giuliano, S., Giambi, C. (2002). Growth disorders in Down's syndrome: growth hormone treatment. *Minerva Endocrinologica*, **27**, 59-64.

Pueschel, S. M., Louis, S., McKnight, P. (1991). Seizure disorders in Down syndrome. *Archives of Neurology*, **48**, 318-320.

Pueschel, S. M. & Pueschel, J. K. (1992). *Biochemical Concerns in Persons with Down's Syndrome*. Baltimore: Brookes.

Pueschel, S. M. & Schola, E H. (1987). Atlantoaxial instability in individuals with Down syndrome: epidemiologic, radiographic and clinical studies. *Pediatrics*, **80**, 555-560.

Rasore Quartino, A. (2007). Medical therapies in the lifespan. In J. A. Rondal & A. Rasore Quartino (eds.), *Therapies and Rehabilitation in Down Syndrome*, pp. 43-62. Chichester: Wiley.

Ravindranath, Y. (2003). Down syndrome and acute myeloid leukaemia: the paradox of increased risk for leukaemia and heightened sensitivity to chemotherapy (Editorial). *Journal of Clinical Oncology*, **21**, 3385-3387.

Ravindranath, Y. (2005). Down syndrome and leukaemia: new insights into the epidemiology, pathogenesis and treatment. *Pediatric Blood Cancer*, **44**, 1-7.

Salman, M. S. (2002). Systematic review of the effect of therapeutic dietary supplements and drugs on cognitive function in subjects with Down syndrome. *European Journal of Pediatric Neurology*, **6**, 213-219.

Satgé, D. & Bénard, J. (2008). Carcinogenesis in Down syndrome: what can be learned from trisomy 21? *Seminars in Cancer Biology*, **18**, 365-371.

Satgé, D., Honoré, L., Sasco, A. J., *et al.* (2006). An ovarian dysgerminoma in Down syndrome. Hypothesis about the association. *International Journal of Gynecologic Cancer*, **16**(Suppl 1), 375-379.

Satgé, D., Sasco, A. J., Cure, H., Sommelet, D., Vekemans, M. J. (1997). An excess of testicular germ cell tumors in Down syndrome. Three cases and literature review. *Cancer*, **80**, 929-935.

Service, K. P. & Hahn, J. A. (2003). Issues in aging. The role of the nurse in the care of older people with intellectual and developmental disabilities. *Nursing Clinics of North America*, **38**, 291-312.

Spiridigliozzi, G. A., Heller, J. H., Crissman, B. G., *et al.* (2007). Preliminary study of the safety and efficacy of donepezil hydrochloride in children with Down syndrome. *American Journal of Medical Genetics. Part A, Seminars in Medical Genetics*, **143A**, 1408-1413.

Taub, J. V. & Ge, Y. (2005). Down syndrome, drug metabolism and chromosome 21. *Pediatric Blood Cancer*, **44**, 33-39.

Turkel, H. (1975). Medical amelioration of Down's syndrome incorporating the orthomolecular approach. *Journal of Orthomolecular Psychiatry*, **4**, 102-115.

Zaveri, N. T. (2006). Green tea and its polyphenolic catechins: medicinal uses in cancer and noncancer applications. *Life Science*, **78**, 2073-2080.

Zipursky, A. (1996). The treatment of children with acute megakaryoblastic leukaemia who have Down syndrome. *Journal of Pediatric Haematology and Oncology*, **18**, 59-62.

Zipursky, A. (2003). Transient leukaemia – a benign form of leukaemia in newborn infants with trisomy 21. *British Journal of Haematology*, **120**, 930-938.

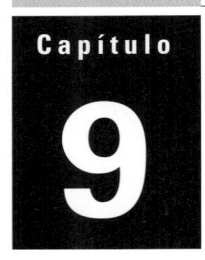

Capítulo 9
Avaliação e tratamento das doenças cardiovasculares na síndrome de Down

Guy Dembour ▪ Stephane Moniotte

Introdução

A síndrome de Down (DS) é a anomalia cromossômica mais comum. Sua prevalência mundial geral é de aproximadamente 10 a cada 10.000 nascimentos vivos, e tendeu a aumentar nos últimos anos. O aumento da idade materna média ao parto é o principal fator que explica o aumento da prevalência da síndrome. Na Holanda, a prevalência da DS foi estimada em 16 a cada 10.000 nascimentos vivos em 2003 (Weijerman *et al.*, 2008). Da mesma maneira, a DS é responsável por até 8% de todos os casos registrados de anomalias congênitas na Europa (De Walle & Cornel, 1995).

Historicamente, a associação entre a DS e a cardiopatia congênita (CHD) foi descrita muito cedo. Down, em sua descrição original de 1866, mencionou a possibilidade de doença cardíaca e relatou que "a circulação é frágil".

Em 1894, Garrod relatou a associação entre a DS e a CHD. No começo do século XX, a presença de CHD foi usada como característica de diferenciação entre a DS e o cretinismo. A associação específica entre a DS e o defeito em septo atrioventricular (AVSD) foi relatada por Ablert em 1924 e mais precisamente por Helen Taussig em 1947. A incidência de CHD na DS começou a ser descrita com variações muito grandes, de 16 a 62% (Berg *et al.*, 1960). As atuais observações mostram que bebês com DS apresentam risco de 40 a 50% de desenvolvimento de CHD (Wells *et al.*, 1994; Marino, 1996; Stoll *et al.*, 1998; Freeman *et al.*, 2008; Weijerman *et al.*, 2008).

A prevalência de CHD é muito menor em bebês com DS mosaico. Marino e DeZorzi (1993) descreveram um subgrupo de 27 pacientes com a síndrome mosaica, onde apenas 8 pacientes (29,6%) apresentavam a CHD, que, de modo geral, parecia menos grave do que aquela observada nos pacientes com trissomia completa do cromossomo 21. Esta diferença na expressão fenotípica poderia ser explicada pela aneuploidia parcial.

As CHD mais frequentemente relatadas na DS não apresentam a mesma distribuição observada na população geral. Os defeitos em septo atrioventriculares são, claramente, as lesões mais observadas na Europa e na América do Norte, sendo responsáveis por aproximadamente 50% de todas as anomalias cardíacas em pacientes com DS. As demais malformações cardíacas observadas na DS são os defeitos em septo ventricular (VSD), em cerca de 30% dos pacientes acometidos, os defeitos no segundo óstio atrial septal (ASD), a tetralogia de Fallot isolada (TOF) e a persistência do ducto arterioso (PDA). A incidência destas CHD varia em outras regiões do mundo: na Ásia e na América Central e do Sul, os AVSDs são bem menos frequentes; os VSD são identificados em cerca de 40% dos casos e o AVSD é a segunda lesão mais comum (Lo *et al.*, 1989; Hoe *et al.*, 1990; Jacobs *et al.*, 2000). No México, o defeito no segundo septo atrioventricular é o mais frequente (cerca de 40% do total), enquanto o AVSD completo é relatado em apenas 8% das crianças com DS (Figueroa *et al.*, 2003).

Outros tipos de CHD são menos frequentes em bebês com DS: estenose ou atresia pulmonar e aórtica, ventrículo direito de saída dupla e coarctação isolada da aorta. É interessante notar que alguns outros defeitos quase nunca são observados na DS: as anomalias do *situs* visceroatrial, a atresia da valva atrioventricular e do tronco arterioso ou transposição das grandes artérias. Os esforços contínuos para delinear o papel de genes específicos na distribuição de cada defeito nestas diversas populações devem, em um futuro próximo, permitir a melhor compreensão dos mecanismos moleculares subjacentes à DS.

A razão sexual da DS é de aproximadamente três indivíduos do sexo masculino para dois do sexo feminino (De Grouchy &Turleau, 1982; Stoll *et al.*, 1998; Frid *et al.*, 1999), mas as meninas parecem ser mais afetadas pela CHD (Pinto *et al.*, 1990; Freeman *et al.*, 2008). O substrato genético deste dimorfismo sexual não é bem compreendido.

A presença de CHD na DS está ocasionalmente associada a anomalias congênitas do sistema gastrointestinal. Em 1999, Torfs e Christianson descreveram uma coorte de 687 bebês com DS: 385 deles (56%) apresentavam CHD e 52, diversas malformações gastrointestinais. Dentre eles, 24 de 28 bebês (85,7%) tinham atresia duodenal e 7 de 10 bebês (70%), doença de Hirschprung e CHD. Diversos autores estudaram a associação entre os fatores maternos de risco e a DS. A idade materna é um fator bem conhecido, mas a consanguinidade também parece aumentar a incidência de DS, enquanto o papel da diabetes materna ainda é controverso. As possíveis interações entre a trissomia do cromossomo 21 e os fatores ambientais como novos fatores de risco para o desenvolvimento dos defeitos associados também foram estudados. Parece que o tabagismo materno poderia ser associado a uma maior frequência de algumas CHD (AVSD e TOF). Por outro lado, o consumo de álcool durante a gestação, a origem étnica da mãe, sua idade e paridade não foram considerados fatores significativos de risco para o desenvolvimento de CHD (Torfs & Christianson, 1999).

Da perspectiva cirúrgica e até o início da década de 1990, a morbidade e a mortalidade pós-operatórias após o reparo de AVSD foram altas, fazendo com que alguns centros chegassem a questionar a realização destes procedimentos, mesmo na população geral. No entanto, os últimos 15 anos viram importantes avanços na avaliação pré-operatória, no manejo cirúrgico e no cuidado intensivo pós-operatório, e a DS não é mais considerada um fator de risco para o reparo cirúrgico. As vantagens a médio e longo prazos decorrentes da cirurgia, em comparação à limitada terapia medicamentosa para pacientes com DS e AVSD não são maios discutidas. A prática atual que favorece o reparo cardíaco precoce (4 a 6 meses de idade) permitiu uma melhoria tremenda e objetiva do prognóstico e da qualidade de vida. Além disso, uma melhoria similar no tratamento das malformações associadas, o uso mais amplo de antibióticos e os programas específicos de atendimento médico preventivo para crianças com DS atuaram como fatores suplementares positivos para explicar os melhores resultados gerais. Portanto, não é surpresa ver um aumento substancial da expectativa de vida nos pacientes com DS, com idade mediana de morte de 25 anos em um estudo norte-americano de 1983 e de 47 anos de uma coorte de 1997 (Yang *et al.*, 2002). Um estudo semelhante, conduzido em Israel, relatou taxa de mortalidade de 57% em 14 anos em 1979, um número reduzido a apenas 10,5% em 1996 (Merrick, 2000).

Fisiopatologia das doenças cardiovasculares na síndrome de Down

Os AVSDs completos e VSDs extensos, independentemente de seu substrato genético, são responsáveis por grandes *shunt*s da direita para a esquerda, que provocam hipertensão arterial pulmonar. Nesta situação, o risco mais significativo é o desenvolvimento, a médio e longo prazos, de doença obstrutiva vascular pulmonar. A doença obstrutiva vascular pulmonar é o principal fator determinante dos resultados cirúrgicos de crianças com DS e CHD. A doença vascular pulmonar se inicia no nascimento, quando a vasculatura não se adapta normalmente à vida extrauterina. Em razão do alto fluxo sanguíneo pulmonar, a túnica média das grandes artérias sofre um aumento progressivo de espessura, graças à hipertrofia das células da musculatura lisa e à deposição excessiva de tecido conectivo na túnica média e na túnica adventícia dos vasos. O aumento pós-natal normal dos miofilamentos contráteis é acelerado e há evidências de disfunção endotelial precoce.

Nas pequenas artérias musculares, a proliferação da íntima reduz o lúmen. Esta progressiva oclusão fibrosa vascular coincide com a maior resistência arterial pulmonar. Após poucos meses, com um retardo preciso que pode variar de paciente para paciente, o fenômeno passa a ser fixo e irreversível, e a elevação da resistência vascular pulmonar impede o tratamento cirúrgico da doença. É interessante notar que esta complicação tende a ocorrer mais cedo em bebês com DS não submetidos ao reparo do que na população geral com defeitos similares.

Na população geral, os bebês com AVSD desenvolvem grave hipertrofia medial e proliferação da íntima mais cedo e de maior gravidade do que os pacientes com VSD grandes e isolados, geralmente aos 6 a 9 meses de idade. Na DS, a doença obstrutiva vascular pulmonar pode ser ainda mais precoce. Por esta razão, o reparo do AVSD completo deve ser realizado cedo, antes dos 6 meses de idade, ou mesmo antes dos 4 meses em centros cirúrgicos de excelência.

Os VSD extensos devem também ser cirurgicamente tratados antes dos 6 meses de idade. Nos defeitos parciais, é obrigatório seguir um período mínimo de acompanhamento, para observação da evolução natural das pressões arteriais pulmonares e confirmar ou não a indicação da cirurgia. A progressão natural dos AVSD não reparados é o desenvolvimento de doença obstrutiva vascular pulmonar, com aumento contínuo da resistência vascular pulmonar. A pressão pulmonar arterial e a pressão ventricular direita acabam sendo maiores do que as pressões sistêmicas medidas no ventrículo esquerdo; o *shunt* interventricular da esquerda para a direita passa a ser bidirecional e, então, é revertido (passando a ser da direita para a esquerda). Esta situação é definida como síndrome de Eisenmenger: a hipertensão pulmonar atinge níveis sistêmicos, devido ao *shunt* reverso, a cianose central é constante e há o desenvolvimento de alterações digitais progressivas, policitemia, intolerância a exercícios e, por fim, de dispneia ao mínimo esforço.

A pressão arterial pulmonar pode ser indiretamente determinada pela ecocardiografia por Doppler, com base no jato de regurgitação tricúspide ou geometria do septo interventricular. A mensuração precisa da pressão arterial pulmonar e a estimativa da resistência arterial pulmonar é realizada por meio do cateterismo cardíaco. Tal intervenção é indicada principalmente nos casos de avaliação tardia das crianças com DS e AVSD ou VSD extenso, para confirmar se a fisiologia do paciente ainda é compatível com a correção cirúrgica completa da malformação cardíaca. O cateterismo cardíaco estima a resistência arterial pulmonar (normalmente inferior a 1,5 unidade de Wood) em ar ambiente e na presença de 100% de oxigênio e/ou 20 a 80 ppm de óxido nítrico inalado (iNO). Estes dois agentes são potentes vasodilatadores, diminuindo a resistência arterial em pacientes com resistência vascular pulmonar elevada, mas não fixa.

Um paciente com *shunt* da esquerda para a direita é considerado candidato à cirurgia caso sua resistência vascular pulmonar seja baixa ou moderadamente alta, mas reversível com oxigênio e NO (< 4 unidades de Wood).

É importante notar que a doença obstrutiva vascular pulmonar pode ser observada em crianças com DS que apresentam defeitos cardíacos menores ou mesmo não os possuem. A obstrução crônica das vias aéreas superiores, incluindo a obstrução das vias aéreas superiores secundária à apneia obstrutiva do sono (OSA) pode explicar o desenvolvimento da hipertensão pulmonar. Macroglossia, glossoptose, hipotonia muscular, hipertrofia tonsilar e adenoide e laringomalacia contribuem para a incidência relativamente alta da OSA em crianças com DS. Em um estudo prospectivo (Shott *et al.*, 2006), estimou-se que a OSA afeta 50% a 80%

das crianças com DS, independentemente do histórico de ronco. Em uma coorte de 33 crianças com DS que roncavam (com idade média de 4,9 anos), 97% apresentavam OSA e dessaturação de oxigênio (queda média de 4% na saturação de O_2) (Fitzgerald *et al.*, 2007). Em outro estudo conduzido com 19 crianças portadoras de DS (entre 3 e 18 anos), a prevalência de OSA foi de 79%, apesar de 40% da coorte ter sido submetida à adenotonsilectomia prévia (Dyken *et al.*, 2003). Em crianças com DS, a hipertrofia adenotonsilar isolada não é o principal determinante de OSA, e a grave obstrução das vias aéreas pode ser causada por outros fatores fisiológicos e anatômicos.

Donnelly *et al.* (2004) demonstraram a maior prevalência de OSA durante os primeiros anos de vida, indicando que outras anomalias craniofaciais ou funcionais associadas à hipertrofia adenotonsilar poderiam ser responsáveis pelo distúrbio. Caso a obstrução das vias aéreas superiores não seja reduzida pela adenotonsilectomia, a pressão positiva contínua nas vias aéreas (CPAP) pode ser indicada à prevenção da OSA e suas consequências deletérias: hipertensão pulmonar, maior prevalência de problemas comportamentais e deficiência neurocognitiva (distúrbios de déficit de atenção, sonolência, depressão). Como um todo, isso explica por que muitos autores recomendam a realização de polissonografia em todas as crianças com DS, principalmente quando há relato de ronco.

Cardiopatia congênita na síndrome de Down

Defeito em septo atrioventricular

O defeito em septo atrioventricular é caracterizado pelo desenvolvimento anormal das valvas atrioventriculares com persistência do primeiro óstio atrial e VSD. O defeito em septo atrioventricular é responsável por cerca de 3 a 5% dos defeitos cardíacos congênitos ao nascimento na população geral, mas até 70% dos pacientes com AVSD completo são portadores da DS (AI-Hay *et al.*, 2003; Formigari *et al.*, 2004). Embora haja uma forte correlação genética entre o AVSD e a DS, este defeito também é descrito em diversas outras síndromes.

Além disso, há uma significativa razão sexual e étnica pacientes com AVSD, com o dobro de ocorrência no sexo feminino e na população afrodescendente e metade nos hispânicos (Freeman *et al.*, 2008). O AVSD é observado em aproximadamente 40 a 50% das crianças com DS na Europa e América do Norte. Na Ásia, o AVSD é a segunda CHD mais comum, após os diversos VSD.

No México, os AVSD são relatados em apenas 8% das crianças com DS (Figueroa *et al.*, 2003) e, segundo Vida *et al.* (2005), 54,1% dentre 349 crianças com DS na Guatemala também apresentavam CHD (28,6% com PDA isolada, 27,5% com VSD, 12,7% com ASD e 9,5% com ASVD). Freeman *et al.* (2008) relataram que a taxa de AVSD é de 19,2% entre a população branca com DS da América do Norte, contra 29,5% entre população afrodescendente, 11,6% entre os hispânicos e 11,1% entre os asiáticos do continente. É interessante notar que as mulheres afrodescendentes nascidas fora dos Estados Unidos apresentam maior probabilidade de ter uma criança com DS e AVSD do que aquelas nascidas no país. Por fim, a idade materna por si só não parece atuar sobre a prevalência do AVSD em comparação a outras CHD.

Dentre os AVSD, há um grande espectro das variações anatômicas, de defeitos atriais e ventriculares muito extensos à comum ausência de divisão da valva atrioventricular e à branda anomalia da valva mitral (p. ex., a presença de uma fenda na cúspide anterior). Portanto, podemos distinguir, em grosso modo, dois grupos de AVSD: os defeitos completos e os defeitos parciais. No AVSD completo (CAVSD), há uma valva atrioventricular comum com grandes comunicações entre os átrios e os ventrículos (Figura 9.1). A valva atrioventricular comum possui cinco cúspides: duas confinadas ao ventrículo direito, uma exclusivamente no esquerdo e duas que cruzam o septo ventricular, com inserções em ambos os ventrículos. As duas últi-

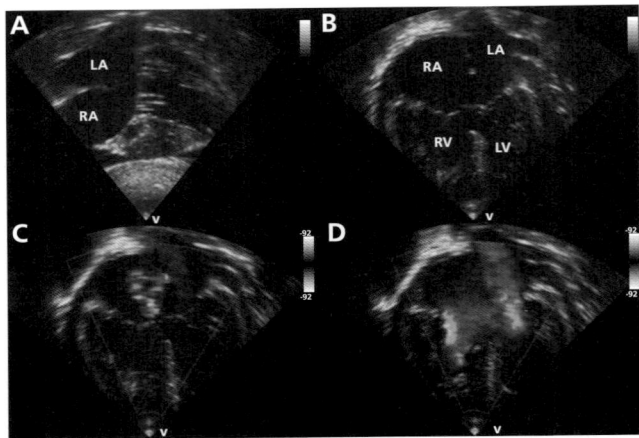

Figura 9.1 Avaliação ecocardiográfica de defeito completo em septo atrioventricular. Projeções ecocardiográficas bidimensionais subxifoide (**A**) e de quatro câmaras (**B**) de um defeito completo em septo atrioventricular, mostrando o defeito em septo atrial no primeiro óstio, a valva atrioventricular comum e um extenso defeito do septo ventricular. A ecocardiografia por Doppler na projeção apical de quatro câmaras permite a avaliação do grau de regurgitação da valva atrioventricular comum (**C**) e claramente mostra a grande mistura de sangue que passa pelo ASD em primeiro óstio e o grande VSD (**D**). LA = átrio esquerdo; RA = átrio direito; RV = ventrículo direito; LV = ventrículo esquerdo.

mas cúspides são denominadas cúspides de ligação superior e inferior. A classificação proposta em 1966 por Rastelli *et al.* é baseada, em grande parte, na anatomia da cúspide de ligação superior (SBL; Figura 9.2). Os AVSDs completos são mais frequentemente associados à SD (60 a 80%). Nos AVSDs parciais, as valvas atrioventriculares são mais completamente formadas e apresentam tecido valvar inserido na crista do septo interventricular. Este tecido da valva atrioventricular pode produzir diferentes graus de oclusão do defeito ventricular. Quando o defeito ventricular é completamente ocluído, há uma comunicação residual no primeiro óstio atrial; quando a oclusão ventricular é parcial e há um *shunt* ventricular restritivo persistente, o defeito é descrito como AVSD intermediário. Os AVSD parciais e intermediários são mais prevalentes na ausência de anomalias cromossômicas.

Outras características anatômicas dos AVSDs foram descritas. O trato de saída do ventrículo esquerdo (LVOT) é maior, mais anterior e mais estreito do que o normal (o que explica a imagem em "pescoço de ganso" à angiografia), com maior risco de obstrução associada do LVOT, tanto nas formas parciais quanto completas do AVSD. O sistema de condução atrioventricular também é anormal, localizado posteriormente ao defeito ventricular, e há grande risco de ocorrência de bloqueios atrioventriculares pós-operatórios.

As anomalias cardíacas associadas observadas em crianças com CAVSD incluem: (1) obstrução do trato de saída do ventrículo direito (RVOT) e patofisiologia similar à da TOF, devido ao alinhamento anterior errôneo do septo infundibular; (2) coarctação da aorta; (3) descompensação dos ventrículos (que apresentam tamanhos assimétricos), mais frequentemente com dominância do ventrículo direito e, às vezes, grave hipoplasia do ventrículo esquerdo, o que impede o reparo biventricular; (4) outras malformações da valva atrioventricular esquerda (orifício duplo, músculo papilar único, displasia valvar); (5) a persistência do ducto arterioso; e (6), menos frequentemente, a estenose da valva pulmonar. Em crianças com DS, a malformação mais frequentemente associada é a obstrução do RVOT (de 6 a 18% dos pacientes). Na ausência de trissomia do cromossomo 21, obstrução do LVOT, descompensação de ventrículos e anomalias da valva mitral são mais comumente observados.

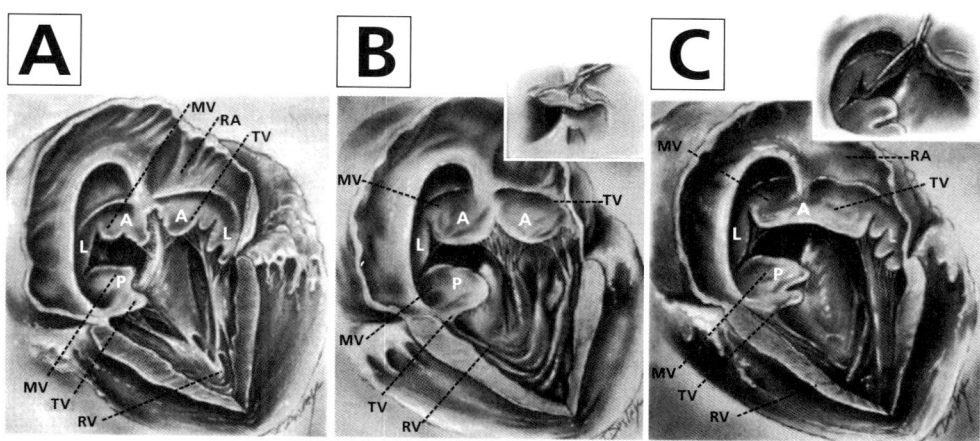

Figura 9.2 Classificação de Rastelli de defeito completo em septo atrioventricular (CAVSD). A classificação de Rastelli apenas se refere à anatomia da cúspide de ligação superior (SBL) da valva atrioventricular comum. **A.** No tipo A, a SBL é dividida em duas partes, com cordões que se ligam à crista do septo muscular interventricular. **B.** No tipo B, a SBL é dividida em duas partes, mas não se liga ao septo interventricular. Em vez disso, se liga ao músculo papilar anômalo do ventrículo direito, originário da superfície septal ventricular direita. **C.** No tipo C, a SBL não é dividida ou ligada à crista do septo ventricular. A comunicação interventricular é geralmente maior no tipo A e se estende até as cúspides aórticas. Na ausência de trissomia do cromossomo 21, o tipo A é o mais comum e o C é a segunda variante mais observada de AVSD; o tipo B é raro. Em crianças com DS, o tipo C é o mais frequente (36 *vs.* 23% na população normal) e o tipo B é mais comum (4 *vs.* 1%) (Lange *et al.*, 2007). (Reproduzida de Rastelli, G. C., *et al.* (1967), com permissão.)

Defeito do septo ventricular

O defeito do septo ventricular é o segundo defeito mais comum em crianças com DS na Europa e América do Norte (cerca de 30%), e é até mais frequente do que o AVSD na Ásia e na América Central. Diferentes tipos de VSD são descritos de acordo com a localização do defeito no septo ventricular (Figura 9.3).

A porção membranosa do septo ventricular deficiente nos VSD perimembranosos é localizada na área superior do septo. No VSD perimembranosa trabecular, o defeito ocorre na área posterior, próximo à valva atrioventricular; no VSD perimembranoso infundibular, o defeito está localizado na área anterossuperior, próximo à valva aórtica.

Os VSD musculares, na porção muscular do septo ventricular, repousam na parte inferior do septo e apresentam maior tendência ao fechamento espontâneo com o passar do tempo.

Os VSD subarteriais duplamente relacionados são defeitos nos quais a continuidade da valva aorticopulmonar constitui as bordas do defeito que é, ao mesmo tempo, subpulmonar e subaórtico.

Nos bebês com DS, o VSD membranoso é frequentemente observado no segmento trabecular do septo ventricular (30%, em um estudo de Marino *et al.* [1990], contra 4% na população geral), ocasionalmente combinado a ASD secundário e PDA, com extenso *shunt* da direita para a esquerda e sinais precoces de insuficiência cardíaca.

Na prática clínica, a maioria dos VSD diagnosticados em bebês com DS são extensos e compreendem os segmentos trabecular e infundibular do septo membranoso. VSD musculares extensos ou subarteriais duplamente relacionados são menos comuns nos bebês com DS; além disso, os DSV musculares geralmente estão associados a lesões mais complexas. Uma

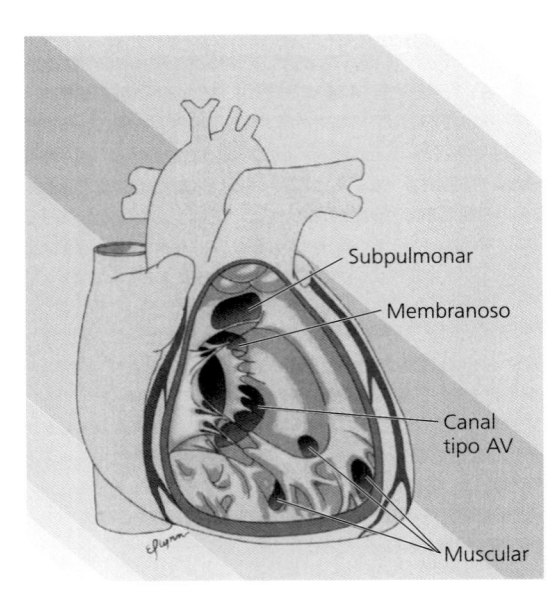

Figura 9.3 Subtipos de defeito do septo ventricular vistos a partir do ventrículo direito. (Reproduzida de Keane *et al.* (2006), com permissão.)

Labels na figura: Subpulmonar, Membranoso, Canal tipo AV, Muscular

fissura na valva mitral é outra malformação frequente, geralmente associada ao DSV membranoso trabecular. Por outro lado, a obstrução do TSVE, a estenose mitral e a coarctação aórtica raramente estão associadas aos DSV em pacientes com SD.

Tetralogia de Fallot

Esta malformação é a única anomalia conotruncal observada em bebês com DS, sendo diagnosticada em 2,7 a 7% das crianças com CHD (Wells *et al.*, 1994; Kållen *et al.*, 1996; Freeman *et al.*, 2008). As quatro características clássicas da TOF são: (1) sobreposição da aorta à direita (2) VSD de alinhamento errôneo; (3) grau variável de estenose pulmonar infundibular/valvular, provocado pelo desvio anterior do septo conal e (4) hipertrofia ventricular direita. A gravidade da TOF depende, em grande parte, do grau de estenose pulmonar infundibular. Se branda, a situação hemodinâmica é similar à observada no VSD isolado, com *shunt* preferencial da esquerda para a direita. Quando moderado, o *shunt* é bidirecional e há cianose branda (SpO_2 de aproximadamente 85%), mas, na obstrução grave do RVOT, o *shunt* passa a ser preferencialmente da direita para a esquerda, com cianose grave e episódios de hipóxia. Quando o paciente apresenta grave hipóxia no período neonatal, o *shunt* de Blalock (entre a artéria subclávia e a artéria pulmonar ipsolateral) é obrigatório para que o fluxo sanguíneo pulmonar e a oxigenação sistêmica sejam suficientes.

Os TOF isolados, mais comuns, com estenose pulmonar infundibular branda ou moderada raramente são sintomáticos nos primeiros dias de vida e o reparo completo pode ser realizado de forma eletiva entre os 4 e 6 meses de idade. Associado ao TOF e ao AVSD completo, o *shunt* de Blalock frequentemente é proposto como primeira cirurgia paliativa nas primeiras semanas de vida e o reparo completo da CHD é realizado mais tarde, quando a vasculatura pulmonar é protegida pela obstrução do RVOT.

Felizmente, algumas das anomalias cardíacas mais complexas comumente observadas em associação ao TOF na população geral (atresia pulmonar, ausência de valva pulmonar, descontinuidade das artérias pulmonares e multiplicidade de colaterais aortopulmonares) são pouco observadas nas crianças com DS.

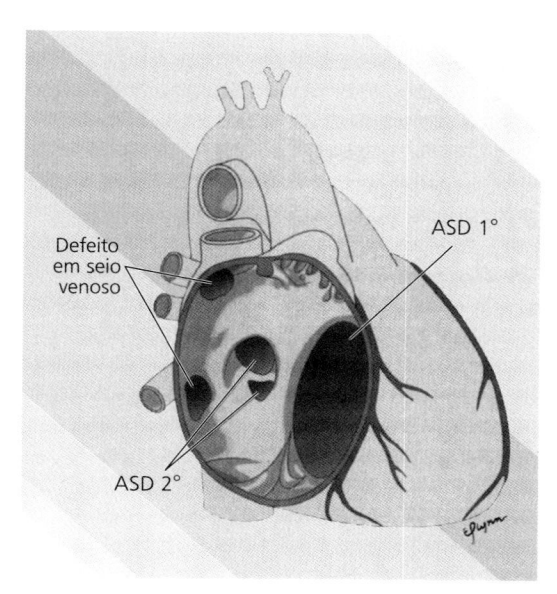

Figura 9.4 Subtipos de defeitos em septo atrial. O defeito no primeiro óstio (ASD 1°) está localizado imediatamente adjacente às valvas mitral e tricúspide. Os defeitos no segundo óstio (ASD 2°) estão localizados próximos à fossa oval, no centro do septo atrial.
Os defeitos no seio venoso estão localizados na área derivada do seio venoso embriológico. (Reproduzida de Keane *et al.* (2006), com permissão.)

Defeito em septo atrial

O ASD no segundo óstio é a mais frequente CHD na população geral, embora tais lesões isoladas sejam, de modo geral, menos observadas em crianças com DS. A maioria destas lesões pode ser submetida ao fechamento percutâneo em laboratórios de cateterismo, através da utilização de diversas próteses de *design* específico. A cirurgia continua a ser indicada na ausência de margens ao redor do(s) defeito(s) para ancoragem dos dispositivos. No ASD em seio venoso, um defeito raramente associado à trissomia do cromossomo 21, o fechamento percutâneo, é impossível em razão da localização superoposterior, e a cirurgia é indicada entre os 3 e 4 anos de idade. O ASD no primeiro óstio é considerado uma forma parcial de AVSD e tende a ser bastante associado à fenda mitral. Os diversos tipos de ASD são descritos na Figura 9.4.

Persistência do ducto arterioso e malformações do arco aórtico

O ducto arterioso é um resquício da porção do sexto arco aórtico que conecta a futura artéria pulmonar principal à aorta no embrião. Durante a vida fetal, os pulmões não são aerados e as artérias pulmonares são mal perfundidas; o ducto permite que o sangue passe do ventrículo direito para a aorta descendente sem entrar na circulação pulmonar.

Após o nascimento, o fechamento do ducto deve ocorrer nos primeiros dias/semanas de vida, embora geralmente seja mais tardia em bebês prematuros. Quando hemodinamicamente significativo, o ducto pode ser fechado por intervenção medicamentosa (p. ex., com ibuprofeno) ou por grampeamento ou secção cirúrgica (por toracotomia lateral ou toracoscopia minimamente invasiva).

Nos bebês com DS, a persistência isolada do ducto arterioso é observada em 2 a 5% dos pacientes na Europa (Stoll *et al.*, 1998), mas é significativamente mais frequente na América Central (28%) (Vida *et al.*, 2005). Caso o PDA seja responsável pelo aumento de volume das cavidades esquerdas, o fechamento percutâneo é indicado aos cerca de 12 meses de idade ou, ocasionalmente, antes.

A artéria subclávia direita aberrante (também denominados *artéria lusória)* é uma anomalia na qual a artéria subclávia direita é originária do arco aórtico distal à artéria subclávia

Tabela 9.1 Cardiopatias congênitas relatadas em 106 crianças com síndrome de Down submetidas à cirurgia cardíaca

	Número de pacientes	%
AVSD completo	50	47,1
VSD	31	29,2
AVSD parcial (primeiro óstio)	10	9,4
Tetralogia de Fallot isolada	6	5,6
ASD (segundo óstio)	4	3,7
ASD em seio venoso	1	0,9
Persistência do ducto arterioso	2	1,9

AVSD = defeito em septo atrioventricular; VSD = defeito em septo ventricular; ASD = defeito em septo atrial.

esquerda e cruza a linha média atrás do esôfago. A prevalência desta anomalia parece ser maior em crianças com DS do que na população geral. Foi sugerido que a ocorrência pré-natal desta aberração seja de até 19 a 36% em fetos com DS (Chaoui *et al.*, 2005). Na maioria dos casos, esta anomalia é assintomática, mas em 10 a 20% dos casos (Bakker *et al.*, 1999) induz problemas de alimentação, com dificuldade de deglutição e vômitos frequentes causados pela compressão posterior do esôfago, principalmente após o introdução de alimentos sólidos. O esofagograma contrastado com bário ajuda a identificar a compressão posterior do esôfago e a tomografia computadorizada (TC) de tórax pode confirmar o diagnóstico e descrever a anatomia do arco e dos grandes vasos. A cirurgia realizada por toracotomia é necessária para alívio da compressão esofágica.

Experiência cirúrgica nas *Cliniques Universitaires Saint-Luc*, Bruxelas, Bélgica

Um estudo retrospectivo avaliou os riscos e benefícios da cirurgia cardíaca em crianças com DS em nosso instituto entre janeiro de 1992 e maio de 2008 (1992 corresponde à chegada da nova equipe cirúrgica).

Durante o período do estudo, 106 crianças com DS, sendo 58 do sexo feminino (55%) e 48 do sexo masculino (45%), foram submetidas à cirurgia cardíaca. Outros 35 pacientes não foram incluídos no estudo por serem de países do norte da África e, assim, seu acompanhamento não pode ser realizado. Os diferentes tipos de CHD observados nos demais 106 pacientes com DS incluídos no estudo são descritos na Tabela 9.1.

Seis outras crianças com DS foram submetidas ao cateterismo (duas para fechamento do ASD e quatro para fechamento de PDA) durante o mesmo período e não foram incluídas no estudo. No total, 99 crianças (93,3%) foram submetidas ao reparo primário: sete crianças (6,7%) passaram pela cirurgia paliativa no período neonatal (incluindo três com AVSD completo e coarctação da aorta, que foram submetidas ao reparo da coarctação e à bandagem pulmonar [para prevenção de hipertensão arterial pulmonar crônica e doença obstrutiva vascular pulmonar]; três crianças com AVSD não compensado e hipoplasia relativa do ventrículo esquerdo incompatível com o reparo completo; e uma criança com AVSD completo e TOF, submetida a um *shunt* de Blalock). Das sete crianças submetidas à cirurgia paliativa, seis acabaram passando pelo reparo completo após, em média, 12,4 meses. A técnica de dois *patches*

Tabela 9.2 Idade mediana para correção cirúrgica

Defeito	Idade à cirurgia (meses)	Variação (meses)
AVSD completo (reparo primário)	5,7	1-78
AVSD completo (após *shunt*)	18,1	6-53
VSD	10,1	2-78
AVSD parcial (primeiro óstio)	60,5	3-188
Tetralogia de Fallot isolada	7,2	5-9,5
ASD (segundo óstio)	21	6,5-34

AVSD = defeito em septo atrioventricular; VSD = defeito em septo ventricular; ASD = defeito em septo atrial.

foi rotineiramente usada por nossos cirurgiões para reparo do AVSD completo, em pacientes com idade média de 5,7 meses (Tabela 9.2). O tempo mediano de acompanhamento de toda a coorte foi de 8,35 anos (entre 8 meses e 16 anos).

Resultados

A mortalidade pós-operatória precoce (30-dia mortalidade) foi de 5,6% (seis pacientes): duas mortes tardias foram secundárias a causas extracardíacas (uma por infecção broncopulmonar e uma causada por fibrose cística associada). É interessante notar que cinco pacientes morreram logo após o reparo de CAVSD no início do período do estudo, entre 1992 e 2000, mas nenhum entre 2001 e 2008. Um paciente faleceu (por hipertensão pulmonar refratária) após o reparo de VSD em 2002. A morbidade pós-operatória precoce foi transiente na maioria dos casos. A efusão pericárdica foi observada frequentemente (10,6%); a hipertensão pulmonar grave, mas reversível, foi relatada em 4,5% dos casos; quilotórax ou sepse foram descritos em 3% dos casos; e a hemiparesia transiente foi observada em um paciente. Complicações a longo prazo foram apresentadas por apenas três pacientes: dois com bloqueio atrioventricular completo e necessidade de implante de marca-passo permanente e um com hemiplegia. Quatro pacientes foram submetidos a uma nova intervenção cirúrgica após o reparo de AVSD: três deles por insuficiência residual da valva mitral moderada a grave e um por estenose subaórtica (com necessidade de duas cirurgias). Um paciente foi submetido a quatro cirurgias: um *shunt* de Blalock para obstrução ventricular direita associada; um reparo completo aos 15 meses de idade; um procedimento para correção da regurgitação residual da valva mitral e do VSD residual; e, por fim, o fechamento percutâneo de um extenso VSD residual. A incidência global de realização de novo procedimento cirúrgico foi de 4% em todas as CHDs, e de 8,8% nos pacientes apenas com CAVSD.

O acompanhamento a longo prazo mostrou regurgitação moderada da valva mitral em 12 pacientes após o reparo do AVSD. A grave incompetência da valva mitral foi diagnosticada em cinco pacientes, que hoje exigem tratamento médico crônico, podem voltar a ser submetidos à cirurgia no futuro.

Concluindo, este estudo mostrou que 83% de todos pacientes com DS submetidos à cirurgia cardíaca passaram pelo reparo primário sem complicações importantes; a mortalidade pós-operatória precoce foi de 5,6% em todos os pacientes e de 10% naqueles apenas com CAVSD.

Discussão

A taxa de mortalidade de 10% observada após o reparo de CAVSD parece elevada em comparação a outros estudos recentes, mas notamos que todos os pacientes falecidos após tal intervenção tinham sido operados entre 1992 e 2000. Desde então, apenas uma criança, submetida ao reparo de VSD, faleceu. Da mesma maneira, AI-Hay *et al.* (2003) observaram que a mortalidade aos 30 dias era de 16% em um grupo de 106 crianças com SD operadas em Londres entre 1986 e 1998. Em uma coorte incluindo 341 crianças com SD operadas em Munique entre 1974 e 2005, a taxa de mortalidade precoce foi de 5,3% (Lange *et al.*, 2007) e de 4,6% em um estudo de Formigari *et al.* (2004), com 131 pacientes com SD submetidos à intervenção em Roma entre 1992 e 2002.

Estes três estudos não encontraram quaisquer diferenças estatisticamente significativas entre crianças com DS e crianças sem DS quanto à mortalidade precoce após a cirurgia. Em um estudo alemão, a sobrevida de 20 anos após o reparo de CAVSD foi de 84% no grupo DS e de 75% no grupo sem DS, com menor necessidade de repetição da cirurgia (11,1 *vs.* 22,7%). Formigari *et al.* (2004) relataram, após 12 anos de acompanhamento, uma taxa de sobrevida similar, de 94%, em pacientes com DS (comparada a 86% na população geral) e necessidade de repetição da cirurgia em 5,4% dos pacientes com DS (comparada a uma taxa maior, de 18,6%, no grupo sem DS). É interessante notar que AI-Hay *et al.* (2003) também observaram menor taxa de nova cirurgia no grupo DS (17 *vs.* 32%). Juntos, estes estudos sugerem que crianças com DS apresentam menor probabilidade de repetição do procedimento cirúrgico em casos de regurgitação residual da valva mitral. Isto poderia ser explicado pela diferente quantidade e qualidade de tecido valvular da valva atrioventricular para reconstrução da valva mitral competente e, talvez, pela menor fragilidade das valvas observadas na trissomia do cromossomo 21. Como um todo, isto tende a demonstrar que a presença de DS em crianças com CAVSD não é um fator de risco importante para o reparo cirúrgico. É impressionante notar que a DS parece estar associada à maior sobrevida a longo prazo e à menor morbidade após cirurgia cardíaca em relação a crianças sem DS com os mesmos defeitos cardíacos. Estes resultados favoráveis estão provavelmente relacionados com a anatomia específica observada na DS, com a menor prevalência de obstruções das câmaras esquerdas, dominância ventricular direita e complexas anomalias da valva mitral (como presença de orifício duplo) (Formigari *et al.*, 2004; Alexi-Meskishvili *et al.*, 1996). Como exemplo, Alexi-Meskishvili *et al.* encontraram anomalias mitrais complexas em 10,6% das crianças com DS, mas em 17,6% daquelas sem a síndrome. AI-Hay *et al.* (2003) também confirmaram a menor taxa de displasia da valva mitral entre crianças com DS (3%) em relação a crianças sem DS (24%). Como esperado, a maior taxa de repetição do procedimento cirúrgico poderia estar relacionada com a gravidade pré- operatória da regurgitação da valva mitral (Michielon *et al.*, 1997). Em nosso estudo, as três crianças com CAVSD e descompensação ventricular foram submetidas à bandagem pulmonar antes do reparo biventricular completo, em média 12 meses depois. Outro paciente com a mesma malformação foi submetido à bandagem pulmonar em 2002; embora sua anatomia tenha sido inicialmente considerada inadequada ao reparo biventricular completo, o paciente foi reavaliado por cateterismo cardíaco aos 5 anos de idade, para medida das pressões pulmonares arteriais e descrição dos componentes ventriculares. Considerado um bom candidato ao reparo biventricular, a correção foi realizada com sucesso. Em nossa série, nenhum paciente precisou ser submetido à correção univentricular pelo método de Fontan. A idade mediana ao reparo de CAVSD foi de 5,7 meses, similar a de outros estudos. É sabido que crianças com DS e CAVSD são mais suscetíveis ao desenvolvimento de doença obstrutiva vascular pulmonar e que a doença vascular pulmonar crônica pode se desenvolver antes mesmo dos 6 meses de idade. Em um estudo de 2007, Kobayashi *et al.* descreveram duas mortes intra-hospitalares em crianças de 5,2 e 5,9 meses de idade que já apresentavam significativa doença pulmonar arterial obstrutiva e graves crises de hipertensão pulmonar no período pós-operatório.

Por fim, Michielon *et al.* (1997) e Suzuki *et al.* (1998) apresentaram outro argumento para o reparo precoce. Estes autores mostraram que o reparo primário precoce pode prevenir a regurgitação da valva mitral por dilatação do ânulo e alterações valvares degenerativas. A mesma tendência (embora sem significado estatístico) que indica a função protetora do reparo (realizado antes dos 3 meses de idade) contra a necessidade de nova intervenção mitral foi também descrita por Al-Hay *et al.* (2003). Em um estudo holandês (Kortenhorst *et al.*, 2005), foi relatada a progressiva redução da idade das crianças com DS e CAVSD no momento da correção cirúrgica (idade mediana de 43 semanas na década de 1980; 24 semanas na década de 1990; e 13 semanas entre 2000 e 2003), assim como a redução da taxa de mortalidade.

Em conclusão, nos últimos 15 anos, conseguimos muitas melhoras significativas no tratamento das CHD em pacientes com DS. Não apenas o diagnóstico pré-natal e neonatal, mas também as técnicas cirúrgicas e o cuidado intensivo pós-operatório foram drasticamente aperfeiçoados em muitas instituições de referência. A mortalidade e morbidade pós-operatória precoce e tardia foram significativamente reduzidas e ainda melhoraram. O diagnóstico da DS não é mais considerado um fator de risco para o reparo de CAVSD. De acordo com publicações recentes, a correção cirúrgica precoce, antes dos 4 meses de idade, combina os melhores resultados ao baixo risco, pelo menos em mãos experientes. Além disso, melhorias nas técnicas de cateterismo e cirurgias híbridas permitiram o fechamento percutâneo ou pré-operatório com dispositivos de VSD de tamanho moderado e podem reduzir a necessidade de uso de circulação extracorpórea e parada circulatória em alguns pacientes. Acreditamos que tais avanços contribuirão para melhor qualidade de vida das crianças com DS e suas famílias.

Resumo

A síndrome de Down (DS) frequentemente está associada a defeitos cardíacos congênitos, que acometem de 40 a 50% dos pacientes portadores.

Até o início da década de 1990, a cirurgia cardíaca foi considerada um procedimento de alto risco nestes pacientes.

Naquela época, alguns centros cardiológicos questionaram o aconselhamento de reparos de defeito completos em septos atrioventriculares (CAVSD), a lesão cardíaca mais frequentemente observada na DS, em razão da alta taxa de mortalidade pós-operatória.

Nos últimos 15 anos, conseguimos muitas melhoras significativas no tratamento das cardiopatias congênitas (CHD) em pacientes com DS. Não apenas o diagnóstico pré-natal e neonatal, mas também as técnicas cirúrgicas e o cuidado intensivo pós-operatório foram drasticamente aperfeiçoados em muitas instituições de referência. A mortalidade e morbidade pós-operatória precoce e tardia foram significativamente reduzidas e ainda melhoraram. O diagnóstico da DS não é mais considerado um fator de risco para o reparo de CAVSD. Acreditamos que tais avanços contribuirão à melhor qualidade de vida das crianças com DS e suas famílias.

Referências

Alexi-Meskishvili, V., Ishino, K., Dänert, I., *et al.* (1996). Correction of complete atrioventricular septal defects with the double patch technique and cleft closure. *Annals of Thoracic Surgery*, **62**, 519-525.

Al-Hay, A. A., MacNeill, S. J., Yacoub, M., Shore, D. F., Shinebourne, E. A. (2003). Complete atrioventricular septal defect, Down syndrome, and surgical outcome: risk factors. *Annals of Thoracic Surgery*, **75**, 412-421.

Bakker, D., Berger, R., Witsenburg, M., Bogers, A. (1999). Vascular rings: a rare cause of common respiratory symptoms. *Acta Paediatrica*, **88**, 947-952.

Berg, J. M., Crome, L., France, N. E. (1960). Congenital cardiac malformations in mongolism. *British Heart Journal*, 22, 331-346.

Chaoui, R., Hering, K., Sarioglu, N., *et al.* (2005). Aberrant right subclavian artery as a new cardiac sign in second and third trimester fetuses with Down syndrome. *American Journal of Obstetrics and Gynaecology*, 192, 257-263.

De Grouchy, J. & Turleau, C. (1982). *Atlas des maladies chromosomiques.* (2nd edn.), pp. 340-351. Paris: Expansion scientifique.

De Walle, H. E. & Cornel, M. C. (1995). Survival rates of children with Down syndrome in the northern Netherlands, 1981-1991. *Tijdschrift of Kindergeneeskunde*, 63, 40-44.

Donnelly, L. F., Shott, S. R., LaRose, C. R., *et al.* (2004). Causes of persistent obstructive sleep apnea despite previous tonsillectomy and adenoidectomy in children with Down syndrome as depicted on static and dynamic cine MRI. *American Journal of Roentgenology*, 183, 175-181.

Down, J. L. (1866). Observations on any ethnic classification of idiots. *London Hospital Clinical Lecture*, 3, 259-262.

Dyken, M. E., Lin-Dyken, D. C., Poulton, S., Zimmerman, M. B., Sedars, E. (2003). Prospective polysomnographic analysis of obstructive sleep apnea in Down syndrome. *Archives of Pediatric and Adolescence Medicine*, 157, 655-660.

Figueroa, J., Magana, B., Hach, J., Jimenez, C., Urbina, R. (2003). Heart malformations in children with Down syndrome. *Revista Espanola de Cardiologia*, 56, 894-895.

Fitzgerald, D. A., Paul, A., Richmond, C. (2007). Severity of obstructive apnea in children with Down syndrome who snore. *Archives of Disease in Childhood*, 92, 423-425.

Formigari, R., Di Donato, R. M., Gargiulo, G., *et al.* (2004). Better surgical prognosis for patients with complete atrioventricular septal defect and Down syndrome. *Annals of Thoracic Surgery*, 78, 66-72.

Freeman, S. B., Bean, L. H., Allen, P. EX., *et al.* (2008). Ethnicity, sex, and the incidence of congenital heart defects: a report from the National Down Syndrome Project. *Genetic Medicine*, 10(3), 173-180.

Frid, C., Drott, P., Lundell, B., Rasmussen, F., Anneren, G. (1999). Mortality in Down syndrome in relation to congenital malformations. *Journal of Intellectual Disabilities Research*, 43(3), 234-241.

Garrod, A. E. (1894). On the association of cardiac malformations with other congenital defects. *St Bartholomew's Hospital Report*, 30, 53.

Hoe, T. S., Chan, K. C., Boo, N. Y. (1990). Cardiovascular malformations in Malaysian neonates with Down syndrome. *Singapore Medical Journal*, 31, 474-476.

Jacobs, P. EX., Leung, M. P., Karlberg, J. (2000). Distribution of symptomatic congenital heart disease in Hong Kong. *Pediatric Cardiology*, 21, 148-157.

Källen, B., Mastroiacovo, P., Robert, E. (1996). Major congenital malformations in Down syndrome. *American Journal of Medical Genetics*, 65, 160-166.

Keane, J., Fyler, D., Lock, J. (2006). *Nada's Pediatric Cardiology* (2nd edn.), Oxford: Elsevier.

Kobayashi, M., Takahashi, Y., Ando, M. (2007). Ideal timing of surgical repair of isolated complete atrioventricular septal defect. *Interactive Cardiovascular Thoracic Surgery*, 6(1), 24-26.

Kortenhorst, M. S., Hazekamp, M. G., Rameloo, M. A., Schoof, P. H., Ottenkamp, J. (2005). Complete atrioventricular septal defect in children with Down syndrome: good results of surgical correction at younger and younger ages. *NederlandseTijdschrift of Geneeskunde*, 149, 589-593.

Lange, R., Guenther, T., Busch, R., Hess, J., Schreiber, C. (2007). The *presence* of Down syndrome is not a risk factor in complete atrioventricular septal defect repair. *Journal of Thoracic and Cardiovascular Surgery*, 134, 304-310.

Lo, N. S., Leung, P. M., Lau, K. C., Yeung, C. Y. (1989). Congenital cardiovascular malformations in Chinese children with Down syndrome. *Chinese Medical Journal*, 102, 382-386.

Marino, B. (1996). Patterns of congenital heart disease and associated cardiac anomalies in children with Down syndrome. In B. Marino & S. M. Pueschel (eds.), *Heart Disease in Persons with Down Syndrome*, pp. 133-140. Baltimore: Brookes.

Marino, B. & DeZorzi, A. (1993). Congenital heart disease in trisomy 21 mosaicism. *Journal of Pediatrics*, **122**, 500-501.

Marino, B., Papa, M., Guccione, P., *et al.* (1990). Ventricular septal defect in Down syndrome. Anatomic types and associated malformations. *American Journal of Diseases in Childhood*, **144**, 544-545.

Merrick, J. (2000). Incidence and mortality in Down syndrome. *Israel Medical Association Journal*, **2**(1), 25-26.

Michielon, G., Stellin, G., Rizzoli, G., Casaroto, D. C. (1997). Repair of complete common atrioventricular canal defects in patients younger than 4 months of age. *Circulation*, **96**(II), 316-322.

Pinto, F. F., Nunes, L., Ferraz, F., Sampayo, F. (1990). Down syndrome: different distribution of congenital heart diseases between the sexes. *International Journal of Cardiology*, **27**, 175-178.

Rastelli, G. C., Kirklin, J. W., Titus, J. L. (1966). Anatomic observations on complete form of persistent common atrioventricular canal with special reference to atrioventricular valves. *Mayo Clinic Proceedings*, **41**, 296-308.

Rastelli, G. C., Wallace, R. B., Ongley, P. A., McGoon, D. C. (1967). Replacement of mitral valve in children with persistent common atrioventricular canal associated with severe mitral incompetence. *Mayo Clinic Proceedings*, **42**, 417-422.

Shoff, S. R., Amin, R., Chini, B. (2006). Obstructive sleep apnea: should all children with Down syndrome be tested? *Archives of Otolaryngology Head and Neck Surgery*, **114**, 1640-1648.

Stoll, C., Alembik, Y., Dott, B., Roth, M. P. (1998). Study of Down syndrome in 238, 942 consecutive births. *Annals of Genetics*, **41**, 44-51.

Suzuki, K., Tatsuno, K., Kikuchi, T., Mimori, S. (1998). Predisposing factors of valve regurgitation in complete atrioventricular septal defect. *Journal of American College of Cardiology*, **32**, 1449-1453.

Torfs, C. P. & Christianson, R. E. (1999). Maternal risk factors and major associated defects in infants with Down syndrome. *Epidemiology*, **10**, 267-270.

Vida, V. L., Barnoya, J., Larrazabal, L. A., *et al.* (2005). Congenital cardiac disease in children with Down syndrome in Guatemala. *Cardiology in the Young*, **15**, 286-290.

Weijerman, M., Marceline van Furth, A., Vonk Noordegraaf, A., *et al.* (2008). Prevalence, neonatal characteristics, and first-year mortality of Down syndrome: a national study. *Journal of Pediatrics*, **152**, 15-19.

Wells, G. L., Barker, S. E., Finley, S. C., Colvin, E. V., Finley, W. H. (1994). Congenital heart disease in infants with Down syndrome. *Southern Medical Journal*, **87**, 724-727.

Yang, Q., Rasmussen, S. A., Friedman, J. M. (2002). Mortality associated with Down syndrome in the USA from 1983 to 1997: a population- based study. *Lancet*, **359**, 1019-1025.

Capítulo

10 Modelos estruturais de desenvolvimento para intervenção precoce em crianças com síndrome de Down

Jacob A. Burack ▪ Katie Cohene ▪ Heidi Flores

A nossa contribuição para este livro é o esboço de uma abordagem de desenvolvimento que pode ser usada para orientar a intervenção precoce para indivíduos com síndrome de Down (DS). Para esta tarefa, fortalecemo-nos com os quadros, modelos e paradigmas da teoria do desenvolvimento geral e pesquisa para guiar a nossa perspectiva sobre intervenção. Com estes conhecimentos e recursos, sugerimos um contexto universal, tendo como premissa as semelhanças avassaladoras nos processos de desenvolvimento subjacentes que são observados entre as crianças, independentemente da sua deficiência e níveis de capacidade ou experiências individuais. Tal contexto seria um primeiro passo para a compreensão da intervenção em crianças com DS já a partir do nascimento e da influência de diversos fatores diretos e indiretos (Hodapp & Burack, 1990). A ênfase sobre os aspectos comuns do desenvolvimento não obscurece as diferenças óbvias e importantes das etiologias, famílias e indivíduos, mas mostra um quadro da criança como um todo, onde estas diferenças podem ser discutidas e compreendidas (Zigler, 1967, 1969; Hodapp *et al.*, 1990). Os desenvolvimentistas contemporâneos celebram as diferenças em todos os níveis da experiência humana como essenciais, mas não contribuem individualmente para resultados de desenvolvimento e comportamento. Assim, a ampla compreensão de trajetórias universais de desenvolvimento e das formas com que são mantidas ou afetadas por diferenças culturais, sociais, comunitárias, familiares e individuais forma uma estrutura organizada para a compreensão da importância da família, do indivíduo e das influências externas para a obtenção de resultados positivos para as crianças com DS (Hodapp, 1990; Hodapp & Burack, 2006). Os modelos de desenvolvimento de Werner, Piaget, Zigler, Cicchetti, Bronfenbrenner e outros desenvolvimentistas atuam como marcos conceituais para guiar a compreensão dos fatores que influenciam o desenvolvimento de crianças com DS.

A noção de um quadro único de desenvolvimento é ilusória, como demonstram muitos modelos e teorias, e os termos "desenvolvimento" e "de desenvolvimento" tornaram-se tanto parte da nomenclatura comum que podem ser considerados insignificantes. No entanto, teorias clássicas do desenvolvimento são fundamentadas em certos fundamentos – o desenvolvimento precisa ser universal, direcional, organizado, sistêmico e ordenado, e o indivíduo (ou seja, criança) precisa ser um participante ativo no processo. Neste sentido, as teorias clássicas de desenvolvimento são essencialmente estruturas de significado ou sistemas regidos por regras que precisam ser mantidos através de pessoas e situações. Os primeiros teóricos do desenvolvimento focavam no delineamento de estruturas para entender crianças típicas e em grande parte foram capazes de suavizar as diferenças individuais a fim de formular diretrizes coerentes e universais. As exceções para essas teorias foram consideradas antitéticas (opostas) à razão de uma estrutura de desenvolvimento e, portanto, normalmente são ignoradas (Burack,

1997). Especialmente em pessoas com histórias atípicas de desenvolvimento, como a deficiência intelectual em síndromes gerais ou genéticas, mais particularmente, e outras atipicidades, foram consideradas fora do âmbito do pensamento tradicional de desenvolvimento. Apesar de não ser necessariamente o primeiro a ampliar a noção de teoria do desenvolvimento, Werner (Werner, 1948, 1957; Werner & Wapner, 1949) alimentou a aplicação de estruturas de desenvolvimento normal às pessoas com deficiência intelectual, distúrbios psiquiátricos, e outros exemplos de psicopatologia. Seu aprendiz, Zigler (1967 Zigler, 1969; Zigler e Balla, 1982; Zigler & Hodapp, 1986), estendeu esta abordagem aplicando a teoria de desenvolvimento para o estudo das pessoas com deficiência intelectual, já que ele e seus colegas consideravam questões como taxas cognitivas, sequências, estruturas, bem como o desenvolvimento social e personalidade dentro do contexto da pessoa como um todo. Em seguida, Cicchetti e colegas (Cicchetti & Sroufe, 1978; Cicchetti & Pogge-Hesse, 1982; Cicchetti & Beeghly, 1990) aprimoraram sua aplicação, através de argumentos para a expansão da abordagem de desenvolvimento, com base em seu trabalho realizado com pessoas com DS no qual, aparentemente, aspectos raros são indicativos de extensões e limites de processos de desenvolvimento (ver também Hodapp & Burack, 1990; Hodapp & Zigler, 1990).

Werner e a universalidade do desenvolvimento

A perspectiva de Werner, quanto ao desenvolvimento, implica uma abordagem global. Sua pesquisa sobre os pontos comuns do desenvolvimento levou ao princípio ortogenético. A ideia é que "onde quer que o desenvolvimento ocorra, ele procede de um estado de globalidade relativa e falta de diferenciação para um estado de crescente diferenciação, articulação e integração hierárquica..." (Werner, 1957, p. 126). A ideia da noção de percepções de Werner é um claro exemplo de como o desenvolvimento segue uma sequência ordenada de etapas. Em uma primeira fase, a percepção é global, de modo que o indivíduo exibe qualidades por inteiro. A segunda etapa é analítica, percebendo-se as partes componentes de um evento. Finalmente, na fase de síntese, o indivíduo percebe como as partes de um evento se integram no conjunto (Werner, 1957).

O desenvolvimento de crianças com DS pode ser visto conceitualmente dentro deste quadro. Como ocorre com indivíduos de desenvolvimento normal, estruturas e processos cognitivos de desenvolvimento desdobram-se de sistemas simples aos mais complexos. Indivíduos com DS irão apresentar comportamentos e estruturas de pensamento mais complexos assim que amadurecem e interagem com o mundo ao redor, tanto com objetos inanimados quanto animados (Cicchetti & Beeghly, 1990). Embora seu desenvolvimento possa se desdobrar em um ritmo mais lento do que em indivíduos de desenvolvimento normal e com perfis evidentemente diferentes de pontos fortes e fracos, seu desenvolvimento progride quando o estímulo está ligado ao aumento do controle sobre seu ambiente. Respostas ambientais, por sua vez, mudam quando sua compreensão dos sistemas circundantes torna-se mais diferenciada, abstrata e integrada (Cicchetti & Beeghly, 1990).

Werner introduziu a noção de equifinalidade, em que o desenvolvimento inicia com diferentes características e finaliza com o mesmo resultado, *versus* multiformidade, em que caminhos semelhantes podem levar a resultados muito diferentes. Neste contexto, o autor diferencia tanto a capacidade como os resultados, na medida em que uma capacidade maior em determinadas áreas pode realmente levar a menor nível de desenvolvimento em tarefas específicas. Por exemplo, Werner (1957) descobriu que, quando solicitadas à construção de quadrados e retângulos com pedaços irregulares cortados de uma figura original, as crianças de 8 anos de idade sem deficiência intelectual obtiveram um desempenho inferior ao de crianças intelectualmente deficientes da mesma faixa etária, devido à sua inclinação para relacionar as peças figurativamente com a forma final que retrataram em suas mentes. Por outro lado, as crianças com dificuldades intelectuais obtiveram um desempenho significativamente melhor quando trabalharam em um nível mais mecânico e focado em combinar peças de mesmo comprimento. O autor concluiu que "um pensador orientado é capaz de elaborar um pensamento altamente abstrato pode obter certa desvantagem em tarefas concretas de formação de conceito em comparação com uma pessoa que pensa concretamente" (Werner, 1957, p. 133).

Werner também introduziu a noção de que o desenvolvimento é tanto gradual como suave (a noção de continuidade), bem como possui paragens bruscas, alterações e regressão (a noção de descontinuidade). Aqui, a descontinuidade é expressa por duas características. O primeiro é a emergência; por exemplo, a irredutibilidade de uma fase posterior para um estágio anterior e formas posteriores; o segundo é o *gappiness*, ou lacunas, que é mais bem descrito como a falta de fases entre as fases anteriores e posteriores. No entanto, para Werner, este último pode ser atribuído, em grande parte, à incapacidade de ver as mudanças menores e mais sutis que ocorrem entre as formas maiores e mais mensuráveis (Werner, 1957). O desenvolvimento pode também acompanhar os níveis mais circunscritos e fixos (a noção de unilinearidade), ou níveis mais móveis e diferenciados (a noção de multilinearidade). Werner concluiu que os processos de desenvolvimento são caracterizados por sequências regulares e invariáveis levando a um ponto final (ver Cicchetti & Beeghly 1990).

Sequências de desenvolvimento

Embora Piaget não tenha trabalhado com pessoas com deficiência, sua pesquisa de sequências de desenvolvimento dá aos pesquisadores as diretrizes de desenvolvimento que podem servir de comparação para indivíduos com desenvolvimento atípico. As ideias de desenvolvimento de Piaget foram posteriormente estendidas a crianças com deficiência intelectual por seu aluno, Barbel Inhelder (1968), que sugeriu que as crianças com deficiência intelectual seguiram a mesma sequência de desenvolvimento, embora elas nunca tenham obtido o mais alto ou regular estágio operacional de desenvolvimento. Estas afirmações foram baseadas na noção de Piaget, que data de 1970, de etapas que delineiam o desenvolvimento em sequências invariáveis que levam a um desfecho. As mudanças que podem ser observadas no desenvolvimento da criança refletem as mudanças nas estruturas mentais. O comportamento é, portanto, um reflexo destas mudanças subjacentes. No estágio sensório-motor (do nascimento aos 2 anos de idade), os bebês usam seus sentidos e habilidades motoras para experimentar o mundo. Nesta fase, se uma criança não pode tocar, ver ou cheirar um objeto, ela não tentará fazê-lo. Na fase pré-operacional (2 a 7 anos de idade), as crianças vão começar a expressar linguagem ou outros símbolos para representar objetos. Durante esta fase as crianças vão começar a agrupar objetos e compreender os vários tipos de conservação. Durante o estágio de operações concretas (7 a 11 anos de idade), as crianças estão começando a ser capazes de pensar e fazer julgamentos racionais sobre conceitos mais abstratos. Na fase final (da adolescência em diante), chamado estágio operacional formal, os indivíduos são altamente capazes de ordenar pensamentos. Não há mais uma dependência de objetos concretos – a mente é capaz de manipular informações sem a presença de objetos físicos. Claramente, para Piaget, o desenvolvimento é ordenado. O funcionamento evolui e se transforma de maneira consistente, em que habilidades anteriores e mais simples são as bases para habilidades mais complexas posteriormente. Estas sequências de desenvolvimento podem ser observadas no comportamento de um indivíduo, assim como o processo de desenvolvimento reflete-se no comportamento (Hodapp *et al.*, 1998).

Piaget também enxergou a criança como um participante ativo em sua aprendizagem. A percepção era de que a criança é um pequeno cientista a explorar o mundo e que a aprendizagem ocorre por meio de um processo de acomodação e assimilação (Piaget, 1970). Assim como crianças de desenvolvimento normal, as crianças com DS experimentam o mundo através da tentativa e erro. As sequências previamente descritas por Piaget são uma estrutura de referência para os processos cognitivos que as crianças geralmente experimentam através do desenvolvimento. O surgimento de novas competências só pode ocorrer quando a criança está pronta. Consequentemente, as crianças com DS vão seguir esses padrões em seu próprio ritmo e este padrão de desenvolvimento será afetado por inúmeros outros fatores que serão discutidos nas seções seguintes.

Universalidade e singularidade

Dentro de sua abordagem de desenvolvimento de deficiências, Zigler (1967, 1969) centrou-se em vários fatores que influenciam o desenvolvimento da criança como um todo, incluindo a personalidade, a motivação e as semelhanças e diferenças entre diversas etiologias. A perspectiva de desenvolvimento baseia-se na ideia de que existem dois tipos distintos de deficiência (Zigler, 1969). Na sua pesquisa anterior, com a abordagem de dois grupos (1969), Zigler afirma:

Se a etiologia da inteligência fenotípica (como mensurado pelo QI) de dois grupos difere, é muito mais lógico afirmar que o curso do desenvolvimento é o mesmo, ou até mesmo que conteúdos semelhantes de comportamentos são mediados por, exatamente, os mesmos processos cognitivos (p. 533).

Subsequentemente, Burack *et al.* (1998) fizeram a distinção entre as várias etiologias que compõem esse grupo orgânico e argumentaram que cada diferente etiologia foi composta de trajetórias e comportamentos etiológicos distintos. Como a DS é facilmente identificável e a mais comum das síndromes genéticas, padrões comportamentais, cognitivos e de desenvolvimento específicos vêm sendo reconhecidos. A singularidade dos perfis é pronunciada em algumas áreas e mais sutil em outras. Da perspectiva de desenvolvimento, todas elas apontam para um sistema intrinsecamente interligado e organizado (Cicchetti & Pogge-Hesse, 1982).

A pesquisa em desenvolvimento precoce de habilidades sociais de comunicação de indivíduos com DS, por exemplo, sugere que as crianças portadoras desta síndrome apresentam desempenho semelhante aos indivíduos da mesma idade mental, com e sem atrasos de desenvolvimento, nas áreas de atenção conjunta não verbal e habilidades de interação social. No entanto, estas crianças apresentam déficits na requisição não verbal, que vêm associados, mais tarde, as dificuldades de aquisição da linguagem expressiva (Mundy & Sheinkopf, 1998).

A compreensão de semelhanças abrangentes contidas na etiologia pode prover informação valiosa sobre tratamento, marcos de desenvolvimento e trajetórias. Dentro desta abordagem de desenvolvimento, há um foco na maneira pela qual os indivíduos das mais variadas deficiências se desenvolvem em comparação com trajetórias de desenvolvimento normal. Assim como padrões de forças e fraquezas variam através do ciclo da vida, o mapeamento das vias de desenvolvimento pode ser instrutivo sobre o foco e tempo de intervenção.

Noção da criança como um todo

Zigler (1971) promoveu a necessidade de considerar a criança como um todo e dar mais atenção a fatores que influenciam o comportamento além de, apenas, cognição. A ênfase era tomar em conta e apoiar a criança como um todo. Zigler (1971) focou em vários fatores que podem influenciar a personalidade e motivação de uma criança. Este autor destacou atributos de personalidade, incluindo uma dependência excessiva dos adultos (tendência à reação positiva), a cautela quanto às reações iniciais com adultos (tendência à reação negativa), uma baixa expectativa de sucesso, uma dependência excessiva dos outros para ajudar a resolver problemas (codependência), a falta de prazer advinda da resolução de problemas e uma preferência por recompensas mais palpáveis em contraste com o elogio verbal ou outras recompensas não tangíveis (motivação de eficácia/competência) e, finalmente, um autoconceito menos diferenciado e baixos padrões de ideal próprio (Hodapp *et al.*, 1998).

Zigler se perguntou por que é que indivíduos pareados por idade mental não teriam o mesmo desempenho em tarefas cognitivas (Weisz & Zigler, 1979). Ele concluiu que manter o foco na criança como um todo, considerando as características de personalidade e motivacionais, é imperativo para compreender as diferenças entre dois indivíduos de mesma idade mental, mas que diferem, significativamente, em habilidades cognitivas. Zigler enfatizou que as experiências de vida, como repetidas falhas e privação social afetam a autoimagem um indivíduo e, portanto, seu desempenho. Por exemplo, em uma série de estudos de Zigler *et al.* (Bybee & Zigler, 1992, para revisões, ver Zigler & Hodapp, 1986, Merighi *et al.*, 1990) constataram que indivíduos com deficiência escolhem frequentemente problemas menos difíceis mais tarde na vida, procuraram mais a ajuda de outros, e também demonstraram menor satisfação na resolução de tarefas de solução de problemas. Isso também é evidente na relação entre crianças em idade escolar com DS e seus pais, que tendem a ser excessivamente didáticos e intrusivos. Isto, por sua vez, se traduz em menos oportunidades para crianças com DS em resolver problemas de forma independente e experimentar o prazer de seus sucessos. Assim, o desenvolvimento da motivação intrínseca pode ser impedido, preparando o palco para reduzir o interesse na resolução de problemas e uma excessiva confiança nos outros (Hodapp & Fidler, 1999).

Em resposta a este fenômeno, Bybee e Zigler (1992) apresentaram o princípio de fácil ao difícil e concluíram que uma forma de aumentar a motivação intrínseca é proporcionar problemas de dificuldade crescente já a partir de tenra idade. Compreender o nível cognitivo da criança ajuda a ajustar o nível de tarefas de solução de problemas. Assim como a apresentação de tarefas muito difíceis leva à queda da motivação entre as crianças, o inverso também é verdadeiro. A apresentação de tarefas que são muito fáceis de serem realizadas diminui o prazer derivado de alcançar o resultado desejado. A confiança é construída quando as crianças se sentem bem-sucedidas na realização de tarefas com níveis de dificuldade crescentes.

Infelizmente, à medida que as crianças com DS são expostas a problemas introduzidos por suas mães, sua autoestima vai geralmente diminuindo quando o nível exigido para a solução desses problemas é maior do que o seu atual nível cognitivo (Mahoney *et al.*, 1990). Este fenômeno resulta em experiências repetidas em que as crianças estão sobrecarregadas e precisam de apoio adicional para completar tarefas. Consequentemente, as crianças obtêm menos prazer em razão da exposição a repetidas experiências fracassadas. Além disso, reforça as crianças a tomar um papel mais passivo em suas atividades e interações. Como o seu papel nestas interações é mais passivo, eles se comportam como observadores, em vez de exploradores ativos e solucionadores de problemas. Assim, quando as crianças não têm a oportunidade de controlar seu ambiente e tornarem-se participantes mais ativos, este comportamento passivo vai ser generalizado para situações e contextos similares na vida adulta (Hodapp & Fidler, 1999). Portanto, os tipos de experiências precoces aos quais as crianças com DS são expostas pode contribuir para dependência mais elevada em adultos e maior dependência de estímulos externos para a resolução de problemas, bem como menor expectativa de sucesso (para uma discussão geral sobre estas questões, ver Merighi *et al.*, 1990). Por esta razão, a atenção voltada para experiências anteriores de sucesso e fracasso é crucial na promoção de uma autoimagem mais positiva e ética de trabalho.

Cicchetti e uma abordagem ampliada de desenvolvimento

Cicchetti abordou uma perspectiva mais liberal de desenvolvimento, que é baseada em uma abordagem organizacional em que o desenvolvimento é visto como "uma série de reorganizações qualitativas dentro e entre sistemas comportamentais e biológicos" (Cicchetti & Beeghly, 1990). De acordo com esta abordagem, o desenvolvimento segue de acordo com o princípio da ortogenética, com três princípios adicionais de mudança. As mudanças ocorrem ao longo do tempo na relação estrutura-função, são qualitativas e quantitativas na natureza, e são mais bem descritas como "um movimento para aumentar o controle cortical sobre os mais difusos centros automáticos de comportamento" (Cicchetti & Beeghly, 1990, p. 32).

Cicchetti *et al.*, começaram a tentar esclarecer e desenvolver esta noção de estrutura organizada de desenvolvimento. Em uma série de estudos de Cicchetti e Sroufe (1976, 1978) e Mans *et al.* (1978) em crianças com síndrome de Down, destacou-se a consistência entre crianças de desenvolvimento normal e crianças com DS com relação à organização através de domínios e ordem de desenvolvimento, mesmo quando o desenvolvimento prossegue em um ritmo mais lento. Cicchetti e Sroufe (1976) descobriram que crianças com DS tiveram um início mais tardio do riso do que crianças com desenvolvimento normal, o que é problemático para o desenvolvimento a longo prazo, visto que o riso precoce é um melhor indicador de desenvolvimento cognitivo mais tarde. Da mesma forma, Cicchetti e Sroufe (1978) descobriram que crianças com síndrome de Down também apresentaram um atraso em emoções negativas como chorar e outros sinais de aflição, como um ritmo cardíaco acelerado na experiência com o penhasco visual e aproximação de sombras em rota de colisão. Mais uma vez, o aparecimento de emoções negativas foi positivamente correlacionado ao posterior funcionamento cognitivo. Quanto mais cedo a criança mostra emoções negativas, melhores serão os resultados encontrados em testes cognitivos mais tarde. Cicchetti e Pogge-Hesse (1982) também introduziram uma abordagem mais liberal do desenvolvimento na qual o conceito de estrutura de desenvolvimento é mais flexível, pois compensa os padrões desiguais de desenvolvimento encontrados em indivíduos com excepcionalidades. Estes padrões encontrados em etiologias específicas podem ajudar a compreender os limites exteriores de como determinadas ligações de desenvolvimento podem ser esticadas, mas ainda mantidas dentro de sequências de desenvolvimento organizadas (Wagner *et al.*, 1990).

Ciccheti (1984) sentencia que "podemos aprender sobre o funcionamento normal de um organismo estudando sua patologia e, da mesma forma, podemos aprender mais sobre sua patologia estudando sua condição normal" (p. 1) e é relevante para o estudo da família. A ênfase no estudo da forma como o funcionamento das famílias normais influencia o desenvolvimento da criança ou pode ser influenciado pela criança é instrutiva para o estudo de famílias com crianças com DS (Cicchetti & Beeghly, 1990). Cicchetti e Beeghly concluíram que a pesquisa da influência familiar no desenvolvimento explica que os comportamentos e atitudes dos pais afetam o desenvolvimento infantil e, de maneira contrária, o desenvolvimento da criança influencia as respostas parentais e a interação entre os pais e a criança. Estas interações entre os estilos parentais e o desenvolvimento da criança são exemplos claros da necessidade de considerar múltiplos fatores que influenciam o desenvolvimento.

Teoria ecológica

Bronfenbrenner (1979, 1986, 1989) foi capaz de avaliar o impacto dos sistemas externos que cercam a criança e seu desenvolvimento. Este autor observou que na pesquisa sobre o desenvolvimento da criança estava incompleta, pois não levava em conta o sistema que mais influencia a criança e afirmou: "Pode-se dizer que grande parte da psicologia do desenvolvimento é a ciência do comportamento estranho das crianças em situações estranhas com adultos estranhos durante o menor período de tempo possível" (Bronfenbrenner, 1977, p. 513). O interesse nas influências de sistemas externos que cercam a criança, como a família, os vizinhos, a comunidade e os meios de comunicação, tornou-se um grande foco quando ele introduziu a teoria ecológica.

Bronfenbrenner (1974) deu um argumento para a intervenção precoce como a descreveu, na teoria ecológica, o impacto da família como agente ativo para a implementação das intervenções. Burack *et al.* (1998) delinearam os três componentes principais desta abordagem. O primeiro é a ideia de que o ambiente desempenha um papel importante e tem um efeito substancial no desenvolvimento. Em segundo lugar, a interação entre o efeito ambiental e o desenvolvimento do indivíduo varia de um indivíduo para outro. O efeito pode ser mais ou menos substancial, dependendo do indivíduo. Finalmente, o indivíduo vai também influenciar o meio ambiente. Na teoria ecológica de Bronfenbrenner (1979, 1986, 1989), o desenvolvimento infantil ocorre dentro do contexto dos sistemas ambientais que contribuem para, ou têm, um efeito sobre a criança. A influência ambiental pode ser examinada olhando-se para a interação com todos os sistemas circundantes influentes: a definição imediata inclui a criança (microssistema), as inter-relações entre as configurações em que a criança interage (mesossistemas), as estruturas de maior dimensão na sociedade, que incluem os vizinhos, a mídia e influências governamentais (não necessariamente incluindo a criança) (macrossistemas) e, finalmente, os maiores sistemas de valores culturais e sociais (exossistemas) (Bronfenbrenner, 1979, 1986, 1989).

Todos os sistemas têm variadas influências, diretas e indiretas, no desenvolvimento do indivíduo. Se examinarmos as influências diretas sobre uma criança, podemos ver muitos sistemas, que poderiam incluir o lar, a escolinha ou apoio de uma babá, e a família. Quando a criança fica mais velha, os sistemas circundantes tornam-se mais complexos e abrangentes, uma vez que incluiria não apenas o ambiente de casa, mas também os colegas da escola, os professores, vizinhos e amigos mais próximos. Quando a criança se desenvolve na adolescência, o sistema amplia ainda mais para incluir a família, a escola e a comunidade, que pode incluir familiares, colegas, amigos próximos, modelos e professores, e outras influências, como a espiritualidade. Estresse, mudanças ou outros conflitos nos sistemas circundantes podem causar, tanto indireta como diretamente, alterações no caminho de desenvolvimento de uma criança. A alteração de um sistema irá, inevitavelmente, causar uma mudança nos outros sistemas circundantes.

Trajetórias de desenvolvimento complexo

A consideração de muitos fatores na vida de um indivíduo auxilia a compreensão de como as trajetórias de desenvolvimento são mantidas ou afetadas por diferenças sociais, familiares e individuais, e de que modo influenciam os resultados positivos para todas as crianças, incluindo aquelas com deficiência intelectual (DI) e DS. As trajetórias de desenvolvimento surgiram com as transações entre vários fatores que podem moderar e responder por vários resultados de forma direta e indireta.

Como a DS está associada ao risco de desfechos negativos em muitas áreas, a maneira mais simples de entender as trajetórias de desenvolvimento para crianças com esta condição é assumindo-se que os indicadores precoces de problemas em um domínio podem levar a problemas nesse domínio mais tarde. Por exemplo, se pensa que os primeiros desafios na realização e motivação causem problemas no desempenho escolar mais tarde. Como resultado de déficits de motivação que começam na infância e primeira infância em razão de uma falha repetida e da exposição a tarefas acima do seu nível cognitivo, as crianças com DS muitas vezes apresentam dificuldades posteriores no desempenho escolar e na capacidade de resolução de problemas. Os efeitos da baixa motivação e da falta de vontade de tentar novos desafios limitam as habilidades de adultos com DS para realizar seu pleno potencial. Eles aprendem que é mais fácil e mais seguro contar com o apoio de outras pessoas para realizar tarefas que poderiam e deveriam ser capazes de realizar com sucesso, de forma independente. Assim, as crianças podem estagnar seu desenvolvimento de maneira precoce como resultado do desafio em certo domínio.

No entanto, esta é uma trajetória muito simplificada de como os problemas em um domínio podem também conduzir muito cedo a adaptações posteriores nesse domínio. Problemas de realização e motivação precoces podem levar a intervenções precoces, mudanças de estilos parentais, aumento de suporte, e adaptações de programas escolares que finalmente levam ao sucesso escolar relativo. Por outro lado, problemas que surgem cedo em um domínio podem ser a base ou mesmo contribuir para mais dificuldades de realização e motivação que podem estender-se a problemas mais complexos em outra área. Como as crianças com DS frequentemente têm alto número de falhas em experiências e, portanto, déficits de motivação, isto pode levar a problemas de autoestima e nas relações com seus semelhantes. As previsões para déficits adaptativos mostram desafios em levar uma vida mais independente e, consequentemente, a participação na força de trabalho pode estar comprometida para os indivíduos com DS. Repetidos fracassos ao longo da infância e primeira infância podem levar muitos indivíduos com DS a evitar situações em que eles sintam que potencial de falha é elevada. Isso pode impactar de forma significativa o seu desenvolvimento emocional e psicológico, como pode torna-los mais isolados e, por sua vez, aqueles com quem convivem podem fazer menos exigências e ter expectativas mais baixas. Uma espiral de resultados negativos que afetam o desenvolvimento pode, portanto, originar-se de problemas que surgem muito cedo em um domínio e ampliar-se ainda mais nesse domínio como também em outros (p. ex., a escolha da escola).

Alternativamente, problemas de realização e motivação que surgem cedo podem vir associados a outras formas de adaptação mais tarde na vida. Aqui, os problemas em um domínio podem conduzir a adaptações posteriores em um ou mais domínios. Como as crianças com síndrome de Down podem ter dificuldades em seu desempenho escolar, uma programação que reforce seus pontos fortes e características individuais pode levar a oportunidades alternativas e sucesso crescente em áreas menos acadêmicas. Indivíduos com síndrome de Down são frequentemente descritos como sendo amigáveis e dispostos. Essas características podem ser habilidades compensatórias que se desenvolveram através de reforço e aperfeiçoamento de habilidades demonstradas em tenra idade. Quando bebês e crianças com DS forem consistentemente estimulados para serem brincalhões, extrovertidos e sociáveis quando bebês e crianças, eles aprenderão como estas habilidades são valiosas e poderão fazer uso delas durante a adolescência e a idade adulta. Essas características geralmente são identificadas pelos adultos como compensatórias para déficits de habilidades cognitivas e os tornam mais capazes de participar funcionalmente no cenário da comunidade. No entanto, o quadro é mais complexo do que estes dois exemplos, pois há transações contínuas entre as previsões e os desfechos de início de desenvolvimento. Preditores precoces e problemas posteriores não atuam de forma isolada – pelo contrário, permanecem ligados, interagindo continuamente e levando a diversas variações de resultados.

Este padrão conceitual de desfechos de desenvolvimento também pode ser usado como modelo para entender as adaptações precoces. Neste caso, o sucesso precoce em um domínio leva à adaptação posterior nesse domínio. Como as crianças com DS podem possuir as habilidades necessárias para serem bem sucedidas em algumas áreas acadêmicas, isso pode predizer um funcionamento melhor em séries mais avançadas. Elas podem ser condescendentes e seguir as instruções de pais e professores, e isso pode predizer um melhor desempenho escolar mais pra frente. Entretanto, adaptação precoce em um domínio também pode levar a problemas em outro domínio mais tarde. Neste caso, a dependência de adultos para obter orientação pode ser um indicador de adaptação precoce que pode levar a problemas posteriores na vida independente fora dos domínios escolares; os indivíduos com DS frequentemente carecem de habilidades autodeterminação como fazer escolhas, tomar a iniciativa e solucionar problemas de forma autônoma mais tarde na vida. De modo recíproco, adaptação precoce em um domínio pode levar à adaptação posterior em outro domínio. Por exemplo, seguir orientações e indicações dos pais e professores pode promover a formação de habilidades necessárias à participação na força de trabalho. Como o exemplo prévio de problemas que surgem cedo, os resultados de adaptação precoce e tardia são complexos, em decorrência da interação entre os preditores e os resultados. A influência entre fatores ocorre simultaneamente e um não é independente do outro, com efeitos de moderação múltipla nos resultados.

Os modelos e exemplos discutidos aqui não avaliam a complexidade da operação entre os níveis de funcionamento do indivíduo, os fatores ambientais, e as relações que, juntos, oferecem um padrão mais real de trajetórias de desenvolvimento através do tempo de vida de indivíduos com DS. Os diferentes resultados de indivíduos com fatores preditivos e transacionais semelhantes sugerem que certas características possam moderar os resultados em estágios de desenvolvimento diferentes. Neste sentido, um modelo mais abrangente para o entendimento de trajetórias de desenvolvimento deveria ter:

causa para a competência em X, problema em Y, relação com Z, na situação Q, com a idade A que está em constante mudança, ou interagir, de forma individual e em relação entre si de tal modo que eles precisem ser considerados em A + 1 minuto, A + 1 dia, A + o resto da vida da pessoa, com qualquer número de fatores e combinações diferentes entre eles.

Claramente, dois indivíduos com DS não compartilham do mesmo exato perfil ou são expostos aos mesmos eventos na vida. Portanto, trajetórias de desenvolvimento são únicas e continuam a evoluir ao longo da vida para cada indivíduo, apesar das similaridades de grupos etiológicos.

Implicações de modelos de desenvolvimento

Neste capítulo, mostramos as estruturas de muitos contribuintes que aparentemente não influenciam os resultados de desenvolvimento de crianças com DS, e cujo papel pode ser considerado tanto individualmente como dentro do contexto de evolução significativa e contínua aos sistemas de transação que estão envolvidos em praticamente todos os aspectos da vida do indivíduo. Uma vez que o número dos fatores potencialmente relevantes é infinito, como todo aspecto do indivíduo desde a forma molecular, passando pela sua etiologia específica e social até às ações do momento atual, que podem ser positiva ou negativamente associadas com diferentes resultados, a identificação dos fatores mais essenciais é uma tarefa preliminar necessária. Portanto, uma explicação elaborada das trajetórias universais de desenvolvimento e as vias que o sustentam ou influenciam por diferenças culturais, sociais, públicas, familiares e individuais é apresentada como uma estrutura organizada a ser considerada e que conta para a relevância de interações com a família, às diferenças individuais entre crianças com DS e as influências externas diretas e indiretas para o desenvolvimento de resultados positivos para crianças com DS. Os modelos de desenvolvimento de Werner, Piaget, Zigler, Cicchetti e Bronfenbrenner, juntos, auxiliam a nos guiar no entendimento da intervenção. O entendimento de que a intervenção não é uma construção que ocorre somente no ambiente escolar é imperativa, já que a perspectiva de desenvolvimento explica como a intervenção inclui todas as interações que afetam os resultados de desenvolvimento, como as complexidades entre os vários fatores na relação com questões do nível de desenvolvimento, características individuais, os vários aspectos do ambiente, a família do indivíduo, a comunidade, a cultura e a sociedade.

Resumo

Destacamos as contribuições da abordagem de desenvolvimento para compreender e intervir com crianças com síndrome de Down (DS). Teorias clássicas de desenvolvimento e suas revisões contemporâneas são discutidas em relação à sua aplicabilidade para o estudo dos indivíduos com deficiência intelectual em geral e aos indivíduos com DS, mais especificamente. A ênfase é sobre os pontos comuns de desenvolvimento que são evidentes, apesar das diferenças óbvias e importantes através de suas etiologias, famílias e indivíduos. Neste contexto, o foco é sobre os aspectos cognitivos, sociais, emocionais e comportamentais da criança como um todo, que está continuamente lidando com o universo multifatorial em que ele/ela vive.

Agradecimentos

O trabalho sobre este capítulo foi financiado por uma subvenção efetiva do Conselho de Pesquisa em Ciências Sociais e Humanas do Canadá ao J.A.B. Agradecemos Fabienne Bain, Alexandra D'Arrisso, e Jacqueline Hodgson por sua ajuda na preparação do manuscrito. Agradecemos os Drs. Juan Pereira e Jean-Adolphe Rondal na organização da reunião da síndrome de Down que ocorreu em Palma de Maiorca e por sua liderança neste campo.

Referências

Bronfenbrenner, U. (1974). Developmental research, public policy, and the ecology of childhood. *Child Development, 45,* 1-5.

Bronfenbrenner, U. (1977). Toward an experimental ecology of human development. *American Psychologist, 32,* 515-531.

Bronfenbrenner, U. (1979). *The Ecology of Human Development: Experiments by Nature and Design.* Cambridge: Harvard University Press.

Bronfenbrenner, U. (1986). Ecology of the family as a context for human development: research perspectives. *Developmental Psychology, 22,* 723-742.

Bronfenbrenner, U. (1989). Ecological systems theory. In R. Vasta (ed.), *Six Theories of Child Development: Revised Formulations and Current Issues,* Vol. 6. Greenwich: JAI Press.

Burack, J. A. (1997). The study of atypical and typical populations in developmental psychopathology: the quest for a common science. In S. S. Luthar, J. A. Burack, D. Cicchetti, J. R. Weisz (eds.), *Developmental Psychopathology Perspectives on Adjustment, Risk and Disorder,* pp. 139-165. New York: Cambridge University Press.

Burack, J. A., Hodapp, R. M., Zigler, E. (1988). Issues in the classification of mental retardation: differentiating among organic etiologies. *Journal of Child Psychology and Psychiatry, 29,* 765-779.

Burack, J. A., Hodapp, R. M., Zigler, E. (eds.) (1998). *Handbook of Mental Retardation and Development. New* York: Cambridge University Press.

Bybee, J. & Zigler, E. (1992). Is outer directedness employed in a harmful or beneficial manner by students with and without mental retardation? *American Journal on Mental Retardation, 96,* 512-521.

Cicchetti, D. (1984). The emergence of developmental psychopathology. *Child Development, 55,* 1-7.

Cicchetti, D. & Beeghly, M. (eds.) (1990). *Children with Down Syndrome: A Developmental Approach.* New York: Cambridge University Press.

Cicchetti. D. & Pogge-Hesse, P. (1982). Possible contributions of organically retarded persons to developmental theory. In E. Zigler & D. Balla (eds.), *Mental Retardation: The Developmental-Difference Controversy,* pp. 277-318. Hillsdale: Erlbaum.

Cicchetti, D. & Sroufe, L. A. (1976). The relationship between affective and cognitive development in Down's syndrome infants. *Child Development, 47,* 920-929.

Cicchetti, D. & Sroufe, L. A. (1978). An organizational view of affect: illustration from the study of Down's syndrome infants. In M. Lewis & L. A. Rosenblum (eds.), *The Development of Affect. New* York: Plenum.

Hodapp, R. M. (1990). One road or many? Issues in the similar sequence hypothesis. In R. M. Hodapp, J. A. Burack, E. Zigler (eds.), *Issues in* the Developmental Approach to Mental Retardation, pp. 49-70. Cambridge, England: Cambridge University Press.

Hodapp, R. M. & Burack, J. A. (1990). What mental retardation teaches us about typical development: the examples of sequences, rates, and cross-domain relations. Development and Psychopathology, 2, 213-225.

Hodapp, R. M. & Burack, J. A. (2006). Developmental approaches to children with mental retardation: a second generation? In D. Cicchetti & D. J. Cohen (eds.), Developmental Psychopathology (Volume 3): Risk, Disorder, and Adaptation, pp. 235-267. New York: Wiley.

Hodapp, R. M., Burack, J. A., Zigler, E. (1990). The developmental perspective in the field of mental retardation. In R. M. Hodapp, J. A. Burack, E. Zigler (eds.), Issues in the Developmental Approach to Mental Retardation, pp. 3-26. New York: Cambridge University Press.

Hodapp, R. M., Burack, J. A., Zigler, E. (1998). Developmental approaches to mental retardation: a short introduction. In J. A. Burack, R. M. Hodapp, E. Zigler (eds.), Handbook of Mental Retardation and Development, pp. 3-19. New York: Cambridge University Press.

Hodapp, R. M. & Fidler, D. J. (1999). Special education and genetics: connections for the 21st century. Journal of Special Education, 33, 130-137.

Hodapp, R. M. & Zigler, E. (1990). Applying the developmental perspective to individuals with Down syndrome. In D. M. Cicchetti & Beeghly (eds.), Children with Down Syndrome. New York Cambridge University Press.

Inhelder, B. (1968). The Diagnosis of Reasoning in the Mentally Retarded. New York: Day. (Originally published, 1943.)

Mahoney, G., Fors, S., Wood, S. (1990). Maternal directive behavior revisited. American Journal on Mental Retardation, 94, 398-406.

Mans, L., Cicchetti, D., Sroufe, L. A. (1978). Mirror reactions of Down's syndrome infants and toddlers: cognitive underpinnings of self-recognition. Child Development, 49, 1247-1250.

Merighi, J., Edison, M., Zigler, E. (1990). Motivational factors in mentally retarded functioning. In R. M. Hodapp, J. A. Burack, E. Zigler (eds.), Issues in the Developmental

Approach to Mental Retardation. Cambridge: Cambridge University Press.

Mundy, P. & Sheinkopf, S. (1998). Early communication skill acquisition and developmental disorders. In: J. A. Burack, R. M. Hodapp, E. Zigler. (eds), Handbook of Mental Retardation and Development. New York Cambridge University Press.

Piaget, J. (1970). Piaget's theory. In P. H. Mussen & W. Kessen (eds.), Handbook of Child Psychology: Vol. 1, History, Theory, and Methods. New York: Wiley.

Wagner, S., Ganiban, J. M., Cicchetti, D. (1990). Attention, memory and perception in infants with Down syndrome: a review and commentary. In D. Cicchetti & M. Beeghly (eds.), Children with Down Syndrome: A Developmental Perspective, pp. 147-179. New York: Cambridge University Press.

Weisz, J. R. & Zigler, E. (1979). Cognitive development in retarded and nonretarded persons: Piagetian tests of the similar sequence hypothesis. Psychological Bulletin, 90, 153-178.

Werner, H. (1948). Comparative Psychology of Mental Development (Rev. edn.). New York: International Universities Press.

Werner, H. (1957). The concept of development from a comparative and organismic point of view. In D. Harris (ed.), The Concept of Development. Minneapolis: University of Minnesota Press.

Werner, H. & Wapner, S. (1949). Sensory-tonic field theory of perception. Journal of Personality, 18, 88-107.

Zigler, E. (1967). Familial mental retardation: a continuing dilemma. Science, 155, 292-298.

Zigler, E. (1969). Developmental versus difference theories of mental retardation and the problem of motivation. American Journal of Mental Deficiency, 73, 536-556.

Zigler, E. (1971). The retarded child as a whole person. In H. E. Adams & W. K. Boardman (eds.), Advances in Experimental Clinical Psychology. New York Pergamon.

Zigler, E. & Balla, D. (1982). Motivational and personality factors in the performance of the retarded. In E. Zigler & D. Balla (eds.), Mental Retardation: The Developmental-Difference Controversy, pp. 9-26. Hillsdale: Erlbaum.

Zigler, E. & Hodapp, R. (1986). Understanding Mental Retardation. New York: Cambridge University Press.

Capítulo 11

Aspectos do desenvolvimento motor na síndrome de Down

Naznin Virji-Babul ▪ Anne Jobling ▪ Digby Elliot
Daniel Weeks

Introdução

No primeiro ano de vida, as crianças com desenvolvimento normal fazem grandes avanços no desenvolvimento motor. Estes indivíduos progridem de um repertório limitado de movimentos espontâneos e reflexos para movimentos mais intencionais, dirigidos a metas. Usando seus braços, tais crianças alcançam maior equilíbrio nas posições verticais e progridem da posição sentada e rastejante a manter-se de pé e andar. A taxa de desenvolvimento motor é influenciada por diversos fatores que incluem a maturação do sistema nervoso, a constituição genética individual, a capacidade de processar a estimulação sensorial, como toque, som, equilíbrio, sensações musculares e articulares, e a experiência de movimento dentro de diferentes contextos ambientais. Embora a experiência motora tenha sempre sido reconhecida como importante para o aprendizado motor, só recentemente é que a natureza central da experiência de ação no desenvolvimento cognitivo está sendo posta em evidência. Consequentemente, há um aumento da satisfação das crianças que aprendem rapidamente a partir da experiência ativa e que são capazes de adquirir esse conhecimento a partir das ações dos outros (Sommerville *et al.*, 2005).

O início da locomoção é uma das principais transições no desenvolvimento precoce e resulta em mudanças não só na habilidade motora, mas também na percepção, cognição espacial e desenvolvimento social e emocional (Campos *et al.*, 2000). Assim que as crianças se tornam mais móveis e começam a explorar o ambiente, eles aprendem não só sobre seus próprios corpos, mas também sobre os objetos, lugares e eventos que têm consequências para a exploração móvel. O andar traz enormes implicações em todas as áreas de desenvolvimento. As oportunidades para a exploração, brincar, e a interação com os colegas aumenta significativamente. Além disso, o andar tem um impacto sobre o desenvolvimento da percepção do espaço e de objetos, e é um pré-requisito para habilidades de locomoção mais avançadas. Meltzoff e Brookes (2008) propuseram que a informação que as crianças absorvem a partir de sua própria experiência e da observação das ações dos outros é mapeada em uma estrutura abstrata compartilhada. Meltzoff e Brookes relataram que a experiência da criança é formada pela compreensão de experiências semelhantes observadas em outros. Esta capacidade para formar representações abstratas de ações dirigidas a objetivos daria aos bebês um mecanismo de aprendizagem poderoso, permitindo-lhes transferir rapidamente informações da ação de diferentes modalidades e de um agente para outro e, assim, seria a base para a aquisição de uma série de habilidades cognitivas que dependem de reconhecimento de estrutura de metas em ação.

Para muitos bebês e crianças com síndrome de Down (DS), os atrasos no desenvolvimento motor e controle postural, sem dúvida, limitam as experiências e exploração motoras. A questão se e como estes atrasos impactam na percepção e cognição não foram estudadas diretamente. No entanto, em razão dos achados de literatura sobre desenvolvimento normal, é razoável supor que atrasos motores assumam um impacto negativo sobre o movimento global de experiências disponíveis para a criança com SD e isso, por sua vez, vai levar a algum grau de alteração da percepção, cognição espacial e aprendizagem motora e desenvolvimento. O objetivo deste capítulo é fazer uma breve revisão da literatura sobre as questões seletas de desenvolvimento motor em SD e destacar algumas novas pesquisas em relação às estratégias de intervenção precoce. Finalmente, discutiremos algumas tendências recentes da neurociência que podem inspirar um novo quadro para compreender percepção e ação e, por sua vez, estimular novas direções para a pesquisa em SD.

Fundamentos de processos perceptuais-motores

Há evidências atuais que mostram que crianças com DS apresentam dificuldades motoras e perceptivas que impactam conjuntamente sobre o desenvolvimento motor. Nesta seção, revisamos de forma breve duas habilidades perceptivo-motoras fundamentais que demonstram esse impacto: o desenvolvimento da habilidade de alcançar para pegar e de locomoção.

Desenvolvimento do alcance para preensão

A capacidade para manipular objetos com sucesso é altamente dependente da capacidade de atingir e agarrar. As características de alcance para preensão têm sido bem documentadas e geralmente consistem de dois componentes: transporte (traz a mão para o objeto) e manipulação (os dedos são rapidamente abertos para a preensão e depois fechados para realizar uma preensão apropriada) (Jeannerod, 1981, 1984). O alcance e a preensão devem ser coordenados em espaço e tempo para que os dedos permaneçam abertos até que a mão atinja o objeto. Em crianças com desenvolvimento normal, o alcance funcional começa aos 4 meses de idade. Inicialmente, os alcances tendem a ser desajeitados e sinuosos e – dentro de alguns meses – tornam-se mais coordenados e retos (Von Hofsten, 1991). Arbib (1981) mostrou que a habilidade de adaptação do aperto em relação ao objeto é uma das características importantes de ter atingido a maturidade do alcance. Além disso, este autor sugeriu que o conhecimento do objetivo da tarefa em conjunto com o conhecimento das propriedades do objeto a ser agarrado determinará a postura da mão e do tipo de aperto.

Há uma série de fatores que podem afetar o desenvolvimento do alcance e da preensão em crianças com DS. A hipotonia ou baixo tônus muscular pode afetar os músculos em todo o corpo. O baixo tônus dos músculos do tronco pode dificultar a estabilidade postural, o que torna difícil manter o equilíbrio enquanto a criança está tentando se inclinar para frente para alcançar um objeto. Além disso, a hipotonia dos músculos ao redor da articulação do ombro, antebraço e mão pode resultar em aumento da contração concomitante (Latash, 2000), tornando a preensão e a modulação de movimentos bastante difíceis.

Um componente importante com relação à preensão de objetos é o tamanho da mão. Crianças com DS geralmente têm mãos pequenas em comparação com crianças sem DS (Chumlea *et al.*, 1979). Isto pode tornar mais difícil para as crianças começar a segurar objetos grandes e a realizar manipulações, limitando os tipos de brinquedos que a criança escolhe para manusear. Conforme a criança amadurece, movimentos que necessitem de vãos maiores entre os dedos também podem ser mais difíceis. Savelsbergh e colegas (2000) estudaram o comportamento de preensão de crianças com DS (entre 3-11 anos). Eles relataram que houve uma diferença significativa entre os vãos dos dedos de crianças com e sem DS. As crianças com DS tiveram uma extensão de dedo médio de 8,2 cm, enquanto as crianças sem DS apresentaram uma medida média de 9,9 cm. As crianças com DS utilizaram uma só mão para agarrar com menos frequência do que seus pares de mesma faixa etária. Curiosamente, contudo, as diferenças entre os padrões de preensão diminuíram quando o tamanho da mão foi levado em conta. Os autores acentuaram a importância do uso de objetos que são dimensionadas para o tamanho de uma mão para desenvolver a capacidade de preensão. Ao fornecer objetos apropriados em escala para a criança agarrar, as oportunidades de manipulação aumentam. As crianças podem começar a usar as mãos com mais frequência para explorar o mundo à sua volta. Estruturando o ambiente para aumentar a probabilidade de manipulação vai auxiliar o desenvolvimento das suas habilidades de percepção motora.

Desenvolvimento do andar

O andar é uma habilidade extremamente complexa e há uma infinidade de fatores que influenciam o desenvolvimento do andar em crianças com desenvolvimento normal. O sucesso da locomoção requer o controle e a coordenação de múltiplas articulações, a geração de forças apropriadas, ativação de padrões específicos de músculos, modulação de alterações no centro de gravidade e coordenação de informações visuais, auditivas, vestibulares e sistemas proprioceptivos. Estes padrões têm de ser coordenados com a temporização apropriada e ter em conta o objetivo da tarefa e mudanças no meio ambiente (Leonard, 1998). Além disso, fatores como a força muscular, resistência e fadiga influenciam a deambulação. Uma vez alcançado, o andar tem enormes implicações em todas as áreas de desenvolvimento. As oportunidades para a exploração, brincadeiras e a interação com os colegas aumentam significativamente, com impacto no desenvolvimento cognitivo, de linguagem e social (Ulrich *et al.*, 2001). Além disso, andar tem um impacto sobre o desenvolvimento da percepção do espaço e de objetos, e promove o aumento da participação ativa.

Atrasos na aquisição desta habilidade altamente complexa podem, portanto, ser uma fonte de grande ansiedade para pais e profissionais. Em crianças com DS, a grande variedade e combinação de alterações físicas, cognitivas, sensoriais, perceptivas e de desenvolvimento pode ter um impacto significativo sobre o início e o desenvolvimento do andar. O andar independente pode ocorrer em um amplo espaço de tempo que se estende desde os 13 meses até os 48 meses de idade (Reid & Block, 1996). Diminuição da força muscular e/ou falta de controle postural ou habilidades de equilíbrio são alguns dos fatores conhecidos que podem contribuir para o atraso no início da caminhada (Dyer *et al.*, 1990; Ulrich *et al.*, 1992).

Ulrich e Ulrich (1995) compararam os movimentos espontâneos de perna de crianças com e sem DS. Eles não observaram diferenças significativas entre as frequências de movimentos das pernas entre os dois grupos; no entanto, eles notaram que havia menor ocorrência de padrões mais complexos de movimentos das pernas, como chutar. Curiosamente, eles descobriram que, em ambos os grupos de crianças, a frequência de chutar foi significativamente correlacionada com a idade de início do andar.

Ao olhar para as posturas assumidas por crianças em diversas circunstâncias (p. ex., reações posturais), Haley (1986, 1987) foi capaz de estabelecer uma forte relação entre o sistema de controle postural e a aquisição de marcos de desenvolvimento motor. Ao contrário de crianças com desenvolvimento normal que desenvolvem uma grande variedade de reações posturais, esses estudos mostraram que as crianças com DS refinaram somente as ações necessárias para a fase de marco imediato.

Pensa-se que o padrão de marcha imaturo observado em indivíduos com DS é resultado de um pobre mecanismo entre o calcanhar e o dedo do pé, o que é em parte o resultado de uma disfunção cinética relacionada com os movimentos do tornozelo (Parker & Bronks, 1980; Parker *et al.*, 1986; Cioni *et al.*, 2001). Movimentos compensatórios observados na caminhada foram correlacionados com uma base anormal de apoio e contato do pé com o chão liso. Qualitativamente, as crianças com DS demonstram pobres padrões de pisada de calcanhar e instabilidade durante a fase de apoio da marcha, onde o seu peso está momentaneamente sobre uma perna. O controle dos movimentos dos braços também pode ser pobre e apresentar rigidez.

Em uma análise dos padrões de caminhada de crianças com DS (5 e 7 anos de idade), Parker e Bronks (1980) observaram que houve diferenças significativas no padrão de marcha ao compararem crianças com desenvolvimento normal. Estas diferenças eram evidentes na qualidade, bem como na forma dos movimentos associados ao andar (Parker *et al.*, 1986). Esta conclusão foi apoiada por MacNeill-Shea e Mezzomo (1985), que demonstraram a falta de força articulação do tornozelo e no controle de equilíbrio no calcanhar ao agachar. Recentemente, Galli *et al.* (2008) realizaram uma análise completa da marcha em 3D em um grande grupo de crianças com DS. A análise revelou aumento da rigidez articular na articulação do quadril com diminuição da rigidez na articulação do tornozelo, sugerindo que pode haver um número de diferentes respostas compensatórias que ocorram em razão da fraqueza muscular e hipotonia, que pode resultar em uma influência significativa no desenvolvimento de habilidades motoras fundamentais.

Virji-Babul e Brown (2004) examinaram as estratégias de movimento utilizadas por crianças com DS enquanto atravessavam os obstáculos de duas alturas diferentes – um obstáculo sutil, que foi colocado a uma altura mínima do chão, e um obstáculo óbvio, que foi colocado em uma altura bem maior do chão. As crianças com DS foram capazes de extrair dados sobre a altura obstáculo com sucesso e corresponder adequadamente esta informação aos seus movimentos. No entanto, a informação visual sobre o obstáculo não foi consistentemente utilizada para modular os movimentos no início do ciclo da marcha. Maior variabilidade no comprimento do passo foi observada em resposta ao obstáculo sutil, sugerindo que algum ajuste antecipado foi feito. Em contraste, houve muito pouca variabilidade observada em resposta ao obstáculo maior. Esta descoberta, em conjunto com a observação de que as crianças com DS pararam em frente ao maior obstáculo por longos períodos de tempo, indicou que as crianças com DS podem ser incapazes de utilizar os primeiros sinais visuais na avaliação de um obstáculo, e, portanto, esperar até que atinjam o obstáculo para extrair a informação visual necessária para modular adequadamente suas ações. Esta conclusão corrobora as conclusões de Charlton *et al.* (2002) e outros, e fornece uma evidência adicional de dificuldades de acoplamento perceptivo-motoras na DS.

Mais recentemente, Virji-Babul *et al.* (2006) analisaram a influência do ambiente de um parquinho infantil nas estratégias de movimento utilizadas por crianças com DS. Eles analisaram o nível de envolvimento motor com os equipamentos do parquinho e dentro do ambiente. Neste parquinho infantil em particular, o ambiente foi classificado de acordo com as seguintes categorias: superfície sem grama, superfície de grama irregular, e superfície de grama com certa inclinação. As tarefas foram classificadas segundo as tarefas motoras de: caminhada; corrida; e caminhada equilibrando-se em um pé só (p. ex., ao subir em um obstáculo ou um brinquedo).

Não foi surpreendente que a superfície sem grama tenha proporcionado uma maior gama de habilidades motoras, como andar, correr e subir. Mas assim que a superfície tornou-se mais desafiadora, as crianças tiveram maior dificuldade. Quando caminharam e correram sobre uma superfície irregular e subiram ou desceram um declive, muitas das crianças andaram com uma marcha de maior amplitude ou diminuíram o ritmo da corrida. Equilibrar-se em um pé ao subir sobre um obstáculo ou entrar em uma peça estacionária do equipamento do parquinho foi particularmente difícil, e todas as crianças requisitaram apoio externo (tanto de um dos pais ou segurando-se no equipamento) ao se equilibrar em um pé, enquanto estavam sobre uma superfície irregular.

O desenvolvimento de locomoção e do alcance para preensão revela as dificuldades associadas com a aquisição de competências que exigem complexas interações ou acoplamentos entre os processos perceptivos. Esses acoplamentos, que poderão estar comprometidos exclusivamente em indivíduos com DS, são um tema ao qual devemos retornar mais tarde.

Intervenção precoce

Em uma revisão excelente dos estudos documentando os efeitos de intervenções precoces para crianças com DS, Spiker e Hopmann (1997) afirmaram que há uma suposição generalizada de que a intervenção precoce é benéfica tanto para os bebês com DS como para suas famílias. Acredita-se que esses benefícios, primeiro, relacionem-se diretamente com a melhoria do ritmo de desenvolvimento da criança e, segundo, forneçam apoio emocional para os pais, serviços profissionais, e educação sobre DS. No entanto, na revisão de estudos a partir de uma ampla gama de intervenções (isto é, linguagem e comunicação, interação pai-filho, desenvolvimento motor e físico), os resultados ainda não estão claros. Na área do desenvolvimento motor, Harris (1985) demonstrou que, embora houvessem alguns benefícios relatados após terapias motoras específicas, a concepção dos estudos foi feita de tal modo que tornou os resultados questionáveis.

É importante, portanto, que um planejamento cuidadoso dos serviços de intervenção precoce seja feito de tal forma que as necessidades a longo prazo da criança com DS sejam levadas em conta. O planejamento a partir da perspectiva da criança, da família, do professor e do provedor de serviços constitui uma parte essencial do suprimento de serviços de intervenção precoce na tenra infância.

Planejamento do programa

Atualmente, assume-se que todas as atividades de planejamento de programas estejam altamente individualizadas e respondam às necessidades e habilidades únicas das crianças com DS e suas famílias (Lollar *et al.*, 2000). Uma ferramenta de planejamento, como o *Individualized Family Service Plan* (IFSP, Plano de Serviço Familiar Individualizado), é frequentemente utilizado e os objetivos, metas, e serviços ou programas específicos que crianças e famílias vão receber são delineadas, assim como a elaboração de um programa específico. A utilização de instruções estratégicas específicas pode também ser indicada. O IFSP deve ser flexível, inerente a um contínuo processo de tomada de decisão. Os programas devem ser implementados de forma sistemática, permitindo às famílias considerar alternativas de serviços diversas e um professor para facilitar este processo (Jobling & Gavidia-Payne, 2002).

Uma série de abordagens instrucionais geralmente é utilizada em intervenção precoce. Essas estratégias de ensino desempenham um papel significativo no processo de ensino, manutenção e generalização de competências em crianças pequenas, e no cumprimento de uma gama completa de suas necessidades. Wolery (1994) propôs quatro diferentes procedimentos de instrução:

1. O reforço positivo é considerado uma das estratégias mais poderosas para mudar o comportamento humano, e é condicionado à apresentação de um estímulo na sequência de uma resposta, que resulta em um aumento da ocorrência futura dessa resposta. Em contextos de infância, este procedimento pode ser usado para moldar um comportamento particular, como uma habilidade social, o que poderia produzir benefícios positivos para a criança.

2. Estratégias naturalistas (associadas ao *milieu*, meio social) têm sido utilizadas, principalmente, na promoção da língua e da comunicação. Estas estratégias possuem as seguintes características: são utilizadas durante as atividades em curso e interações; envolvem a repetição de breves interações entre crianças e adultos; são sensíveis ao comportamento das crianças; envolvem o fornecimento de *feedback* às crianças e consequências que ocorrem naturalmente; e requerem planejamento proposital por parte de adultos (Jobling & Gavidia-Payne, 2002).

3. Estratégias mediadas por pares são utilizadas para promover a interação social em ambientes de brincadeiras regulares. Aos pares são dadas oportunidades consistentes para uti-

lizar habilidades sociais, motoras e de linguagem, com o professor fornecendo reforço positivo quando um objetivo é alcançado. Atividades de habilidade motora fornecem muitas oportunidades para o uso desta estratégia.

4. A sugestão de estratégias envolve o uso de instruções para ajudar a criança a desempenhar uma habilidade. Estas instruções podem ser usadas para ajudar a criança a aprender e, em seguida, as instruções são sistematicamente abandonadas e o reforço positivo é utilizado. As instruções podem ser dadas verbalmente, mas, no caso de desenvolvimento de habilidades motoras, as instruções devem ser dadas fisicamente para ajudar a criança a sentir o movimento.

Nenhuma estratégia deve ser utilizada sozinha no ambiente de educação infantil especial, pois o uso de um conjunto diversificado de estratégias permite ao professor atender às características específicas da criança, ensinar ampla gama de habilidades motoras, e as características do ambiente.

Generalização de habilidades

Uma das questões-chave na pesquisa de intervenção precoce é a de generalização feita a outras situações. Em sua revisão, Henderson (1985) sugeriu que não se deve assumir que as habilidades motoras aprendidas em uma situação sejam transferidas para situações novas. Isso levanta a questão de como a mudança é mensurada e quais ferramentas devem ser usadas para medir o sucesso da programação da intervenção precoce.

Por exemplo, Ulrich *et al.* (2001), recentemente, conduziram um estudo para determinar se a prática de andar em uma esteira motorizada poderia ajudar a reduzir o atraso no início do caminhar em bebês com DS. Bebês foram aleatoriamente distribuídos em dois grupos – um grupo-controle e um grupo de intervenção. Todos os bebês receberam fisioterapia tradicional durante semanas alternadas. Os bebês do grupo de intervenção praticaram o caminhar em miniaturas de esteiras motorizadas especialmente projetadas para eles por 8 minutos por dia, 5 dias por semana. Os autores reportaram que bebês do grupo de intervenção aprenderam a andar mais cedo do que aqueles do grupo-controle. Esses resultados são muito interessantes e encorajadores, mas demandam estudos adicionais para serem amplamente adotados como ferramenta de intervenção no exercício.

Primeiro, o resultado de longa duração dessa intervenção requer análise mais profunda. Como foi mencionado na seção anterior, a ambulação (a habilidade para andar) requer a integração de múltiplas entradas de sistemas visuais, proprioceptivos e vestibulares. Além disso, o padrão de ambulação é diretamente relacionado com a tarefa e o ambiente. A locomoção por uma esteira motorizada envolve um ambiente que é constante e não requer ajustes de desenvolvimento postural. Uma questão óbvia é: qual é o impacto no desenvolvimento do controle postural? Isto é, como é que os bebês transferem as habilidades aprendidas sob condições muito específicas e controladas para andar sobre ambientes muito diferentes – onde a superfície na qual eles estão andando pode mudar e onde há outras pessoas andando, ou onde há obstáculos a serem transpostos?

O ponto importante aqui é que a investigação sobre a intervenção precoce precisa ser direcionada à análise de determinados resultados funcionais. A influência do programa sobre a criança e a família deve ser tratada a partir dessa perspectiva. Isto é, as habilidades que são reforçadas pelo programa de intervenção podem ser generalizadas para situações na escola, no lazer e em casa? Como consequência, é fundamental determinar quais os elementos da programação têm tido maior impacto sobre os resultados funcionais.

Guralnick (1997) sugeriu que os programas de intervenção precoce devem ser flexíveis o suficiente para considerar tanto a necessidade individual da criança como as necessidades da família. Embora o quadro geral do programa possa ter permanecido consistente, as características específicas dentro do programa devem ser sensíveis às necessidades (sempre variantes) da família, visto que esses recursos podem influenciar nos resultados de desenvolvimento. Por exemplo, estresse familiar e a resposta ao estressores (ou seja, em relação ao filho com deficiência ou outras circunstâncias da família) são determinantes da abordagem da intervenção precoce utilizada para uma criança específica. Isto é particularmente relevante à luz de trabalhos recentes que sugerem que a correspondência entre as características da família e do programa seja fundamental para a eficácia da programação intervenção precoce (Dunst, 2000).

Um exemplo de um programa de intervenção precoce, que é projetado, especificamente, para crianças com DS e seus cuidadores é o *Learn at Play Program* (LAPP, Programa Aprenda Brincando). O LAPP prioriza os objetivos de estimular e moldar o desenvolvimento de habilidades interpessoais e de competência social das crianças com DS (Iarocci *et al.*, 2006). Dentro deste quadro, as tarefas iniciais de desenvolvimento envolveram a maximização da qualidade das primeiras interações diádicas entre crianças com DS e seus pais em uma brincadeira contextualizada. Ao longo do desenvolvimento das crianças, as tarefas são modificadas para refletir os objetivos adequados de desenvolvimento que enfatizam as habilidades sociais e emocionais que são essenciais às crianças durante os anos pré-escolares e à transição para a escolaridade formal. Intervenções são projetadas para atingir domínios específicos (p. ex., motor, de linguagem, memória de curto prazo) que normalmente são afetadas pela DS no contexto mais amplo de metas de competência social. Os principais componentes do LAPP incluem: construção de relacionamento, competência social comunicativa, interações triádicas (atenção conjunta), de imitação e brincadeira social, compreensão social e consciência da criança como um indivíduo separado.

Pesquisas recentes no campo da neurociência

Como observamos na seção anterior, um fator subjacente que atravessa nossa própria pesquisa (e nossa interpretação de muita literatura de pesquisa) é a dificuldade da união percepção motora que parece acompanhar a DS. Durante a década passada, têm surgido novos avanços em neurociência que fornecem evidências de um mecanismo neural possível para o relacionamento funcional entre percepção e ação. Esse substrato neural, chamado sistema de neurônios espelho, foi descoberto no córtex pré-frontal inferior (área F5) e lóbulo parietal inferior (área PF) no macaco. O que foi observado no experimento é que as unidades celulares dessas áreas dispararam quando o macaco realizou uma ação relacionada com um objeto e também quando observou outro macaco ou um humano realizando a mesma ação ou similar (Gallese *et al.*, 1996; Rizzolatti *et al.*, 1996). Esta descoberta levou à hipótese de que a compreensão da ação pode ser adquirida pelo mapeamento da representação visual da ação observada em direção à representação motora do observador para as mesmas ações (Buccino *et al.*, 2001). Em humanos, as evidências de neurônios espelho que respondem tanto à observação e execução de uma ação têm sido associadas com o córtex pré-motor ventral, o lobo parietal inferior (Rizzolatti & Craighero, 2004) e o sulco temporal superior (STS) (Iacoboni *et al.*, 2001). Dadas as dificuldades no processamento perceptivo-motor evidente em indivíduos com DS, formulamos a hipótese de que possa existir uma disfunção do sistema de neurônios espelho na DS. Investigamos essa hipótese pedindo aos participantes adultos com e sem DS para realizar, em seu próprio ritmo, movimentos que envolveram alcançar e levantar um copo com a mão dominante e também observar um cientista a realizar a mesma ação. Fotografamos os cérebros dos participantes em ambas as condições, usando magnetoencefalografia (MEG) (Virji-Babul *et al.*, 2008, 2010).

Durante a observação, a atividade cortical no grupo controle envolvia uma rede de áreas, incluindo o giro temporal medial direito e regiões pré-motoras e parietais. De particular interesse foi que, embora tivessem sido observadas ativações fortes em regiões parietal direita, frontal e temporais bilaterais no grupo DS, nenhuma atividade de pico significativo foi observada nas áreas motoras. De acordo com a nossa hipótese, o achado mais importante deste estudo foi a correspondência diminuída entre as redes envolvidas na execução da ação e na observação da ação pelo grupo com DS.

Estes resultados sugerem que pelo menos parte do desempenho de habilidades e de desafios associados à aquisição na DS pode estar relacionada com a deficiência nesses processos envolvidos na extração de pistas de sinais visuais relevantes a partir do ambiente e de correspondência (ou de acoplamento) da informação para os seus próprios movimentos. O impacto dos déficits de acoplamento perceptivo-/visual-motor é uma ideia relativamente nova e, obviamente, não foi explicitamente considerada nos tradicionais programas de intervenção precoce, que muitas vezes se concentram em facilitar o movimento dentro de um quadro típico de desenvolvimento de trajetória.

Do nosso ponto de vista, pode ser que, para facilitar competências perceptiva-/visual-motoras iniciais, os indivíduos com DS poderão se beneficiar das experiências de intervenção que enfatizem o desenvolvimento eficaz do acoplamento perceptual-/visual-motor. Isso poderá incluir estratégias para aumentar a habilidade das crianças para perceber as características principais de objetos, pessoas e do meio ambiente, e melhorar a manipulação ativa de brinquedos. O objetivo é aumentar a exploração ativa do meio ambiente e, por sua vez, facilitar a generalização das habilidades através da prática em diferentes contextos ambientais e sob diferentes condições.

Conclusões

Pais e cuidadores têm um papel único e integral na intervenção e requerem um bom entendimento de metas específicas, objetivos e respostas esperadas tanto quanto métodos utilizados para obter o resultado desejado. Profissionais como terapeutas e professores precisam certificar-se de que o foco esteja na criança dentro do contexto familiar, não no programa ou em uma intervenção específica. Por exemplo, como sugerido por Lydic e Steele (1979) e Harris (1988), há muitas atividades diárias (como a alimentação, a troca de fraldas ou roupa, tomar banho e brincar) que podem ser utilizadas para se ensinar aos pais como facilitar respostas posturais e movimento. Utilizando essa abordagem realista e de senso comum para programação, as intervenções não devem ser isoladas do ambiente da criança ou dos aspectos motores da tarefa funcional. A intervenção é um processo, não um desempenho. Como tal, a lentidão pode estar rápida demais. É importante reconhecer que a(s) intervenção(ções), para algumas crianças, pode estar limitada devido às propriedades biológicas únicas e comportamentais da síndrome, e pode haver algumas anomalias básicas no sistema nervoso central e musculoesquelético que, no momento, não podem ser corrigidas.

O desenvolvimento de uma linguagem de movimento pode auxiliar na associação entre a causa, a tarefa, e o ambiente (Jobling *et al.*, 2006). Há uma importância inerente no uso da linguagem – palavras, sinais e gestos – para estimular imagens visuais de movimento. Palavras podem auxiliar as crianças a entender e a moldar suas respostas de movimento por chamar sua atenção às ações que lhes foram requisitadas. O movimento é dinâmico e pode ser aminado com palavras, sentenças, rimas e conversação, de modo que o movimento não seja somente a passagem de um membro ou parte do corpo daqui para lá, nem a sucessão de atividades de exercício ou rotinas de movimento, mas uma expressão de si mesmo para participarem e apreciarem.

O estudo do desenvolvimento motor tem uma história longa. Entretanto, estratégias de intervenção para indivíduos com desafios de desenvolvimento ainda estão primariamente pautados no entendimento de trajetórias de desenvolvimento normal. Com novos paradigmas e técnicas surgindo das ciências de movimento e neurociências, logo será possível elaborar, individualmente, intervenções cujo alvo seja o perfil de processamento da informação e a trajetória de desenvolvimento associados à DS e outras deficiências de desenvolvimento.

Resumo

Para bebês e crianças com síndrome de Down (DS), atrasos na aquisição de habilidades motoras e controle postural limitam as oportunidades de experiências de movimento e exploração. Como consequência, isso apresenta um desafio significativo para otimizar sua trajetória de desenvolvimento. Neste capítulo fazemos uma breve revisão da literatura sobre as questões de desenvolvimento motor seletivo em DS e destacamos algumas novas pesquisas em relação às estratégias de intervenção precoce. Finalmente, discutiremos algumas tendências recentes da neurociência que podem inspirar um novo quadro para a compreensão de percepção e ação e, por sua vez, estimular novas direções para a pesquisa sobre DS.

Notas dos autores

Grande parte deste capítulo é adaptada do livro *Down Syndrome: Play, Move and Grow* (Síndrome de Down: Brincar, Mover e Crescer, sem tradução para o português), de Anne Jobling e Naznin Virji-Babul. Aqueles interessados em adquirir uma cópia desse livro devem visitar o website da *Down Syndrome Research Foundation* (Fundação de Pesquisa da Síndrome de Down), em www.dsrf.org.

Referências

Arbib, M. A. (1981). Perceptual structures and distributed motor control. In V. B. Brooks (ed.), *Handbook of Physiology – Section 1: The Nervous System, Vol. 2: Motor Control,* pp. 1449-1480. American Physiological Society.

Buccino, G., Binkofski, F., Fink, G. R., *et al.* (2001). Action observation activates premotor and parietal areas in a somatotopic manner: an fMRI study. *European Journal of Neuroscience,* **13**, 400-404.

Campos, J. J., Anderson, D. I., Barbu-Roth, M. A., *et al.* (2000). Travel broadens the mind. *Infancy,* **1**, 149-219.

Charlton, J., Ibsen, E., Lavelle, B. M. (2000). Control of manual skills in children with Down syndrome. In D. J. Weeks, R. Chua, D. Elliott (eds.), *Perceptual-Motor Behavior in Down Syndrome,* pp. 25-48. Champaign: Human Kinetics.

Chumlea, W C., Malina, R. M., Rarick, G. L., Seefeldt, V. D. (1979). Growth of short-bones of the hand in children with Down's syndrome. *Journal of Mental Deficiency Research,* **23**, 137-150.

Cioni, M., Cocilovo, A., Rossi, F., Paci, D., Valle, M. S. (2001). Analysis of ankle kinetics during walking in individuals with Down syndrome. *American Journal on Mental Retardation,* **106**, 470-478.

Dunst, C. J. (2000). Revisiting "rethinking early intervention'. *Topics in Early Childhood Special Education,* **20**, 95-104.

Dyer, S., Gunn, P., Rauh, H., Berry, P. (1990). Motor development in Down's syndrome children: an analysis of the motor scale of the Bayley scale of infant development. In A. Vermeer (ed.), *Motor Development, Adapted Physical Activity and Mental Retardation,* pp. 7-20. Basel: Karger.

Gallese, V., Fadiga, L., Fogassi, L., Rizzolatti, G. (1996). Action recognition in the premotor cortex. *Brain,* **119**(2), 593-609.

Galli, M., Rigoldi, C., Brunner, R., Virji-Babul, N., Albertini, G. (2008). Joint stiffness and gait pattern evaluation in children with Down syndrome. *Gait and Posture,* **28**(3), 502-506.

Guralnick, M. J. (1997). Second generation research in the field of early intervention. In

M. J. Guralnick (ed.), *The Effectiveness of Early Intervention*, pp. 271-305. Baltimore: Brookes.

Haley, S. M. (1986). Postural reactions in infants with Down syndrome: relationship to motor milestone development and age. *Physical Therapy*, **66**, 17-22.

Haley, S. M. (1987). Sequence of development of postural reactions by infants with Down syndrome. *Developmental Medicine and Child Neurology*, **29**, 674-679.

Harris S. R. (1985). Neuromotor development of infants with Down syndrome. *Developmental Medicine and Child Neurology*, 27, 99-100.

Harris, S. R. (1988). Down's Syndrome. *Papers and Abstracts for Professionals*, **11**(7), 1-4.

Henderson, S. E. (1985). Motor skill development. In D. Lane & B. Stratford (eds.), *Current Approaches to Down's Syndrome*, pp. 187-218. London: Holt, Rinehart & Winston.

Iacoboni, M., Koski, L. M., Brass, M., *et al.* (2001). Reafferent copies of imitated actions in the right superior temporal cortex. *Proceedings of the National Academy of Sciences of the United States of America*, **98**(24), 13995-13999.

Iarocci, G., Virji-Babul, N., Reebye, P. (2006). The Learn At Play Program (LAPP): merging family, developmental research, early intervention and policy goals for children with Down syndrome. *Journal of Policy and Practice in Intellectual Disabilities*, 3(1), 11-21.

Jeannerod, M. (1981). Intersegmental coordination during reaching at natural visual objects. In J. Long & A. Baddeley (eds.), *Attention and Performance IX*, pp. 153-168. Hillsdale: Lawrence Erlbaum.

Jeannerod, M. (1984). The timing of nature prehension movements. *Journal of Motor Behavior*, **16**, 235-254.

Jobling, A. & Gavidia-Payne, S. (2002). Early schooling for infants and children with diverse abilities. In A. Ashman & J. Eiken (eds.), *Educating Children with Diverse Abilities*, pp. 116-159. Sydney: Prentice-Hall.

Jobling, A., Virji-Babul, N., Nichols, D. (2006). Children with Down syndrome: discovering the joy of movement. *Journal of Physical Education, Recreation and Dance*, 77(6), 34-38.

Latash, M. L. (2000). Motor coordination in Down syndrome: the role of adaptive changes. In D. J. Weeks, R. Chua, D. Elliott (eds.),

Perceptual-Motor Behavior in Down Syndrome, pp. 199-223. Champaign: Human Kinetics.

Leonard, C. T. (1998). *The Neuroscience of Human Movement*. St. Louis: Mosby-Year Book.

Lollar, D. J., Simeonsson, R. J., Nanda, U. (2000). Measures of outcomes for children and youth. *Archives of Physical Medicine and Rehabilitation*, 81, S46-S52.

Lydic, J. S. & Steele, C. (1979). Assessment of the quality of sitting and gait patterns in children with Down's Syndrome. *Physical Therapy*, 59, 1489-1494.

MacNeill-Shea, S. H. & Mezzomo, J. M. (1985). Relationship of ankle strength and hypermobility to squatting skills in children with Down syndrome. *Physical Therapy*, 65, 1658-1661.

Meltzoff, A. N. & Brooks, R. (2008). Self-experience as a mechanism for learning about others: a training study in social cognition. *Developmental Psychology*, 44(5), 1257-1265.

Parker, A. W. & Bronks, R. (1980). Gait of children with Down syndrome. *Archives of Physical Medicine and Rehabilitation*, 61, 345-351.

Parker, A. W., Bronks, R., Snyder, C. W, Jr. (1986). Walking patterns in Down's syndrome. *Journal of Mental Deficiency Research*, 30, 317-330.

Reid, G. & Block, M. E. (1996). Motor development and physical education. In B. Stratford & P. Gunn (eds.), *New Approaches to Down Syndrome*, pp. 309-340. London: Cassell.

Rizzolatti, G. & Craighero, L. (2004). The mirror-neuron system. *Annual Review of Neuroscience*, 27, 169-192.

Rizzolatti, G., Fadiga, L., Gallese, V., Fogassi, L. (1996). Premotor cortex and the recognition of motor actions. *Cognitive Brain Research*, 3, 131-141.

Savelsbergh, G., Van Der Kamp, J., Ledebt, A., Planinsek, T. (2000). Information-movement coupling in children with Down syndrome. In D. J. Weeks, R. Chua, D. Elliott (eds.), *Perceptual-Motor Behavior in Down Syndrome*, pp. 251-276. Champaign: Human Kinetics.

Sommerville, J. A.,Woodward, A. L., Needham, A. (2005). Action experience alters 3-month-old infants' perception of others' actions. *Cognition*, 96, B1-B11.

Spiker, D. & Hopmann, M. R. (1997). The effectiveness of early intervention for children with Down syndrome. In M. J. Guralnick (ed.), *The Effectiveness of Early Intervention*, pp. 271-305. Baltimore: Brookes.

Ulrich, B. D. & Ulrich, D. A. (1995). Spontaneous leg movements of infants with Down syndrome and nondisabled infants. *Child Development*, 66, 1844-1855.

Ulrich, D. A., Ulrich, B. D., Angulo-Kinzler, R. M., Yun, J. (2001). Treadmill training of infants with Down syndrome: evidence-based developmental outcomes. *Pediatrics*, 108, E84.

Ulrich, B. D., Ulrich, D. A., Collier, D. H. (1992). Alternating stepping patterns: hidden abilities of 11-month-old infants with Down syndrome. *Developmental Medicine and Child Neurology*, 34, 233-239.

Virji-Babul, N. & Brown, M. (2004). Stepping over obstacles: anticipatory modifications in children with and without Down syndrome. *Experimental Brain Research*, 159, 487-490.

Virji-Babul, N., Hovorka, R., Jobling, A. (2006). Playground dynamics: perceptual-motor behaviour and peer interactions of young children with Down syndrome. *Journal on Developmental Disabilities*, 12(1, Suppl 2), 29-42.

Virji-Babul, N., Moiseev, A., Cheung, T., *et al.* (2008). Changes in mu rhythm during action observation and execution in adults with Down syndrome: implications for action representation. *Neuroscience Letters*, 436(2), 177-180.

Virji-Babul, N., Moiseev, A., Cheung, T., *et al.* (2010). Neural mechanisms underlying action observation in adults with Down syndrome. *American Journal of Intellectual and Developmental Disabilities*, 115, 113-127.

Von Hofsten, C. (1991). Structuring of early reaching movements: a longitudinal study. *Journal of Motor Behavior*, 23, 280-292.

Wolery, M. (1994). Instructional strategies for teaching children with special needs. In M. Wolery & J. Wilbers (eds.), *Including Children with Special Needs in Early Childhood Programs*, pp. 119-150. Washington, DC: National Association for Education of Young Children.

Capítulo 12

Desenvolvimento da memória e aprendizado

Stefano Vicari ▪ Deny Menghini

Introdução

Os perfis cognitivos distintos de indivíduos com retardo mental de diferentes etiologias foram recentemente documentados. Estudos de diferentes laboratórios, por exemplo, demonstraram um complexo perfil neuropsicológico em pessoas com síndrome de Down (DS) com desenvolvimento atípico nos domínios cognitivos e linguísticos (consulte as revisões de Vicari *et al.*, 2004; Vicari, 2006). No entanto, um padrão bastante diferente tende a ser relatado em outras síndromes, como a síndrome de Williams (SW). Esta é outra doença genética, de frequência menor, mas igualmente caracterizada por retardo mental e tipificada diversas anomalias médicas grave, como dismorfia facial e anomalias do sistema cardiovascular (Bellugi *et al.*, 1999). Diferentemente das crianças com DS, as portadoras de SW geralmente mostram grave deficiência em determinadas habilidades espaciais (principalmente práticas e construtivas) e relativa preservação da linguagem produtiva e receptiva, pelo menos quanto aos elementos fonológicos (Vicari *et al.*, 2004).

Na abordagem neuropsicológica ao retardo mental, o estudo da memória e do aprendizado é particularmente relevante. Na verdade, a alteração do desenvolvimento da função da memória pode interferir seriamente com a maturação adequada das habilidades intelectuais gerais e, assim, com a possibilidade de aprendizado e modificação do comportamento por meio da experiência.

Este capítulo é dedicado à revisão da literatura neuropsicológica e recentes estudos experimentais sobre o desenvolvimento da memória e do aprendizado em pessoas com DS, relatando suas capacidades e déficits de memória. Consistente com a abordagem neuropsicológica, perfis distintos de memória podem ser rastreados às características do desenvolvimento e da arquitetura cerebral que são relacionadas com DS. Portanto, a possível correlação entre perfis de memória e desenvolvimento cerebral será também ser apresentada e discutida.

Memória a curto prazo e síndrome de Down

A memória humana é uma complexa função cognitiva organizada em subcomponentes independentes, mas interativos. De acordo com Atkinson e Shiffrin (1971) e Squire (1987), a função da memória pode primeiro ser distinta em memória de curto prazo e memória a longo prazo.

Acerca da memória a curto prazo, muitos estudos anteriores documentaram sua deficiência medida pela repetição *(span)* de números ou palavras nos indivíduos com DS comparados a grupos de controles de idade mental compatível (consulte a revisão de Vicari & Carlesimo, 2002).

Na tentativa de descrever um modelo mais preciso de memória a curto prazo, Baddeley & Hitch (1974) propuseram o modelo de memória de trabalho tripartida. Desta maneira, a memória de trabalho é definida como um sistema de capacidade limitada para o armazenamento temporário de informações até sua manipulação posterior (também Baddeley, 1986). A memória de trabalho é resultante da cooperação de dois sistemas principais. O primeiro é o sistema executivo central, um processador central de capacidade limitada que pode temporariamente armazenar e processar informações de muitas modalidades. O segundo sistema do modelo de memória de trabalho é composto por diversos sistemas secundários periféricos ou de capacidade limitada, que, temporariamente, armazenam e ensaiam informações pertencentes a uma única modalidade quando o fluxo de dados ultrapassa a capacidade do sistema executivo central. A alça de articulação é um sistema de dois componentes especializado no armazenamento temporário do material verbal. Um componente é devotado à manutenção passiva das informações verbais em um código fonológico (armazenamento fonológico). O outro componente (ensaio de articulação) impede o decaimento do material presente no armazenamento fonológico ao refrescar a memória. Além disso, participa da recodificação do material verbal visualmente apresentado em formato fonológico (Baddeley, 1986).

O modelo da alça de articulação pode ser responsável por dois grandes achados experimentais no *span* verbal: o efeito da semelhança fonológica e o efeito do comprimento da palavra. O primeiro efeito se refere ao fenômeno em que conjuntos formados por palavras fonologicamente similares (p. ex., *rato, bato, gato, mato*) são mais difíceis de lembrar imediatamente após a apresentação do que aqueles compostos por palavras fonologicamente diferentes *(p. ex., peixe, menina, ônibus, mão)*. Este achado pode ser explicado pela hipótese de que o material verbal é mantido em formato acústico no armazenamento fonológico e que, consequentemente, palavras de som similar formam traços de memória distintos menores. O efeito de comprimento da palavra se refere ao achado de que o *span* de memória é maior em conjuntos de palavras curtas (p. ex., *táxi, porco, carro, planta*) do que em listas de palavras longas (p. ex., *banana, elefante, policial, canguru*) (Baddeley & Hitch, 1974). Este achado é comumente interpretado como evidência da contribuição da alça de articulação ao *span* verbal, já que palavras longas demoram mais tempo para serem ensaiadas do que palavras curtas.

O bloco espacial visual é o segundo sistema secundário periférico e é especializado no armazenamento temporário do material visual. Embora o funcionamento deste sistema tenha sido bem menos investigado do que o da alça de articulação, há motivos para acreditar que aqui também existe um fracionamento interno de estrutura e funcionamento. Na verdade, dados clínicos e experimentais sustentam a hipótese de que a memória temporária de informações visuais de objetos (como o registro de cores e formatos) e da localização visual espacial de objetos é processada por subsistemas diferentes, mas de funcionamento semelhante (Logie, 1995; Della Sala & Logie, 2002; Vicari *et al.*, 2003).

Hulme e Mackenzie (1992) relataram a menor contribuição da alça de articulação ao *span* verbal de pessoas com DS. As pessoas com DS tendem a não repetir as sequências verbais que, assim, são rapidamente perdidas no armazenamento fonológico. Com resultados diferentes daqueles de Hulme e MacKenzie, Jarrold *et al.* (2000) e Kanno e Ikeda (2002) documentaram um significativo efeito do comprimento da palavra em crianças com DS e naquelas de desenvolvimento normal e idade mental compatível. No entanto, nenhuma correlação entre a extensão do *span* e a taxa de fala foi percebida.

Estes resultados causaram perplexidade sobre os mecanismos subjacentes ao efeito do comprimento da palavra no *span* verbal de indivíduos com DS e crianças muito novas de desenvolvimento normal. A não utilização de mecanismos de ensaio por crianças muito pequenas de desenvolvimento normal (formando os grupos controles nos estudos anteriormente mencionados) também concorda com a hipótese de que o funcionamento defeituoso (ou a ausência de uso espontâneo) do mecanismo de ensaio é a base do pequeno *span* verbal apresentado por indivíduos com DS.

O envolvimento do tampão fonológico no déficit de memória a curto prazo verbal em crianças com DS pode ser a base de suas dificuldades em análises auditivas fonológicas (Chapman, 1995; Fowler, 1995). Na verdade, a relação mais geral entre o desenvolvimento da linguagem e a memória fonológica é bem demonstrada em crianças com DS (Laws & Gunn, 2003; Laws, 2004), assim como nas crianças de desenvolvimento normal (Gathercole & Baddeley, 1993). No entanto, um estudo de Vicari *et al.* (2004) deu pouca sustentação à hipótese de que o funcionamento defeituoso do componente de armazenamento fonológico da alça de articulação é responsável pelo pequeno *span* verbal apresentado por indivíduos com DS. Na verdade, estes autores documentaram suscetibilidade análoga à semelhança fonológica em um teste de *span* de palavras conduzidos com indivíduos com DS e de desenvolvimento normal.

Até hoje, poucos dados indicaram o mau funcionamento do sistema executivo central como origem da baixa memória de curto prazo verbal em indivíduos com DS. Em um estudo anterior, Vicari *et al.* (1995) apresentaram tarefas diretas de *span* numérico e espacial (bloco de Corsi) e tarefas inversas de *span* numérico e espacial (nos quais o indivíduo precisa repetir os números ou reproduzir a sequência espacial em ordem inversa) a grupos de indivíduos com DS, com retardo mental de diversas etiologias e crianças de desenvolvimento normal e idade mental compatível. Os resultados mostraram um decaimento específico no desempenho nas tarefas inversas nos indivíduos com DS em comparação a crianças de desenvolvimento normal e pessoas com retardo mental de diversas etiologias. Sugere-se, assim, que os menores recursos do sistema executivo central são responsáveis pela memória a curto prazo particularmente baixa em pessoas com DS.

Em resumo, comparados a crianças de desenvolvimento normal e idade mental compatível, os indivíduos com DS mostram baixa memória a curto prazo verbal em tarefas repetitivas. Este déficit parece ser independente da dificuldade de articulação geralmente presente. Em vez disso, maior responsabilidade deve ser atribuída ao mau funcionamento do tampão fonológico ou, até mais, aos déficits do sistema executivo central.

Existem pouquíssimos dados sobre o funcionamento do bloco visual espacial (o sistema secundário do modelo memória de trabalho devotado ao processamento do material visual) em crianças com retardo mental em geral e com DS em particular. Wang & Bellugi (1994) documentaram uma vantagem relativa em favor dos participantes com DS no domínio visual espacial em comparação ao *span* verbal. Resultados semelhantes foram obtidos por Jarrold *et al.* (1999) e Laws (2002).

Vicari *et al.* (2005) compararam crianças com DS, SW e de desenvolvimento normal, de idade mental compatível, em um teste de *span* visual e espacial. Nos dois testes, o mesmo complexo era estudado, com figuras não verbalizáveis e usando a mesma modalidade de resposta (apontar alvos em uma tela). A variável experimental crucial foi, em um caso, a necessidade de redenominação da posição de aparecimento da figura na tela; em outro caso, o aspecto físico da figura estudada deveria ser redenominado. Os resultados mostram que pessoas com DS apresentam menor desempenho nos dois testes. Por outro lado, indivíduos com SW apresentaram dificuldades específicas nas tarefas visuais espaciais, mas não visuais objetivas. No entanto, o déficit seletivo observado nos indivíduos com SW persistiu mesmo quando as habilidades perceptivas foram consideradas, mas os déficits em indivíduos com DS foram compensados quando suas pontuações foram ajustadas quanto aos níveis de percepção. Na verdade, após comparar o nível de desempenho nas tarefas de percepção visual, o desempenho de participantes com DS e crianças com desenvolvimento normal não apresentava grandes diferenças quanto às tarefas associadas à memória de trabalho. Estes resultados sugerem que a memória de trabalho não é uniformemente comprometida na DS. Embora tal fenômeno tenha sido bem estabelecido no domínio material verbal, no domínio visual espacial não está claro se a deficiência da análise perceptiva, e não os processos de memorização, é a responsável pelo mau desempenho de indivíduos com DS.

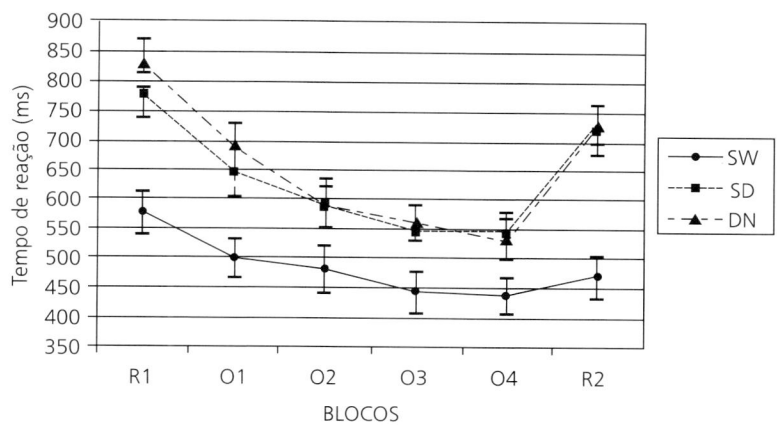

Figura 12.1 Tempo médio de reação e erro padrão em função de grupo e bloco, sequências ordenadas (blocos 01, 02, 03 e 04) ou aleatórias (blocos R1 e R2) sequências. SW = síndrome de Williams; DS = síndrome de Down; DN = desenvolvimento normal. (Reproduzida com permissão de Vicari *et al.*,2007.)

Memória a longo prazo na síndrome de Down – uma deficiência difusa e difundida?

A memória a longo prazo verbal e visual espacial foi extensamente investigada em pessoas com retardo mental e, principalmente, com DS quanto a seus componentes implícitos e explícitos (Carlesimo *et al.*, 1997; Nadel, 1999; Vicari & Carlesimo, 2002). A memória explícita se refere à lembrança intencional ou reconhecimento de experiências ou informações. A memória implícita é manifestada pela facilitação (ou seja, pelo melhor desempenho) em tarefas perceptivas, cognitivas e motoras, sem qualquer referência consciente a experiências anteriores. Os déficits de memória explícita em pessoas com retardo mental e, principalmente, com DS foram extensamente documentados (Vicari & Carlesimo, 2002). Ainda assim, nos últimos anos, foram relatados alguns dados experimentais acerca da possível extensão a indivíduos com retardo mental da dissociação entre os processos de memória explícita e implícita, tão frequentemente descritos no cérebro de adultos que foram vítimas de lesões e nos portadores de distúrbios de memória. Quanto ao preparo por repetição, estudos investigando a facilitação na identificação perceptiva de figuras ou palavras degradadas, induzida pela exposição prévia ao mesmo material, consistentemente relatam um efeito comparável nos indivíduos com retardo mental e crianças portadoras de desenvolvimento normal e pareadas quanto à idade cronológica ou mental (veja a revisão de Vicari & Carlesimo, 2002).

Menos trabalhos experimentais foram devotados à investigação da capacidade de aprender habilidades visuais e motoras ou cognitivas nos indivíduos com retardo mental e, em especial, com DS. Vicari *et al.* documentaram a diferença no aprendizado de habilidades em indivíduos portadores de DS e SW (Vicari *et al.*, 2000, 2001). Recentemente, Vicari *et al.* (2007) compararam diretamente os desempenhos obtidos por indivíduos com DS, SW e desenvolvimento normal de idade mental compatível em testes motores de tempo de reação. Como mostrado na Figura 12.1, Vicari *et al.* (2007) observaram a preservação do aprendizado de procedimentos em pacientes portadores de DS, mas não de SW, confirmando o diferente padrão de aprendizado implícito nestas duas síndromes de retardo mental.

Comparativamente aos controles de desenvolvimento normal e idade mental compatível, as pessoas com DS geralmente exibem padrões peculiares de memória (Tabela 12.1).

Tabela 12.1 Desempenhos obtidos por indivíduos com síndrome de Down e síndrome de Williams em diferentes tarefas associadas à memória de curto e longo prazos

	Síndrome de Down	Síndrome de Williams
Memória de curto prazo		
Verbal	–	+
Visual espacial	+	–
Memória de longo prazo		
Explícita	–	+
Verbal	–	+
Visual objetiva	+	–
Visual espacial	+	+
Implícita	+	–
Preparo por repetição		
Procedimento		

– = deficiente; + = relativamente preservada.

Nas tarefas de memória de curto prazo, as pessoas com DS obtêm menores pontuações de desempenho em relação a crianças desenvolvimento normal quanto ao processamento do material verbal e visual espacial. No entanto, no domínio visual espacial, a deficiência na análise perceptiva, e não nos processos de memória, é a provável responsável pelo baixo desempenho dos indivíduos com DS.

Na memória a longo prazo, as pessoas com DS exibem diferentes padrões nos domínios de memória implícita e explícita. Embora os indivíduos com DS tendam a apresentar pior desempenho do que os controles com desenvolvimento normal de mesma idade mental em tarefas de memória verbal e visual espacial explícita, resultados comparáveis no domínio da memória implícita podem ser observados nos dois grupos em tarefas com preparo por repetição e aprendizado de procedimentos.

É importante perceber que o perfil de memória observado na DS não é compartilhado por outras síndromes genéticas também caracterizadas por retardo mental. Relatamos, porém, um caso de SW caracterizado por memória de curto prazo verbal e visual relativamente elevada, mas com deficiências na memória de trabalho espacial (Vicari *et al.*, 2006; Vicari & Carlesimo, 2006). Um padrão similar é observado no domínio de memória a longo prazo explícito, enquanto uma deficiência na capacidade de aprendizado de novos procedimentos implícitos tenha sido relatada em adolescentes com SW.

Memória, síndrome de Down e desenvolvimento cerebral

O perfil de memória em pessoas com DS que descrevemos é baseado em algumas características específicas do desenvolvimento cerebral anômalo. No entanto, qualquer tentativa de identificação das estruturas neuroanatômicas especificamente envolvidas na deficiência de memória apresentada por pessoas com DS é especulativa e deve ser fundamentada em comparações qualitativas de seus déficits com aqueles observados em pacientes com lesões cerebrais adquiridas.

De acordo com observações feitas em necrópsias, o peso do cérebro de pessoas com DS é menor do que o normal e o cerebelo, o lobo frontal e o lobo temporal são particularmente pequenos (Wisniewski, 1990). Da mesma maneira, evidências obtidas em estudos de ressonância magnética realizados em indivíduos com DS sugerem uma redução geral do volume cerebral, que é desproporcionalmente menor nas regiões frontal, temporal (incluindo uncus, amídala, hipocampo e giros do paraipocampo) e cerebelar (Pinter *et al.*, 2001). Por outro lado, os cérebros de pessoas com SD geralmente apresentam preservação relativa do volume de áreas subcorticais, como os núcleos lenticulares (Bellugi *et al.*, 1999) e a substância cinzenta cortical posterior (parietal e occipital) (Pinter *et al.*, 2001).

Nos últimos anos, os estudos de ressonância magnética avançaram nosso entendimento da anatomia cerebral nos indivíduos com síndromes genéticas. Em especial, a técnica objetiva e não tendenciosa de exame total do órgão, conhecida como morfometria com base em *voxels* (VBM), foi desenvolvida para caracterização das diferenças cerebrais *in vivo* usando imagens de ressonância magnética. A VBM dá a oportunidade de avaliação de diferenças nas concentrações teciduais ou volumes cerebrais entre grupos (Ashburner & Friston, 2000; Bom *et al.*, 2001). Por ser minimamente dependente do operador e permitir a avaliação de efeitos volumétricos regionais sem uma hipótese prévia acerca de sua localização no cérebro, a VBM é menos suscetível à avaliação tendenciosa pelo investigador do que as técnicas em que os volumes de interesse são previamente definidos.

Em especial, a popularidade da VBM decorre da oportunidade de exame total dos *voxels* que representam o cérebro, da velocidade necessária à coleta de dados e da análise de resultados em comparação a métodos manuais e especificidade local dos achados na substância cinzenta ou branca, que podem se perder nas medidas manuais de extensos volumes regionais.

A técnica de VBM foi recentemente empregada em indivíduos com síndromes genéticas e aumentou nosso entendimento da anatomia cerebral subjacente ao perfil cognitivo observado em indivíduos com retardo mental e, principalmente, com DS.

Um recente estudo de VBM (White *et al.*, 2003) relatou diversas anomalias cerebrais em adultos com DS em comparação a controles de idade similar, mostrando aumentos ou diminuições nos volumes de substância cinzenta e substância branca. A substância cinzenta no cerebelo, no giro do cíngulo, no lobo frontal medial esquerdo, no giro temporal direito medial/ superior e no hipocampo esquerdo de indivíduos com DS apresentam reduções significativas de volume. Indivíduos com DS também apresentam diminuição significativa no volume de substância branca por todo o tronco cerebral inferior.

Por outro lado, um aumento significativo na porção superior/caudal do tronco cerebral, no giro do paraipocampo esquerdo e em ambos os giros do paraipocampo foi detectado.

Ao aplicar o método VBM em um grupo de crianças e adolescentes com DS, Menghini *et al.* (no prelo) confirmaram, parcialmente, o estudo anterior de White *et al.* (2003). Para limitar as diferenças no desenvolvimento cerebral entre os grupos, uma amostra de crianças com idade restrita, composta por 12 crianças com DS (quatro meninas e oito meninos; idade média = 15,5 anos, desvio-padrão = 2,3 anos) e 12 controles de idade pareada (quatro meninas e oito meninos; idade média = 15,6 anos, desvio-padrão = 2,2 anos) foi recrutada para o estudo. Os resultados documentaram que, diferentemente dos controles, as crianças com DS mostravam significativa redução local da densidade de substância cinzenta no cerebelo esquerdo, no hipocampo direito, nos giros fusiformes de ambos os lados e nos giros temporais inferiores de ambos os lados. Por outro lado, mostraram um significativo aumento da densidade de substância cinzenta no cerebelo esquerdo, no giro fusiforme direito, nos gânglios da base do lado esquerdo e direito (putâmen e núcleo caudado), nas ínsulas esquerda e direita, nos giros frontais superiores esquerdo e direito, nos giros temporais direito superior e medial e nos giros frontais inferiores esquerdo e direito (Figura 12.2). Com base nestes achados, os perfis neuropsicológicos descritos na DS poderiam ser causados pelas diferenças observadas nas estruturas corticais e subcorticais. Por exemplo, consistente com Fabbro *et al.* (2002), o menor desempenho de pessoas com DS em tarefas linguísticas pode ser parcialmente explicado pela deficiência das estruturas frontocerebelares envolvidas na articulação e memória de

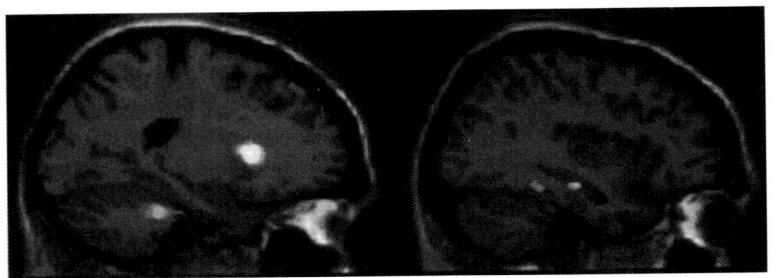

Figura 12.2 Diversas áreas de substância cinzenta em que as crianças com síndrome de Down apresentam maior densidade (em destaque, à esquerda) do que os controles e em que os controles apresentam maior densidade (em destaque, à direita) do que crianças com síndrome de Down.

trabalho verbal. Em outras palavras, a redução volumétrica das áreas frontais e cerebelares nos cérebros de indivíduos com DS pode determinar a menor eficiência de processos cognitivos geralmente mantidos pela integridade destas regiões cerebrais, como a fala e o memória de trabalho fonológico (pelo menos quanto ao componente de articulação). Da mesma maneira, a menor capacidade de memória a longo prazo, que parece ser a mais relevante característica de pessoas com DS, pode estar relacionada com a disfunção do lobo temporal e, especificamente, à disfunção do hipocampo (Pennington *et al.*, 2003).

Na verdade, as estruturas críticas em indivíduos com DS, consideradas alteradas nos primeiros estudos usando técnicas volumétricas de ressonância magnética dependentes do operador (Kesslak *et al.*, 1994; Ikeda & Arai, 2002), foram o hipocampo e o lobo temporal medial adjacente. No entanto, estes resultados nem sempre foram confirmados por estudos automatizados de VBM (veja Teipel *et al.*, 2004) e a relação entre as importantes reduções no volume do hipocampo em indivíduos com DS e aspectos específicos de seu fenótipo de memória ainda não estão claros. Apoiando a hipótese de que o menor volume do hipocampo nos indivíduos com DS poderia explicar seus episódios de déficit de memória, tal dimensão está positivamente correlacionada às medidas da função da memória em indivíduos com DS (Krasuski *et al.*, 2002; Teipel *et al.*, 2004).

Dados obtidos em crianças com DS (Menghini *et al.*, no prelo) confirmaram a redução da densidade do hipocampo nesta população e a perda geral de densidade da substância cinzenta no lobo temporal medial, que provavelmente estão associadas às dificuldades mnésicas, mas também linguísticas, observadas nos indivíduos com DS.

Acerca das habilidades visuais espaciais, evidências obtidas em primatas mostraram que as áreas corticais extraestriatais são organizadas em dois sistemas distintos e funcionalmente especializados: (1) o curso dorsal (incluindo as estruturas do córtex parietal), que está envolvido no processamento visual da localização espacial; e (2) o curso ventral (incluindo as estruturas do córtex inferotemporal), que atua no processamento de informações relativas às características físicas dos objetos (Mishkin & Ungerleider, 1982). As estruturas corticais envolvidas no processamento perceptivo de estímulos também participam do armazenamento e recuperação das mesmas informações (Moscovitch *et al.*, 1995). Da mesma maneira, alguns dados experimentais derivados de estudos conduzidos em seres humanos e animais sugerem que a manutenção e a recuperação das informações relativas ao posicionamento espacial e às características físicas dos objetos na memória a longo prazo envolve os cursos ventral e dorsal de diferentes formas. O estudo de VBM na DS (Menghini *et al.*, no prelo) pode vir a contribuir para o esclarecimento da dissociação entre os aspectos da memória visual e espacial e crianças com portadoras da síndrome. Na verdade, para identificar as características estruturais cerebrais que podem ser responsáveis pelos achados clínicos específicos a crianças com SD, Menghini *et al.* (no prelo) usaram a VBM para correlacionar de forma direta, sem hipóteses prévias acerca de alterações regionais, as imagens cerebrais às medidas cognitivas. Com este objetivo, cada criança com SD foi submetida a uma extensa bateria de testes neuropsicológicos, explorando diversos domínios cognitivos, como a função cognitiva global, as habilidades linguísticas (produção léxica e compreensão léxica), repetição de compreensão de frases, fluência verbal fonológica e categórica, habilidades visuais e motoras e visuais espaciais, habilidades relativas à memória de curto prazo (memória de curto prazo verbal, visual e espacial). Quanto aos dados relativos às habilidades de memória, correlações significativas foram encontradas entre a memória visual a curto prazo e o giro temporal superior direito e o lobo occipital medial direito (giro fusiforme). No entanto, as medidas de memória espacial a curto prazo estão significativamente correlacionadas com o lobo parietal inferior direito. Os dados acerca das habilidades de memória de curto prazo pareceram confirmar a dissociação observada na memória de longo prazo entre o processamento visual e a elaboração espacial do estímulo.

Consistente com a literatura e estes dados relatados, podemos especular que pessoas com DS que se saem relativamente melhor em testes de memória visual espacial do que em testes visuais objetivos poderiam apresentar maturação relativamente preservada do componente dorsal em comparação com o componente ventral do sistema visual. Dados neuropsicológicos (Molinari *et al.*, 1997) e de neuroimagem (Van Der Graaf *et al.*, 2004) confirmam o papel crucial dos gânglios da base e de cerebelo direito no aprendizado implícito de habilidades visuais e motoras. Como anteriormente relatado, os cérebros de indivíduos com DS exibem grave hipoplasia cerebelar com gânglios da base de morfologia normal. Assim, vendo o aprendizado normal de habilidades por indivíduos com DS, o prevalente papel do desenvolvimento dos gânglios da base na maturação normal da memória de procedimento pode ser sugerido. No entanto, as anomalias em áreas cerebelares ainda são pouco compreendidas. Na verdade, embora alguns estudos volumétricos por ressonância magnética mostrem uma significativa redução no volume cerebelar de indivíduos com DS (Kesslak *et al.*, 1994; Pinter *et al.*, 2001; Krasuski *et al.*, 2002; White *et al.*, 2003), outros estudos não confirmaram esta conclusão (Kesslak *et al.*, 1994; Teipel *et al.*, 2004). Dados de Menghini *et al.* (no prelo) são consistentes com estudos que documentam a redução da densidade cerebelar em indivíduos com DS, provavelmente em relação às suas dificuldades linguísticas. Em resumo, os estudos das síndromes genéticas que descrevem seus perfis neuropsicológicos individuais em relação a características cerebrais específicas ainda são esporádicos e há não evidências que definitivamente demonstrem a relação causal entre características cerebrais, habilidades cognitivas e comportamento nos indivíduos com DS. Outros estudos que avaliam diretamente a possível correlação entre índices morfovolumétricos e espectroscópicos do funcionamento cerebral e a capacidade de aprendizado de procedimentos visuais motoras e cognitivos por pessoas com DS são necessários ao entendimento da relativa contribuição dos gânglios da base e do desenvolvimento cerebelar anormal na alteração da maturação da memória de procedimento nestes indivíduos. Este é um desafio fascinante, com grande possibilidade de esclarecimento da natureza biológica do comportamento e, mais especificamente, de interpretação das diferenças observadas no funcionamento cognitivo e da memória a longo prazo de pessoas com DS e, mais comumente, das formas de retardo mental de etiologia bem-definida.

Conclusões

Pessoas com retardo mental geralmente apresentam déficits de memória, que ocorre em diferentes níveis de sua articulação. Na memória a longo prazo, os padrões diferenciais de deficiência são confirmados em diferentes grupos etiológicos de retardo mental. Por exemplo, pessoas com SD geralmente apresentam desempenho pior do que indivíduos de desenvolvimento normal e idade mental compatível em tarefas de memória verbal e visual espacial explícita, assim como em atividades relacionadas com o domínio da memória implícita. É interessante notar que o perfil de memória observado na SD não é o mesmo visto em pessoas portadoras de SW, que são caracterizadas por memória visual a longo prazo relativamente boa e deficiências na memória verbal e espacial; além disso, estes indivíduos apresentam deficiências no aprendizado implícito de novos procedimentos. Os achados da literatura experimental revistos neste capítulo podem fornecer informações valiosas aos psicólogos educacionais e professores no planejamento de intervenções racionais para melhorar as dificuldades de aprendizado observadas em indivíduos com SD e sua qualidade de vida.

Resumo

A abordagem neuropsicológica a características do retardo mental, como o estudo da memória e do aprendizado, é de especial relevância. Este capítulo é dedicado à revisão da literatura neuropsicológica e recentes estudos experimentais sobre o desenvolvimento da memória e do aprendizado em pessoas com síndrome de Down (DS) relatando suas capacidades e déficits de memória. Consistentemente com a abordagem neuropsicológica, perfis distintos de memória podem ser rastreados às características de desenvolvimento e arquitetura cerebral da DS. Portanto, a possível correlação entre os perfis de memória e o desenvolvimento cerebral é também apresentada e discutida.

Referências

Ashburner, J. & Friston, K. J. (2000). Voxel-based morphometry: the methods. *NeuroImage*, **11**, 805-821.

Atkinson, R. C. & Shiffrin, R. M. (1971). The control of short-term memory. *Scientific American*, 225, 82-90.

Baddeley, A. D. (1986). *Working Memory*. London: Oxford University Press.

Baddeley, A.D. & Hitch, G. (1974). Working memory. In G. Bower (ed.), *The Psychology of Learning and Motivation*, Vol. 8, pp. 47-90. New York: Holt, Rinehart & Winston.

Bellugi, U., Mills, D., Jerningan, T., Hickok, G., Galaburda, A. (1999). Linking cognition, brain structure, and brain function in Williams syndrome. In H. Tager-Flusberg ed.), *Neurodevelopmental Disorders*, pp. 111-136. Cambridge: MIT Press.

Carlesimo, G. A., Marotta, L., Vicari, S. (1997). Long-term memory in mental retardation: evidence for a specific impairment in subjects with Down's syndrome. *Neuropsychologia*, 35, 71-79.

Chapman, R. S. (1995). Language development in children and adolescents with Down syndrome. In P. Fletcher & B. MacWinney (eds.), *The Handbook of Child Language*, pp. 641-663. Oxford: Blackwell.

Della Sala, S. & Logie, R. H. (2002). Neuropsychological impairments of visual and spatial working memory. In A. Baddeley, B. Wilson, M. Kopelman (eds.), *Handbook of Memory Disorders*, pp. 271-292. Chichester: Wiley.

Fabbro, F., Alberti, A., Gagliardi, C., Borgatti, R. (2002). Differences in native and foreign language repetition task between subjects with Williams and Down syndromes. *Journal of Neurolinguistics*, 15, 1-10.

Fowler, A. E. (1995). Linguistic variability in persons with Down syndrome. In L. Nadel & D. Rosenthal (eds.), *Down Syndrome: Living and Learning in the Community*, pp. 121-131. New York: Wiley-Liss.

Gathercole, S. E. & Baddeley, A. D. (1993). *Working Memory and Language.* Hove: Erlbaum.

Good, C. D., Johnsrude, I., Ashburner, J., *et al.* (2001). A voxel-based morphometric study of ageing in 465 normal adult human brains. *NeuroImage*, 14, 21-36.

Hulme, C. & Mackenzie, S. (1992). *Working Memory and Severe Learning Difficulties.* Hove: Erlbaum.

Ikeda, M. & Arai, Y. (2002). Longitudinal changes in brain CT scans and development of dementia in Down's syndrome. *European Neurology*, **47**, 205-208.

Jarrold, C., Baddeley, A. D., Hewes, A. K. (1999). Genetically dissociated components of working memory: evidence from Down and Williams syndrome. *Neuropsychologia*, **37**, 637-651.

Jarrold, C., Baddeley, A. D., Hewes, A. K. (2000). Verbal short-term memory deficits in Down syndrome: a consequence of problems in rehearsal? *Journal of Child Psychology and Psychiatry*, **40**(2), 233-244.

Kanno, K. & Ikeda, Y. (2002). Word-length effect in verbal short-term memory in individuals with Down's syndrome. *Journal of Intellectual Disability Research*, **46**, 613-618.

Kesslak, J. P., Nagata, B. S., Lott, I., Nalcioglu, O. (1994). MRI analysis of age-related changes in the brains of individuals with DS. *Neurology*, **44**, 1039-1045.

Krasuski, J. S., Alexander, G. E., Horowitz, B., Rapoport, S. I., Shapiro, M. B. (2002). Relation of medial temporal volumes to age and memory function in non-demented adults with Down's syndrome: implications for the prodromal phase of Alzheimer's disease. *American Journal of Psychiatry*, **159**, 74-81.

Laws, G. (2002). Working memory in children and adolescents with Down syndrome: evidence from a colour memory experiment. *Journal of Child Psychology and Psychiatry*, **43**, 353-364.

Laws, G. (2004). Contributions of phonological memory, language comprehension and hearing to the expressive language of adolescents and young adults with Down syndrome. *Journal of Child Psychology and Psychiatry*, **45**, 1-11.

Laws, G. & Gunn, D. (2003). Phonological memory as a predictor of language comprehension in Down syndrome: a five-year follow-up study. *Journal of Child Psychology and Psychiatry*, **44**, 1-11.

Logie, R. H. (1995). *Visuospatial Working Memory*. Hove: Erlbaum.

Menghini, D., Costanzo, F., & Vicari, S. (in press). Relationship between brain and cognitive processes in Down syndrome. *Behavior Genetics*. DOI 10.1007/s10519-011-9448-3.

Mishkin, M. & Ungerleider, L. G. (1982). Contribution of striate inputs to the visuospatial functions of parieto-preoccipital

cortex in monkeys. *Behavioral Brain Research*, **6**, 57-77.

Molinari, M., Leggio, M. G., Solida, A., *et al.* (1997). Cerebellum and procedural learning: evidence from focal cerebellar lesions. *Brain*, **120**, 1753-1762.

Moscovitch, C., Kapur, S., Kohler, S., Houle, S. (1995). Distinct neural correlates of visual long-term memory for spatial location and object identity: a positron emission tomography study in humans. *Proceedings of the National Academy of Science of the United States of America*, **92**, 3721-3725.

Nadel, L. (1999). Learning and memory in Down syndrome. In J. A. Rondal, J. Perera, L. Nadel (eds.), *Down Syndrome: A Review of Current Knowledge*, pp. 133-142. London: Whurr.

Pennington, B. F., Moon J., Edgin, J., Stedron, J., Nadel, L. (2003). The neuropsychology of Down syndrome: evidence for hippocampal dysfunction. *Child Development*, **74**, 75-93.

Pinter, J. D., Eliez, S., Schmitt, J. E., Capone, G. T., Reiss, A. L. (2001). Neuroanatomy of Down's syndrome: a high-resolution MRI study. *American Journal of Psychiatry*, **158**, 1659-1665.

Squire, L. R. (1987). *Memory and Brain*. Oxford: Oxford University Press.

Teipel, S. J., Alexander, G. E., Schapiro, M. B., *et al.* (2004). Age-related cortical grey matter reductions in nondemented Down's syndrome adults determined by MRI with voxel-based morphometry. Brain, **127**, 811-824.

Van Der Graaf, F. H., De Jong, B. M., Maguire, R. P., Meiners L. C., Leenders K. L. (2004). Cerebral activation related to skills practice in a double serial reaction time task: striatal involvement in random-order sequence learning. *Brain Research and Cognitive Brain Research*, **20**, 120-131.

Vicari, S. (2006). Motor development and neuropsychological patterns in persons with Down syndrome. *Behavior Genetics*, **36**, 355-364.

Vicari, S., Bates, E., Caselli, M. C., *et al.* (2004). Neuropsychological profile of Italians with Williams syndrome: an example of a dissociation between language and cognition? *Journal of the International Neuropsychological Society*, **10**, 862-876.

Vicari, S., Bellucci, S., Carlesimo, G. A. (2000). Implicit and explicit memory: a functional dissociation in persons with Down syndrome. *Neuropsychologia,* 38, 240-251.

Vicari, S., Bellucci, S., Carlesimo, G. A. (2001). Procedural learning deficit in children with Williams syndrome. *Neuropsychologia,* 39, 665-677.

Vicari, S., Bellucci, S., Carlesimo, G. A. (2003). Visual and spatial working memory dissociation: evidence from a genetic syndrome. *Developmental Medicine and Child Neurology,* 45, 269-273.

Vicari, S., Bellucci, S., Carlesimo, G. A. (2005). Visual and spatial long-term memory: differential pattern of impairments in Williams and Down syndromes. *Developmental Medicine and Child Neurology,* 47, 305-311.

Vicari, S., Bellucci, S., Carlesimo, G. A. (2006). Evidence from two genetic syndromes for the independence of spatial and visual working memory. *Developmental Medicine and Child Neurology,* 48, 126-131.

Vicari, S. & Carlesimo, G. A. (2002). Children with intellectual disabilities. In A. Baddeley, B. Wilson, M. Kopelman (eds.), *Handbook of Memory Disorders,* pp. 501-518. Chichester: Wiley.

Vicari, S. & Carlesimo, G. A. (2006). Short-term memory deficits are not uniform in Down and Williams syndromes. *Neuropsychological review,* 16, 87-94.

Vicari, S., Carlesimo, G. A., Caltagirone, C. (1995). Short-term memory in persons with intellectual disabilities and Down syndrome. *Journal of Intellectual Disability Research,* 39, 532-537.

Vicari, S., Verucci, L., Carlesimo, G. A. (2007). Implicit memory is independent from IQ and age but not from etiology: evidence from Down and Williams syndromes. *Journal of Intellectual Disability Research,* 51, 932-941.

Wang, P. P. & Bellugi, U. (1994). Evidence from two genetic syndromes for dissociation between verbal and visual-spatial short-term memory. *Journal of Clinical Experimental Neuropsychology,* 16, 317-322.

Wisniewski, K. E. (1990). Down syndrome children often have brain with maturation delay, retardation of growth, and cortical digenesis. *American Journal of Medical Genetics,* 7, 274-281.

White, N. S., Alkire, M. T., Haier, R. J. (2003). A voxel-based morphometric study of nondemented adults with Down syndrome. *NeuroImage,* 20, 393-403.

13

Desenvolvimento, estimulação e treinamento pré-linguístico e precoce em crianças com síndrome de Down

Jean-Adolphe Rondal

Linguagem antes do nascimento

O desenvolvimento da linguagem em crianças normais começa 3 meses antes do nascimento. A esta altura, o sistema auditivo do feto/bebê já é funcional e sintonizado às frequências de fala (400 a 4.000 ciclos por segundo). Esta é uma característica exclusiva da ontogênese humana, correspondente a uma predisposição espécie-específica para a fala. Cada estímulo acústico com mais de 60 decibéis normalmente é recebido pelo aparelho auditivo do bebê desperto e tratado pelo cérebro. A perda parcial da intensidade se deve à absorção de energia pelo ambiente aquático ao redor do bebê e o fato de que sua orelha média é preenchida por líquido amniótico. Como uma provável consequência desta exposição, o bebê de desenvolvimento normal demonstra, ao nascimento, a capacidade de reconhecer a voz da mãe e individualizá-la entre outras vozes. Esta capacidade é puramente prosódica e baseada nas características tônicas e rítmicas exclusivas à voz da mãe. Esta é tratada usando as técnicas de pesquisas cognitivas e comportamentais em neonatos (De Boysson-Bardies, 1996). Além da voz da mãe (e através dela), os neonatos de desenvolvimento normal demonstram a capacidade de reconhecer a linguagem materna (novamente através de suas características rítmicas); ou seja, os bebês podem diferenciar a linguagem a qual foram expostas na vida intrauterina de outras linguagens (Nazzi *et al.*, 1998). Bebês pequenos de desenvolvimento normal também podem diferenciar sílabas acentuadas daquelas não acentuadas (Jusczyk *et al.*, 1993). Os bebês reconhecem diversas sequências de sílabas (Saffran *et al.*, 1996; Marcus *et al.*, 1999). Os neonatos de desenvolvimento normal podem diferenciar palavras funcionais em inglês (ou seja, preposições, artigos, auxiliares, pronomes, conjunções) e palavras de teor (verbos, substantivos, adjetivos, advérbios), baseando-se em informações prosódicas (a primeira categoria é menos acentuada e tende a ter menor comprimento, assim como menor número médio de vogais; Shi *et al.*, 1999).

Por fim, os neonatos de desenvolvimento normal apresentam uma capacidade inata de discriminar todos os possíveis pares de sons presentes na fala humana. Esta capacidade desaparece gradualmente durante o primeiro ano de vida em razão da progressiva especialização nos sons (futuros fonemas) da linguagem da comunidade (Eimas, 1996).

Estas habilidades e o conhecimento pré-linguagem suprem os pontos válidos para iniciar a quebra do código linguístico da comunidade.

Sabemos quase nada acerca das habilidades correspondentes em bebês e crianças com síndrome de Down (DS). Não saber exatamente quando e como o desenvolvimento da pré-linguagem começa em bebês com DS dificulta ainda mais a definição e a elaboração de programas de intervenção muito precoce que podem ser altamente desejáveis em diversas áreas (p. ex., plasticidade cerebral, eficiência em curto e médio prazo). O tipo de pesquisa necessário a responder esta questão deve ser nossa prioridade, já que há motivos para suspeitar que os bebês com SD podem não nascer com o mesmo conhecimento inicial acerca das propriedades prosódicas da linguagem materna que os neonatos de desenvolvimento normal. Dados preliminares indicam que bebês com SD exibem padrões de atenção e costume aos sons que diferem daqueles observados em bebês de desenvolvimento normal; os portadores de SD, por exemplo, apresentam maiores respostas a estímulos auditivos complexos e são mais facilmente distraídos por tais estímulos (Tristao & Feitosa, 2000). Pesquisas com potenciais cerebrais relacionados com eventos e tempos de reação revelam que as crianças com SD processam as informações auditivas complexas de forma mais lenta do que seus pares de desenvolvimento normal e mesma idade cronológica e mental (Eilers *et al.*, 1985).

A lateralização aberrante do processamento auditivo (usando respostas evocadas do tronco cerebral) é observada em alguns indivíduos com DS (Rondal, 1995). A reversão contralateral da melhor audição do material verbal foi relatada em uma parcela de crianças e adultos com DS (Elliott *et al.*, 1987; Rondal, 1995). Estas indicações se somam ao bem documentado déficit de transmissão auditiva e, em alguns casos, neurossensorial observado em pelo menos 25% das crianças com DS (Rasore Quartino, 2007).

Neste caso, a intervenção precoce pré-linguagem com bebês com DS é essencial. Esta intervenção deve consistir na intensificação da interação natural verbal e vocal com o bebê, quantitativa (pelo menos meia hora por dia) e qualitativamente (diminuindo a velocidade da fala dirigida ao bebê sem alterar a prosódia normal, exceto pelo aumento do tom, conhecido por chamar a atenção). Uma linha de pesquisa mais vanguardista, porém ainda realista, que pode vir a ser interessante é o aumento do nível de intensidade da voz da mãe por várias horas por dia durante os últimos 3 meses de gestação, em uma tentativa plausível de sensibilizar o feto/bebê aos parâmetros prosódicos da fala e da linguagem materna.

Pré-linguagem no 1º ano

A progressão normal do balbuciar (que é indiscriminado, no sentido em que não se pode reconhecer claramente qualquer vogal ou consoante, e vocálico, silábico, reduplicado e variado) é observada em bebês com DS apesar de ser mais tardia. O balbuciar reduplicado (produções como *bababa, papapa, tatata)* é um precursor distinto da fala convencional e tende a ser tardio em bebês com DS. O mesmo ocorre para outro importante aspecto pré-linguístico, o balbuciar interativo ou intermitente, também chamado frase pré-linguística. O bebê termina sua produção vocal após cerca de 3 segundos, esperando uma resposta do interlocutor. Os bebês com DS tendem a vocalizar mais (em média, por 5 segundos) com menores intervalos entre frases, deixando menos tempo para a intervenção do interlocutor (daí advém a maior frequência de choques vocais entre mães e seus bebês com DS [Berger & Cunningham, 1983]).

Dois outros importantes aspectos pré-linguísticos, também tardios em bebês com DS, são a produção pré-palavra e a brincadeira simbólica.

As pré-palavras são palavras não convencionais inventadas ou emprestadas pela criança para se referir a um objeto ou evento familiar (p. ex., *brm-brm* em referência a um caminhão ou avião visto com frequência). As pré-palavras marcam o início da representação simbólica e do desenvolvimento léxico. A criança compreendeu que um som ou uma sequência de sons pode ser usado para significar (ou seja, indicar ou representar) um objeto ou um evento: a brincadeira simbólica, como fingir dormir ao colocar a cabeça em um travesseiro ou superfície plana, fazendo uma boneca comer, dormir, escorregar; usar um objeto para representar outro ou um evento, como movimentar um pedaço de madeira, para indicar um carro andando na rua, por exemplo. A brincadeira simbólica tem a mesma natureza que a representação léxica. É um precursor e/ou correlato do desenvolvimento léxico precoce.

Intervenção pré-linguagem

Todas as produções vocais e as diversas fases do balbuciar devem ser fortemente encorajadas e socialmente estimuladas para promoção das habilidades pré-linguísticas como precursores do desenvolvimento linguístico precoce. O balbuciar interativo deve receber atenção especial e ser encorajado pela presença de um adulto que frequentemente se dirija à criança, vocal ou verbalmente, por alguns segundos por vez e, então, espere por 4 ou 5 segundos pela resposta da criança.

As pré-palavras devem ser bem-vindas e repetidas (criança-adulto; adulto-criança), com a gradual passagem às palavras convencionais. As brincadeiras simbólicas também devem ser demonstradas e encorajadas em sessões recreativas como forma de aumentar a sensibilidade simbólica da criança com DS. Em geral, três tipos de respostas parentais às tentativas de comunicação da criança foram considerados facilitadores do desenvolvimento tardio da linguagem (Yoder & Warren, 2001). Esses são: flexibilidade (presumindo o significado intencional e motivando a comunicação da criança), resposta e mapeamento linguístico (o adulto expressa verbalmente o que a comunicação não verbal da criança parece indicar).

Motricidade orofacial

Em casos de hipotonia grave das estruturas orofaciais (com má oclusão bucal e protrusão da língua), a terapia com placa de palato pode ser recomendada já no primeiro ano de vida (Castillo-Morales, 1991). As pesquisas mostram que, após 4 anos deste tipo de terapia, as funções orofaciais melhoram significativamente em crianças com DS e que os ganhos são mantidos por 12 meses após seu término. De Andrade *et al.* (1998) tiveram a ideia de unir a placa original a uma chupeta comum, o que permitiu segurá-la e usá-la por mais tempo, inclusive durante o sono.

Quando o volume da cavidade oral é muito reduzido, é possível realizar a expansão maxilar funcional. De Andrade *et al.* (2008) relataram benefícios estáveis com o passar do tempo em um grupo de crianças com DS com idade entre 4 e 12 anos, comparado a um grupo controle, incluindo aumento do volume nasal, redução da obstrução das vias aéreas superiores e melhoria estética.

Os pais, ocasionalmente, perguntam se é aconselhável realizar a cirurgia lingual para melhorar a articulação em crianças com DS. Tal estratégia era, anos atrás, recomendada por médicos e cirurgiões. Minha opinião é este tipo de tratamento deve ser dispensado à exceção de, talvez, casos muito raros, em que a cavidade bucal é curta e há macroglossia extrema. As técnicas funcionais hoje disponíveis para melhoria da práxis oral são suficientes em quase todos os casos para melhoria da articulação e da inteligibilidade da fala.

Desenvolvimento léxico e intervenção

O desenvolvimento do vocabulário é bastante tardio em crianças com DS (Rondal & Edwards, 1997), pelos seguintes motivos:

1. Dificuldades na percepção e na produção de sons e sequências canônicas de sons da fala (fonemas) que constituem sobrescritos da palavra; por exemplo, problemas constantes com as consoantes de aquisição tardia (fricativas), conjuntos de consoantes, deleção da consoante final e vocalização da palavra final (Stoel-Gammon, 2001).

2. Limitações da memória de curto prazo, dificultando a tarefa de associação entre forma e significado.
3. Dificuldades especiais na identificação dos referentes das palavras. Esta é uma tarefa desafiadora, mesmo para a criança de desenvolvimento normal, uma vez que qualquer sinal pode se referir a diversas dimensões de objetos ou eventos (forma, função, formato, cor, número, partes constituintes etc.). Além disso, nas trocas verbais normais, geralmente a criança não recebe nenhuma indicação do aspecto em particular sendo referenciado.

Acerca da percepção da fala (identificação da palavra) e da produção (articulação e coarticulação), o treinamento especializado, que precisa ser conduzido por um fonoaudiólogo, é essencial. Estes especialistas sabem as sequências normais do desenvolvimento articulatório e como treiná-los da forma correta (Stoel-Gammon, 2001), assim como as maneiras de melhorar a praxia orofacial por meio da intervenção apropriada. O treinamento da memória de curto prazo deve ser parte de todos os programas de intervenção em crianças com DS. Qualquer aprendizado complexo requer processos eficientes de memória a curto e longo prazos. Hoje há tecnologias que aprimoram o desenvolvimento da memória a curto prazo em crianças com deficiências intelectuais, testadas com sucesso em crianças com DS (Conners, 2001). É possível ter ganhos de desenvolvimento de mais de um ponto em poucos meses, trabalhando algumas horas por semana e usando algumas técnicas simples de repetição de séries de estímulos de número e complexidade maiores. Quanto à identificação dos referentes relacionados com as palavras e com a construção do significado, pesquisas recentes documentaram uma lista de estratégias específicas usadas por crianças de desenvolvimento normal para prosseguimento do desenvolvimento referencial inicial (Mervis & Becerra, 2001). Os principais são:

- Objeto inteiro (um nome novo encontrado se refere ao objeto como um todo e não a uma de suas partes).
- Exclusividade (um nome, uma categoria de objeto).
- Função.
- Forma (formato).
- Estabilidade com o passar do tempo e do espaço.
- Nova categoria de nome sem nome.

Quando aprendem estas estratégias (que parecem não usar de forma espontânea), as crianças com DS exibem maior progresso no desenvolvimento referencial (Mervis & Becerra, 2001). A demonstração destas estratégias a crianças com deficiência intelectual parece ser uma poderosa ferramenta de intervenção para aumento da aquisição léxica inicial. Outra ferramenta interessante para auxiliar o desenvolvimento léxico inicial é o uso simultâneo da palavra e de um gesto específico em referência a um objeto ou evento familiar. Os gestos podem ser emprestados de um dicionário de linguagem de sinais para surdos. Os gestos compartilham os mesmos referentes e são significados por palavras, mas são do tipo motor simples (diferentemente do tipo motor delicado de muitos movimentos articulatórios e coarticulatórios sutis) e pertencem à modalidade visual (mais bem preservada em pessoas com DS). Os gestos também têm a propriedade de gradualmente trazer a criança à expressão da forma verbal das palavras correspondentes (Powell & Clibbens, 2001). Quando estas são adquiridas, os gestos rapidamente deixam de ser empregados.

Desenvolvimento gramatical

Quando capaz de produzir aproximadamente 50 palavras, a criança de desenvolvimento normal começa a combiná-las, 2 a 3 por vez, em discursos curtos. Os elementos individuais são, a princípio, separados por uma curta pausa. Um pouco mais tarde, começam a ser unidos em um envelope prosódico exclusivo. O mesmo desenvolvimento pode ser observado em crianças com DS, mas com um retardo que pode ser de meses, 1 ano ou, em alguns casos, ainda mais.

A sintaxe é a ferramenta de organização da expressão de significados complexos ou relações semânticas. Os significados básicos conhecidos pelas crianças de desenvolvimento normal ao redor dos 18 meses (e mais tarde naquelas portadoras de DS) são:

- Posse.
- Relações temporais (sequencial proximal).
- Relações espaciais (proximidade).
- Presença, ausência, retorno, desaparecimento de um objeto ou de uma pessoa.
- Reconhecimento, negação, aceitação, recusa de um fato, evento ou proposta.
- Acompanhamento.
- Transitividade (um efeito transferido de um agente a um paciente – animado ou inanimado).

A primeira coisa para melhorar o desenvolvimento sintático inicial é demonstrar, repetir e enfatizar os diversos eventos e episódios na vida diária e representar situações que ilustram as relações semânticas básicas, apresentando à criança, ao mesmo tempo, sequências de palavras que codificam os elementos participantes dos eventos em questão. Deve-se prestar atenção para regularmente reforçar e encorajar todas as tentativas da criança, incluindo as mais primitivas, de combinar duas palavras em discursos relevantes ao contexto e à ação sendo executada. O comprimento dos discursos modelados para a criança pode ser gradualmente aumentado. Estes discursos precisam sempre ser organizados de acordo com os padrões canônicos sequenciais do idioma em questão.

As crianças com DS geralmente não encontram grandes dificuldades na reprodução dos padrões canônicos da linguagem da comunidade. Estas crianças apresentam problemas, porém, com diversas categorias de palavras (artigos, preposições, pronomes, conjunções, auxiliares). Tais palavras tendem a ser menores, menos acentuadas, mais pobres em vogais e, portanto, sua percepção é menor. Estas palavras têm menor peso semântico do que as palavras de teor (substantivos, verbos principais, adjetivos e advérbios).

Estas características dificultam o isolamento do fluxo da fala. O mesmo ocorre, até com maior intensidade, como os morfemas de inflexão, geralmente localizados no final de substantivos e verbos. Estes morfemas expressam indicações semânticas como número, gênero, pessoa, tempo e aspecto (p. ex., duração ou realização de uma ação).

Essas estruturas formais podem ser modeladas com uma ênfase especial, frequentemente repetidas e cuidadosamente reforçadas logo que a criança tenta produzi-las. Uma técnica simples de expansão pode ser utilizada. Tal técnica é composta pela repetição da produção gramaticalmente incorreta da criança, adicionando os elementos faltantes (de preferência, um por vez).

A exposição da criança com DS ao aprendizado mais precoce da leitura (p. ex., à idade cronológica de 4 anos) pode, também, ajudar a estabilização de algumas estruturas linguísticas (p. ex., preposições, conjunções, pronomes e morfemas gramaticais; Buckley, 2001). A apresentação da linguagem escrita permite a maior exposição a formas do que a fala, favorecendo a atenção e a memorização.

Conclusões

Muitas coisas podem e devem ser feitas na intervenção linguística precoce e muito precoce (pré-linguagem) da criança com DS. As síndromes genéticas congênitas, apesar de sua gravidade, oferecem a oportunidade de intervenção eficiente praticamente desde o início. Dada a natureza altamente acumulativa do desenvolvimento da linguagem, isto permite grande redução dos importantes retardos associados a estas doenças em muitos casos.

Resumo

O desenvolvimento da linguagem na criança normal começa de forma prosódica aos 3 meses antes do nascimento. O neonato normal já é capaz de reconhecer a voz e a linguagem da mãe desde o nascimento. Isto dá uma possível vantagem à aquisição precoce da linguagem, uma vez que o neonato já está familiarizado com o sistema comunicativo. Embora saibamos muito pouco acerca do mesmo desenvolvimento em bebês com DS, é possível recomendar diversas etapas e estratégias para otimização da sensibilização precoce à linguagem nestes bebês. Este capítulo também trata do desenvolvimento léxico e gramatical inicial, incluindo maneiras concretas de melhorar tais aquisições por meio da intervenção sistemática e acumulativa.

Referências

Berger, J. & Cunningham, C. (1983). The development of early vocal behaviours and interaction in Down's syndrome and non-handicapped infant mother. *Developmental Psychology*, **19**, 322-331.

Buckley, S. (2001). Literacy and language. In J. A. Rondal & S. Buckley (eds.), *Speech and Language Intervention in Down Syndrome*, pp. 132-153. London: Whurr.

Conners, F. (2001). Phonological working memory difficulty and related interventions. In J. A. Rondal & S. Buckley (eds.), *Speech and Language Intervention in Down Syndrome*, pp. 31-48. London: Whurr.

Castillo-Morales, R. (1991). *Die orofaziale Regulationstherapie*. Munich: Pflaum.

De Andrade, D., Macho, V., Loura, C., Costa, R., Palha, M. (2008). Effects of rapid maxillary expansion in children with Down syndrome. Communication at the Seventh International Congress on *Early Intervention in Down Syndrome and Related Genetic Conditions*. Palma de Mallorca, Spain (unpublished).

De Andrade, D., Tavares, B., Rebelo, P., Palha, M., Tavares, M. (1998). Placa modificada para tratamento de hipotonia oro-muscular em crianças com i dade compreendida entre os 2 meses e os 2 anos. *Ortodontia*, **3**, 111-117.

De Boysson-Bardies, B. (1996). *Comment la parole vient aux enfants*. Paris: Jacob.

Eilers, R., 011er, D., Bull, D., Gavin, W. (1985). Linguistic experience and infant perception. *Journal of Child Language*, **11**, 467-475.

Eimas, P. (1996). The perception and representation of speech by infants. In J. Morgan & K. Demuth (eds.), *Signal of Syntax*, pp. 25-39. Mahwah: Erlbaum.

Elliott, D., Weeks, D., Elliott, C. (1987). Cerebral specialization in individuals with Down's syndrome. *American Journal on Mental Retardation*, **92**, 263-271.

Jusczyk, P., Cutler, L., Redanz, N. (1993). Infants' preferences for the predominant stress patterns of English words. *Child Development*, **64**, 675-687.

Marcus, G., Vijayan, S., Bandi Rao, S., Vishton, P. (1999). Rule learning by seven-month-old infants. *Science*, **283**, 77-80.

Mervis, C. & Becerra, A. (2001). Lexical development and intervention. In J. A. Rondal & S. Buckley (eds.), *Speech and Language Intervention in Down Syndrome*, pp. 63-85. London: Whurr.

Nazzi, T., Bertoncini, J., Mehler, J. (1998). Language discrimination by newborns: towards an understanding of the role of rhythm. *Journal of Experimental Psychology: Human Perception and Performance*, **24**, 1-11.

Powell, G. & Clibbens, J. (2001). Augmentative communication. In J. A. Rondal & S. Buckley (eds.), *Speech and Language Intervention in*

Down Syndrome, pp. 116-131. London: Whurr.

Rondal, J. A. (1995). *Exceptional Language Development in Down Syndrome. Implications for the Cognition-Language Relationship. New* York Cambridge University Press.

Rondal, J. A. & Edwards, S. (1997). *Language in Mental Retardation.* London: Whurr

Rasore Quartino, A. (2007). Medical therapies in the life span. In J. A. Rondal & A. Rasore Quartino (eds.), *Therapies and Rehabilitation in Down Syndrome,* pp. 43-62. Chichester: Wiley.

Saffran, J., Aslin, R., Newport, E. (1996). Statistical learning by 8-month-old infants. *Science,* **274**, 1926-1928.

Shi, R., Werker, J., Morgan, J. (1999). Newborn infants' sensitivity to perceptual cues to lexical and grammatical words. *Cognition,* **72**, B11-B21.

Stoel-Gammon, C. (2001). Speech acquisition and approaches to intervention. In J. A. Rondal & S. Buckley (eds.), *Speech and Language Intervention in Down Syndrome,* pp. 49-62. London: Whurr.

Tristao, R. & Feitosa, M. (2000). Percepçao auditiva e implicacôes para o desenvolvimento global e de linguagem en crianças com sindrome de Down. *Arquivos Brasileiros de Psicologia,* **52**, 118-142.

Yoder, P. & Warren, S. (2001). Relative treatment effects of two prelinguistic communication interventions on language development in toddlers with developmental delays vary by maternal characteristics. *Journal of Speech, Language, and Hearing Research,* **44**, 224-237.

Capítulo 14

Percepção da fala, estimulação e desenvolvimento fonológico

Michèle Pettinato

As crianças com síndrome de Down (DS) apresentam habilidades de fala mais pobres do que previsto com base em seu funcionamento cognitivo. Este retardo pode ser resultante do mau controle articulatório e das menores habilidades orais e motoras ou das dificuldades de audição, principalmente nos primeiros anos de vida. Como podemos investigar a relativa importância destes fatores? Pode ser interessante considerar o desenvolvimento das habilidades fonológicas em crianças com implantes cocleares, já que estas crianças tem dificuldades de audição, mas não problemas relacionados com habilidades motoras orais. O objetivo deste capítulo é reavaliar a noção de que as dificuldades de fala e fonologia em crianças com DS devem ser vistas principalmente em termos das dificuldades de produção da fala. Em vez disso, a comparação com crianças portadoras de implantes cocleares revela que a privação auditiva nos primeiros anos de vida pode levar a perfis altamente similares de déficits de processamento da fala.

Dificuldades fonológicas em crianças com síndrome de Down

Perfil irregular

Em indivíduos com dificuldades de aprendizado, há um retardo no desenvolvimento da fonologia, que é proporcional ao nível de desenvolvimento da idade mental não verbal (Smith & Stoel-Gammon, 1983; Sommers *et al.*, 1988; Dodd & Leahy, 1989). Nas crianças com DS, as habilidades fonológicas estão abaixo do nível previsto apenas conforme a idade mental (Abbeduto *et al.*, 2001; Dodd & Thompson, 2001). Roberts *et al.* (2005) compararam as habilidades fonológicas de meninos com síndrome do X frágil e meninos com DS. Estas síndromes foram comparadas em razão das dificuldades de aprendizado e má inteligibilidade que apresentam em comum e a questão, portanto, foi o compartilhamento do mesmo perfil de deficiência fonológica. Os dois grupos foram pareados, conforme a idade mental não verbal, a um conjunto de meninos mais novos e de desenvolvimento normal. Apenas o grupo com DS diferiu significativamente do grupo de desenvolvimento normal quanto ao número e os tipos de erros, confirmando que enquanto a fonologia relaciona com o desenvolvimento cognitivo em meninos com síndrome do X frágil, outras dificuldades afligiam os portadores da DS.

Inconsistência e erros não relacionados com o desenvolvimento

Os motivos para este perfil irregular entre o desenvolvimento cognitivo e fonológico não são completamente claros. Diversos autores sugeriram que o desenvolvimento fonológico em crianças com DS pode não apenas ser tardio, mas também seguir uma via diferente daquela do desenvolvimento normal.

Dodd *et al.* apontaram o alto grau de inconsistência no sistema fonológico das crianças com DS: no desenvolvimento·normal e na fonologia tardia (ou seja, crianças que adquirem a fonologia de forma mais lenta, geralmente pela presença de dificuldades de aprendizado), os erros fonológicos são altamente consistentes; assim, caso a criança pronuncie *peixe* como *pei*, o padrão de erro será o mesmo todas as vezes em que a palavra for produzida. Em crianças com DS, os erros são menos previsíveis e geralmente variam em diferentes ocasiões; assim, *peixe* pode ser produzido como *pei, peis* ou *ixe* (Dodd & Thompson, 2001; Dodd *et al.*, 2002; Dodd, 2005). Outro aspecto da fala de crianças com DS, que tem sido descrito por diversos autores, é o alto número de erros não relacionados com o desenvolvimento em suas pronúncias erradas (Dodd & Leahy, 1989; So & Dodd, 1994; Bray *et al.*, 1995; Hesselwood *et al.*, 1995; Dodd & Thompson, 2001; Timmins *et al.*, 2007). Estes são erros que geralmente não são observados no desenvolvimento normal; por exemplo, produzir o *s* ao aspirar o ar em vez de deixá-lo escapar. Além disso, usando a eletropalatografia[1], Timmins *et al.* (2007) identificaram diversos padrões articulatórios atípicos para fonemas, que foram classificados como corretos em análises perceptivas. Por fim, Smith e Stoel-Gammon (1983) descreveram não apenas a ocorrência mais alta de processos fonológicos como início e parada[2] em crianças com DS, mas também que estes se resolviam em velocidade muito mais lenta do que em crianças de desenvolvimento normal de nível cognitivo similar. Por exemplo, entre os 18 e 36 meses de idade, houve uma redução de 38% em um determinado processo fonológico nos bebês de desenvolvimento normal. Por outro lado, quando as crianças com DS atingiam um nível cognitivo similar, o mesmo processo caía apenas 3% durante o período maior, entre os 3 e 6 anos de idade.

Possíveis causas das dificuldades fonológicas

Produção da fala

As explicações para estes fenômenos são pautadas principalmente, na ideia de dificuldades de produção; Dodd *et al.* sugeriram as que crianças com DS têm dificuldade para formar planos fonológicos para a produção de palavras em nível cognitivo (Dodd & Thompson, 2001; Dodd *et al.*, 2002; Dodd, 2005); assim, embora o problema esteja na produção da fala, não é diretamente baseado na articulação, mas sim no planejamento da articulação. Outros autores colocaram maior ênfase nas dificuldades da práxis motora oral em si e indicaram a presença de sintomas de apraxia da fala (Kumin & Adams, 2000; Kumin, 2006; Timmins *et al.*, 2007). O trabalho de Bray e Heselwood unifica estas duas abordagens ao apontar que, embora existam dificuldades óbvias com o controle dos articuladores necessários à fala em crianças com DS, a ocorrência de tais dificuldades é influenciada pelo maior nível de planejamento fonológico (Bray *et al.*, 1995; Heselwood *et al.*, 1995). Estas visões enfocam os diferentes aspectos da cadeia de produção da fala e, de fato, a maioria das intervenções se destina à resolução das dificuldades de produção da fala (Dodd & Thompson, 2001; Dodd, 2005; Kumin 2006).

Percepção da fala

Embora claramente desempenhem um papel significativo nas dificuldades de produção da fala, a presença de problemas de audição em crianças com DS não deve ser subestimada como

---

[1]A eletropalatografia envolve o uso de um palato artificial contendo eletrodos pelo participante. Os eletrodos registram o contato com a língua durante a articulação e mostram tais informações na tela do computador.
[2]O início se refere aos sons que, normalmente articulados na porção posterior da boca, são produzidos na área frontal, por exemplo, *cai -> sai;* a parada se refere a sons como *s, f* e *sh*, onde o ar normalmente escapa pela boca, sendo articulados com uma obstrução completa, por exemplo, *sai -> cai.*

fator contribuinte às más habilidades fonológicas. A maioria das crianças apresenta alguma forma de perda de audição, geralmente provocada por otite serosa, mas também pelas perdas neurossensoriais (Roizen *et al.*, 1993; Marcell, 1995). Em bebês com DS, Jiang *et al.* (1990) relataram evidências de desenvolvimento tardio ou atípico do sistema auditivo. Não se sabe exatamente se isto é uma consequência da maturação cerebral mais lenta ou se representa uma diferença verdadeira do desenvolvimento cerebral normal. No entanto, é possível que, consequentemente, as habilidades auditivas de bebês com DS sejam um pouco menores do que as de bebês de desenvolvimento normal e idade similar. Em indivíduos mais velhos com DS, estudos neuroanatômicos descobriram que as colunas celulares são mais distantes e há menor densidade celular nas áreas responsáveis pelo processamento auditivo (Schmidt-Sidor *et al.*, 1990; Golden & Hyman, 1994; Kemper, 1988; Buxhoeveden *et al.*, 2002). No entanto, este pode não ser o resultado direto da trissomia do cromossomo 21, mas sim da estimulação auditiva precoce menos adequada, talvez pela presença da otite serosa. Embora esta seja uma área ainda pouco compreendida, a presença da otite serosa e as perdas neurossensoriais observadas em muitas crianças sugerem que o estímulo auditivo pode estar abaixo do ideal em grande parte dos bebês e das crianças com DS.

O impacto que tal privação auditiva precoce pode ter sobre as habilidades fonológicas de crianças com DS não é de fácil demonstração, já que as dificuldades de aprendizado concomitantes e o grau de problemas motores orais apresentados por quase todas as crianças dificultam a diferenciação das causas. Ainda assim, a questão é bastante complexa, já que os psicolinguistas e os fonoaudiólogos acreditam que a exposição precoce aos sons é crucial para o subsequente desenvolvimento da fala e da linguagem (Morgan & Demuth, 1996).

Importância da percepção precoce da fala no desenvolvimento normal

No primeiro ano de vida, os bebês de desenvolvimento normal adquirem uma aguda sensibilidade às características fonológicas e acústicas de sua língua nativa. Já aos 4 meses, os bebês demonstram preferência pelo padrão de ênfase mais comum nas palavras da linguagem ao redor (Mattys *et al.*, 1999; Weber *et al.*, 2004) (a ênfase se refere à sílaba mais proeminente em uma palavra, por exemplo, em *banana*, é a segunda sílaba, mas em *lírio* é a primeira) e, aos 6 meses, os bebês parecem ter estabelecido quais são as vogais de sua língua nativa (Kuhl *et al.*, 1992). Para as consoantes, acredita-se que este processo seja realizado no primeiro ano de vida (Werker & Tees, 1984, 2005). Os bebês também constroem a percepção de quais são as formas mais comuns em que os sons ocorrem juntos (o termo técnico para isso é fonotática); por exemplo, o fato que, em inglês, *bl* ser uma combinação frequente, diferentemente de *lb* (Friederici & Wessels, 1993).

Os bebês encaram uma difícil tarefa ao aprenderem as palavras de sua língua: como podem reconhecer as palavras na fala fluente, quando não há indicações claras de seus limites e os discursos são compostos por diversas palavras (pense na experiência de ouvir uma língua desconhecida)? No entanto, o conhecimento dos sons de sua língua nativa e de suas combinações pode ajudar os bebês a começar a reconhecer unidades separadas no fluxo contínuo da fala. Por exemplo, uma vez que a maioria das palavras em inglês começa com uma sílaba enfática, uma boa estratégia para determinação dos limites da palavra seria assumir o início de uma nova palavra ao se ouvir tal sílaba. Aos 9 meses de idade, os bebês parecem, de fato, usar esta estratégia (Mattys *et al.*, 1999). Friederici e Wessels (1993) mostraram que os bebês frequentemente também usam padrões fonotáticos no reconhecimento de palavras na fala fluente.

Estes estudos indicam que os bebês estão aprendendo e realizando análises bastante complexas da estrutura sonora de sua língua nativa bem antes de começarem a dizer suas primeiras palavras. Parece que esta exposição à fala e a intensa análise de seus padrões sonoros são necessários para o aprendizado mais tardio e complexo da linguagem. Em um importante estudo, Newman *et al.* (2006), retrospectivamente, compararam o desempenho de crianças que, aos 2 anos de idade, apresentavam vocabulários pobres ou extensos. Estas crianças foram incluídas em diversas tarefas de percepção da fala durante o primeiro ano de suas vidas. O desempenho em tarefas de segmentação da fala (ou seja, a capacidade de usar indicações fonológicas, como ênfase ou fonotática, no reconhecimento de palavras na fala contínua) dos dois grupos diferiu de forma significativa, já que o grupo com vocabulário menor também apresentou desempenho significativamente pior em tarefas de segmentação da fala durante o primeiro ano do que as crianças que vieram a desenvolver vocabulários extensos aos 2 anos de idade. Um segundo estudo foi realizado entre os 4 e 6 anos de idade e, mais uma vez, as crianças que obtiveram pontuações maiores em diversos testes linguísticos foram aquelas com desempenho significativamente melhor em tarefas de segmentação da fala quando bebês. Como a melhor segmentação e maiores pontuações nos testes linguísticos poderiam simplesmente ser uma consequência das maiores habilidades cognitivas observadas neste grupo, os pesquisadores também avaliaram os dois grupos de crianças quanto a suas habilidades cognitivas não linguísticas. Os grupos não diferiram nas medidas de desenvolvimento cognitivo. Concluiu-se que a relação entre as habilidades de segmentação e o posterior desenvolvimento da linguagem não foi baseado nas habilidades cognitivas gerais, mas parece ser resultante de uma capacidade específica de reconhecimento de regularidades em padrões de fala e uso desta linguagem aprendida.

Surpreendentemente, sabe-se muito pouco acerca do desenvolvimento da discriminação da fala e das habilidades de segmentação em bebês com DS e como podem estar associadas a dificuldades com o desenvolvimento da linguagem. Os estudos que foram realizados para avaliação do processamento da fala em bebês com DS não são completamente conclusivos. Ainda assim, sua importância é mostrar que as mesmas metodologias que foram usadas com os bebês de desenvolvimento normal, ou seja, técnicas essencialmente de condicionamento operacional, como o paradigma de lateralização da cabeça, também podem ser usadas com bebês com DS (Eilers *et al.*, 1985; Tristao & Feitosa, 2002).

Impacto da privação auditiva precoce – o caso das crianças com implantes cocleares

Na ausência de informações acerca de bebês com DS, pode ser interessante olhar outra população clínica na qual a percepção da fala é prejudicada logo no início do desenvolvimento. Este é o caso das crianças nascidas surdas e que receberam implantes cocleares. Embora o implante coclear confira estimulação auditiva, não restaura completamente a audição normal. Os implantes cocleares podem apresentar, no máximo, 22 a 24 canais, de modo que todos os sons são partidos e processados em até 22 ou 24 frequências, enquanto a orelha de audição normal pode distinguir centenas de diferentes frequências. Portanto, estas crianças não apenas são privadas da estimulação sonora desde o nascimento, mas, até que o implante seja ajustado, o estímulo auditivo continua a não ser ideal. Ainda assim, é importante notar que algumas crianças com implantes cocleares atingem níveis de linguagem adequados a sua idade (Cleary *et al.*, 2001; Crosson & Geers, 2001; Nicholas & Geers, 2006). Embora seja prematuro traçar paralelos entre as duas populações clínicas, há algumas similaridades surpreendentes em seu desenvolvimento da linguagem.

Dificuldades fonológicas

Como observado nas crianças com DS, a aquisição da linguagem por crianças com implantes cocleares é consideravelmente tardia (Crosson & Geers, 2001; Nicholas & Geers, 2006). Isto inclui dificuldades com a articulação e a inteligibilidade (Burkholder & Pisoni, 2003; Dillon *et al.*, 2004), embora não haja motivos para esperar dificuldades prévias com as habilidades motoras orais em crianças com implantes cocleares. Os pesquisadores também relatam maior variabilidade das produções sonoras do que em crianças de desenvolvimento normal (Hide *et al.*, 2007). Tal inconsistência na produção tem sido descrita como uma importante característica da fala de crianças com DS (Dodd & Thompson, 2001; Dodd, 2005). Crucialmente, a privação auditiva precoce pode levar a problemas de articulação que poderiam parecer, a princípio, decorrentes da insuficiência de habilidades motoras orais, mas são, na verdade, com base nas dificuldades auditivas. Kent e Vorperian (2007) discutem como, para adquirir a fala, as crianças precisam ser capazes de associar suas próprias produções orais aos sons correspondentes gerados por aqueles ao seu redor. Este processo parece necessário ao estabelecimento de alvos articulatórios precisos e automáticos.[3]

Privação auditiva precoce e processamento mais elevado das habilidades da fala

Os dois grupos não apenas apresentam problemas na produção da fala clara, mas também dificuldades com a retenção da fala na memória de curto prazo, também conhecida como memória fonológica a curto prazo (Jarrold *et al.*, 2002; Burkholder & Pisoni, 2003). Na maioria das avaliações da memória fonológica a curto prazo, os participantes repetem números ou palavras; portanto, a percepção precisa e a boa fala são necessárias à realização destas tarefas. Uma vez que a audição e a fala são áreas deficientes nos grupos de crianças com DS, diversos estudos tentaram estabelecer seu papel nos problemas da memória fonológica a curto prazo. Ambos os grupos de crianças com DS parecem apresentar problemas na memória fonológica a curto prazo que vão além da mera dificuldade de reprodução das palavras que deveriam lembrar: quando as tarefas não exigiam uma resposta verbal e as crianças poderiam apontar figuras ou palavras escritas referentes aos itens que deveriam ter memorizado, a deficiência da memória fonológica de curto prazo ainda foi detectada (Cleary *et al.*, 2001; Jarrold *et al.*, 2002). Da mesma maneira, a apresentação dos itens a serem memorizados como figuras ou textos escritos, de modo a desconsiderar as dificuldades de audição, não melhorou o desempenho da memória fonológica a curto prazo em nenhum dos grupos (Cleary *et al.*, 2001; Jarrold *et al.*, 2002). Portanto, foi sugerido em ambos os grupos que há uma dificuldade específica na retenção, no processamento e na recuperação das informações associadas à fala na memória de curto prazo que é independente dos efeitos imediatos dos problemas de audição ou fala. Além disso, o recente trabalho de Jarrold *et al.* indicou que, nas crianças com DS, os problemas da memória fonológica de curto prazo talvez estejam associados à menor adequação das representações fonológicas (Brock & Jarrold, 2004; Jarrold *et al.*, 2009). Os estudos com crianças portadoras de implantes cocleares indicam que a ausência da experiência precoce com os sons da fala não apenas afetam significativamente o desenvolvimento da fala, mas também influenciam as habilidades mais abstratas, como a capacidade de processamento da fala na memória de curto prazo. Por analogia, alguns dos problemas com o desenvolvimento da fonologia e, posteriormente, com o déficit da memória fonológica a curto prazo em crianças com DS podem, em parte, ser o resultado da falha na percepção precoce dos sons da fala (Jiang *et al.*, 1990). Atual-

---

[3]Consulte a discussão aprofundada de Kent & Vorperian (2007) sobre a inter-relação entre a percepção e o desenvolvimento da produção da fala.

mente, esta é apenas uma especulação, mas os estudos acerca da percepção da fala em bebês com DS mostraram que as mesmas metodologias podem ser usadas nesta população e, assim, espera-se que as futuras pesquisas comecem a aprofundar nosso conhecimento nesta área.

Uma vez que há claras indicações de que a ausência ou a exposição abaixo do ideal aos sons da fala nesta fase tem efeitos prejudiciais no desenvolvimento posterior da linguagem, é importante saber se existem intervenções que possam ser aplicadas para equilibrar ou diminuir tais efeitos. Novamente, a comparação com a literatura acerca dos implantes cocleares pode ser apropriada.

Questões a serem consideradas na intervenção

As crianças com implantes cocleares comunicam-se de forma variada. Estas crianças podem ser divididas em dois grupos: aquelas que usam a fala como seu modo principal de comunicação, e aquelas que empregam uma combinação de sinais, leitura labial e fala, também conhecida como comunicação total (Burkholder & Pisoni, 2003). Alguns estudos (Cleary *et al.*, 2001; Burkholder & Pisoni, 2003) descobriram que o modo de comunicação exerce grande influência sobre as habilidades de fala e memória de curto prazo.

As crianças que usam a fala como sua forma principal de comunicação apresentam discursos claros e mais rápidos e melhor memória fonológica de curto prazo do que aquelas que empregam a comunicação total (Cleary *et al.*, 2001; Burkholder & Pisoni, 2003). Os autores destes estudos comentaram que a quantidade de experiência com os sons da fala parece ser o fator determinante, independente de esta ser da modalidade auditiva ou indireta, por meio das indicações visuais e proprioceptivas de tais sons (ou seja, a percepção de onde e como os sons são produzidos na boca) (Cleary *et al.*, 2001; Burkholder & Pisoni, 2003). Quanto à intervenção precoce, esta significa que a prática real dos sons da fala deve ser encorajada ao máximo. No entanto, é importante notar que outros estudos com crianças portadoras de implantes cocleares indicam que a idade ao implante, e não o modo de comunicação, exerce maior influência sobre os resultados associados à linguagem e à fala (Connor *et al.*, 2000; Nicholas & Geers, 2006). Caso tal perspectiva esteja correta, a intervenção precoce deve enfatizar a modalidade auditiva. Independentemente da extensão em que as indicações visuais e proprioceptivas possam reduzir o efeito da privação auditiva, ambas as opiniões enfatizam a importância da exposição precoce aos sons da fala. Os métodos de intervenção aplicados às crianças com DS devem, portanto, incluir também as atividades auditivas, para encorajar a discriminação da fala, e a prática dos sons da fala e do falar.

Concluindo, o retardo fonológico observado em crianças com DS não pode apenas ser fundamentado nas dificuldades de produção da fala, como a montagem das representações fonológicas para articulação e execução, mas também ser uma sequela de percepção distorcida dos sons da fala na infância. A intervenção precoce precisa resolver tais dificuldades, já que as menores habilidades de fala influenciam o processamento da linguagem mais abstrata. Não se sabe exatamente se a prática oral dos sons da fala pode compensar esta ausência de estimulação precoce e recomenda-se que os métodos de intervenção tratem, igualmente, da produção e da percepção da fala. Futuras pesquisas sobre a percepção da fala e as habilidades de processamento em bebês com DS devem gerar um perfil mais detalhado das capacidades e necessidades desta população e nos permitir o planejamento de métodos mais direcionados e, portanto, mais eficazes, de encorajamento da fala e do desenvolvimento da linguagem.

Resumo

Este capítulo discute o perfil das dificuldades fonológicas em crianças com DS. As explicações tradicionais com base principalmente, nas dificuldades de produção da fala são consideradas e sugere-se que, dada a literatura acerca das dificuldades de audição nesta população, pode ser oportuno explorar o impacto dos problemas auditivos precoces nas habilidades posteriores de processamento da fala. Para tanto, a importância da percepção precoce da fala para o desenvolvimento normal da linguagem é ilustrada, com apresentação de uma revisão da literatura sobre crianças com implantes cocleares. Discute-se que estas duas populações mostram um perfil bastante similar de deficiência fonológica, apesar das diferentes etiologias e que os problemas da fala em crianças com DS podem, igualmente, ser causados pela privação auditiva. Propõe-se que a intervenção precoce precisa enfatizar a discriminação da fala.

Referências

Abbeduto, A., Pavetto, M., Kesin, E., *et al.* (2001). The linguistic and cognitive profile of Down syndrome: evidence from a comparison with fragile X syndrome. *Down Syndrome Research and Practice,* 7, 9-15.

Bray, M., Heselwood, B., Crookston, I. (1995). Down' s syndrome: linguistic analysis of a complex language difficulty. In M. Perkins & Howard (eds.), *Case Studies in Clinical Linguistics,* pp. 123-145. London: Whurr.

Brock, J. & Jarrold, C. (2004). Language influences on verbal short-term memory performance in Down syndrome: item and order recognition. *Journal of Speech, Language, and Hearing Research,* 47(6), 1334-1346.

Burkholder, R. A. & Pisoni, D. B. (2003). Speech timing and working memory in profoundly deaf children after cochlear implantation. *Journal of Experimental Child Psychology,* 85(1), 63-88.

Buxhoeveden, D., Fobbs, A., Roy, E., Casanova, M. (2002). Quantitative comparison of radial cell columns in children with Down's syndrome and controls. *Journal of Intellectual Disability Research,* 46(1), 76-81.

Cleary, M., Pisoni, D. B., Geers, A. (2001). Some measures of verbal and spatial working memory in eight- and nine-year-old hearing-impaired children with cochlear implants. *Ear and Hearing,* 22, 395-411.

Connor, C. M., Hieber, S., Arts, H. A., Zwolan, A. (2000). Speech, vocabulary, and the education of children using cochlear implants: oral or total communication? *Journal of Speech, Language, and Hearing Research,* 43(5), 1185-1204.

Crosson, J. & Geers, A. (2001). Analysis of narrative ability in children with cochlear implants. *Ear and Hearing,* 22(5), 381-394.

Dillon, C. M., Cleary, M., Pisoni, D. B., Carter, A. K. (2004). Imitation of nonwords by hearing-impaired children with cochlear implants: segmental analyses. *Clinical Linguistics & Phonetics,* 18(1), 39-55.

Dodd, B. J. (2005). *Differential Diagnosis and Treatment of Children with Speech Disorder.* London: Whurr.

Dodd, B. J., Hua, Z., Crosbie, S., Holm, A., Ozanne, A. (2002). *Diagnostic Evaluation of Articulation and Phonology.* London: The Psychological Corporation.

Dodd, B. J. & Leahy, P. (1989). Phonological disorders and mental handicap. In M. Beveridge, G. Conti-Ramsden, I. Leudar (eds.), *Language and Communication in Mentally Handicapped People.* London: Chapman and Hall.

Dodd, B. J. & Thompson, L. (2001). Speech disorder in children with Down's syndrome. *Journal of Intellectual Disability Research,* 45(4), 308-316.

Eilers, R., Bull, D., 011er, D., Lewis, D. (1985). The discrimination of rapid spectral speech cues by Down syndrome and normally developing infants. In S. Harel & N. Anastasiouw (eds.), *The At-risk Infant. Psycho/Social/Medical Aspects,* pp. 115-132. Baltimore: Brookes.

Friederici, A. D. & Wessels, J. M. (1993). Phonotactic knowledge of word boundaries and its use in infant speech perception. *Perception and Psychophysics,* 54(3), 287-295.

Golden, J. A. & Hyman, B. T. (1994). Development of the superior temporal neocortex is anomalous in trisomy 21. *Journal of Neuropathology and Experimental Neurology*, **53**(5), 513-520.

Heselwood, B., Bray, M., Crookston, I. (1995). Juncture, rhythm and planning in the speech of an adult with Down's syndrome. *Clinical Linguistics* & *Phonetics*, 9(2), 121-137.

Hide, O., Gillis, S., Govaerts, P. (2007). Suprasegmental aspects of pre-lexical speech in cochlear implanted children. *Proceedings of Interspeech 2007:* Eighth Annual Conference of the International Speech Communication Association, Antwerp, pp. 638-641.

Jarrold, C., Baddeley, A. D., Phillips, C. E. (2002). Verbal short-term memory in Down syndrome: a problem of memory, audition, or speech? *Journal of Speech, Language, and Hearing Research,* **45**(3), 531-544.

Jarrold, C., Thorn, A. S. C., Stephens, E. (2009). The relationships among verbal short-term memory, phonological awareness, and new word learning: evidence from typical development and Down syndrome. *Journal of Experimental Child Psychology,* **102**(2), 196-218.

Jiang, Z. D., Wu, Y. Y., Liu, X. Y. (1990). Early development of brainstem auditory evoked potentials in Down's syndrome. *Early Human Development*, **23**(1), 41-51.

Kemper, T. (1988). Neuropathology of Down syndrome. In L. Nadel (ed.), *The Psychobiology of Down Syndrome,* pp. 269-289. Cambridge: MIT Press.

Kent, R. D. & Vorperian, H. K. (2007). In the mouths of babes: anatomic, motor, and sensory foundations of speech development in children. In R. Paul (ed.), *Language Disorders from a Developmental Perspective: Essays in Honor of Robin S. Chapman,* pp. 55-81. Mahwah: Lawrence Erlbaum Associates Publishers.

Kuhl, P. K., Williams, K. A., Lacerda, F., Stevens, K. N., Lindblom, B. (1992). Linguistic experience alters phonetic perception in infants by 6 months of age. *Science,* **255**, 606-608.

Kumin, L. (2006). Speech intelligibility and childhood verbal apraxia in children with Down syndrome. *Down Syndrome Research and Practice,* **10**, 10-22.

Kumin, L. & Adams, J. (2000). Developmental apraxia of speech and intelligibility in children with Down syndrome. *Down Syndrome Quarterly,* 5(3), 1-7.

Marcell, M. M. (1995). Relationships between hearing and auditory cognition in Down's syndrome youth. *Down Syndrome Research and Practice,* **3**(3), 75-91.

Mattys, S., Jusczyk, P. W., Morgan, J. L. (1999). Phonotactic and prosodic effects on word segmentation in infants. *Cognitive Psychology,* **38**, 465-494.

Morgan, J. L. & Demuth, K. (1996). *Signal to Syntax: Bootstrapping from Speech to Grammar in Early Acquisition.* Mahwah: Erlbaum Associates.

Newman, R., Ratner, N. B., Jusczyk, A. M., Jusczyk, P. W, Dow, K. A. (2006). Infants' early ability to segment the conversational speech signal predicts later language development: a retrospective analysis. *Developmental Psychology,* **42**(4), 643-655.

Nicholas, J. G. & Geers, A. (2006). Effects of early auditory experience on the spoken language of deaf children at 3 years of age. *Ear and Hearing,* **27**(3), 286-298.

Roberts, J., Long, S., Malkin, C., *et al.* (2005). A comparison of phonological skills of boys with fragile X syndrome and Down syndrome. *Journal of Speech, Language and Hearing Research,* **48**(5), 980-995.

Roizen, N. J., Wolters, C., Nicol,T., Blondis, T. A. (1993). Hearing loss in children with Down syndrome. *Journal of Pediatrics,* **123**, 9-12.

Schmidt-Sidor, B., Wisniewski, K. E., Shepard, T. H., Sersen, E. A. (1990). Brain growth in Down syndrome subjects 15 to 22 weeks of gestational age and birth to 60 months. *Clinical Neuropathology,* 9(4), 181-190.

Smith, B. L. & Stoel-Gammon, C. (1983). A longitudinal study of the development of stop consonant production in normal and Down's syndrome children. *Journal of Speech and Hearing Disorders,* **48**, 114-118.

So, L. K. H. & Dodd, B. J. (1994). Downs syndrome and the acquisition of phonology by Cantonese-speaking children. *Journal of Intellectual Disability Research,* **38**, 501-517.

Sommers, R. K., Patterson, J. P., Wildgen, P. L. (1988). Phonology of Down syndrome speakers, ages 13-22. *Journal of Childhood Communication Disorders,* **12**(1), 65-91.

Timmins, C., Hardcastle, W. J., Wood, S., McCann, J., Wishart, J. (2007). Variability in fricative production of young people with Down's syndrome: an EPG analysis. In J. Trouvain & W. J. Barry (eds.), *Proceedings of the 16th International Congress of the ICPhS,* pp. 1981-1984.

Tristao, R. & Feitosa, M. (2002). Use of visual habituation paradigm to investigate speech perception in Down syndrome infants. *Proceedings of the International Society for Psychophysics,* **18**, 552-557.

Weber, C., Hahne, A., Friedrich, M., Friederici, A. D. (2004). Discrimination of word stress in early infant perception: electrophysiological evidence. *Cognitive Brain Research,* **18**, 149-161.

Werker, J. F. & Tees, R. C. (1984). Cross-language speech perception: evidence for perceptual reorganization during the first year of life. *Infant Behaviour and Development,* **7**, 49-63.

Werker, J. F. & Tees, R. C. (2005). Speech perception as a window for understanding plasticity and commitment in language systems of the brain. *Developmental Psychobiology,* **46**(3), 233-251.

Objetividade como meta na intervenção precoce na síndrome de Down

Deborah Fidler ▪ Susan L. Hepburn ▪ Diane Osaki

Objetividade como meta na intervenção precoce na síndrome de Down

Discutindo sobre o temperamento, Wachs (1999) propõe que o melhor conceito seja encarado como um conjunto indistinto ou uma classe híbrida. Este autor explica que comportamentos considerados como o cerne da noção de temperamento também são integrantes de outras áreas do desenvolvimento. Wachs (1999) identifica componentes do temperamento, como as habilidades de atenção e o comportamento objetivo, como essenciais às principais teorias de temperamento, mas também observa que a atenção e o comportamento objetivo são discutidos como fundamentos à conceptualização de outros campos do desenvolvimento, como o desenvolvimento cognitivo e orientação motivacional.

A noção de temperamento como um conjunto indistinto pode ser de particular interesse à pesquisa do surgimento do fenótipo comportamental da síndrome de Down (DS), como também é de grande relevância clínica para indivíduos portadores da doença. Isto é devido ao desenvolvimento precoce do comportamento objetivo, uma das duas construções sobrepostas identificadas por Wachs (1999), que pode seguir um curso atípico na DS (Fidler, 2006). O fato de que o comportamento objetivo possa ser fundamentado em vários diferentes domínios significa que o desenvolvimento atípico nesta área pode ter efeitos de longo alcance em diferentes áreas do funcionamento.

Embora os trabalhos para revelar as vias de desenvolvimento ainda sejam preliminares, há evidências de que indivíduos com DS possam demonstrar alteração no desenvolvimento do comportamento objetivo, manifestando-se na forma de dificuldades na solução de problemas e de pensamento instrumental durante a infância. Diversos estudos têm demonstrado que crianças com DS apresentam dificuldades na área de solução instrumental de problemas e comportamento proposital com objetos (Pitcairn & Wishart, 1994; Ruskin *et al.*, 1994; Kasari & Freeman, 2001; Fidler *et al.*, 2005). Crianças com DS demoram mais tempo para completar a solução de problemas instrumentais, são mais propensas a abandonar tais tarefas e apresentam menor desempenho do que crianças de igual nível de desenvolvimento em tais atividades (Pitcairn & Wishart, 1994; Kasari & Freeman, 2001; Fidler *et al.*, 2005). Tais baixas habilidades de pensamento instrumental impactam o desempenho acadêmico, de modo que crianças mais velhas com DS (de 9 a 13 anos de idade) demonstram menor capacidade de autocorreção em exercícios de matemática do que seus colegas de turma plenamente desenvolvidos (Gelman & Cohen, 1988). Os pesquisadores também têm descrito comportamentos de esquiva cognitiva como fatores únicos do desempenho de crianças com DS nas avaliações de desenvolvimento (Wishart, 1996).

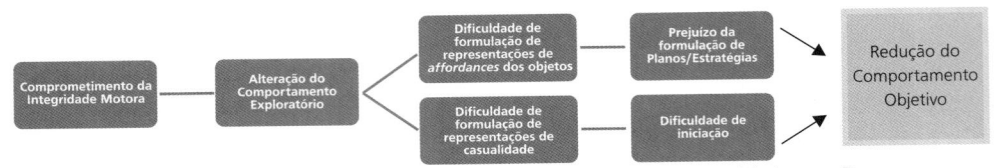

Figura 15.1 Modelo hipotético do impacto de dano motor no comportamento objetivo em Down.

Neste capítulo, examinamos o conjunto de fatores que podem contribuir para o desenvolvimento atípico do *comportamento objetivo* em crianças com DS. Especificamente, investigamos o modelo hipotético de efeitos cascata dos danos motores em experiências exploratórias primárias e representações cognitivas primárias. Revisamos com particular atenção a literatura quanto ao papel crítico do comportamento motor exploratório na formulação das representações de: (1) *affordances dos objetos* e (2) causalidade em bebês com desenvolvimento normal. Identificamos, então, como uma ruptura dessa via pode prejudicar a formulação destas representações e influenciar a avaliação do comportamento objetivo observado na DS. Concluímos o capítulo com a discussão de técnicas de intervenção que enfocam aspectos dessa trajetória. É importante perceber que, neste momento, enfatizamos a natureza hipotética dessa trajetória, e sugerimos que existam numerosas vias adicionais e fatores de desenvolvimento que influenciem os resultados do comportamento objetivo nesta população (Figura 15.1).

Exploração motora, representações cognitivas e comportamento objetivo

Belsky e Most (1981) descrevem o desenvolvimento do engajamento infantil com o mundo físico como movimentos de estágio indiferenciado, que envolvem o balbucio e a simples manipulação de objetos (sem qualquer especificidade relacionada ao objeto a ser explorado), até um estágio mais diferenciado, em que o comportamento da criança torna-se "mais adaptado às características específicas do objeto" (p. 631). Há importante processo de refinamento que toma lugar em comportamentos exploratórios que vão desde atos globais, indiferenciados sobre qualquer objeto, à seleção de ações muito mais específicas a serem executadas em objetos específicos. Este processo, por fim, leva à terceira fase de engajamento, que vai além do processo de descoberta e envolve o uso proposital de um objeto e, de forma que seja dirigido por metas, com base no conhecimento preexistente sobre o objeto (Belsky & Most, 1981).

Exploração motora precoce

O que impulsiona este processo? O que torna possível a uma criança mover-se de um estado indiferenciado de exploração a um comportamento proposital metadirigido? Gibson (1988) argumenta a respeito da importância da integridade precoce do sistema motor na facilitação desse processo, e esta noção, desde então, tem sido amplamente aceita (Rochat, 1989; Needham *et al.*, 2002). A exploração motora começa cedo, aos 2 ou 3 meses de idade, em bebês com desenvolvimento normal, em que a boca é a maior modalidade de exploração. Aos 4 ou 5 meses, ocorre uma mudança maior, que envolve o uso das mãos em novos meios para facilitar a exploração. Alcançar e agarrar tornam-se mais frequentes, o que possibilita a inspeção visual mais próxima (Rochat, 1989). Avanços na utilização de mãos e dedos, como a transferência de objetos com as mãos e o desenvolvimento do dedilhado (agarrar um objeto com uma mão enquanto a outra examina o objeto com a ponta dos dedos), também passam a ser mais pronunciados aos 5 meses em bebês cujo desenvolvimento é normal (Rochat, 1989). Como a força do braço e da mão aumenta durante os 5 primeiros meses de vida, um bebê é capaz de agarrar um objeto por longos períodos, o que amplia o tempo no qual um bebê pode explorar um objeto (Needham *et al.*, 2002). A zz de forma pivotante, rastejante, de apoio e ao andar surge após os 7 ou 8 meses de idade em crianças com desenvolvimento normal e possibilita a descoberta, pelo bebê, de novas informações sobre seu ambiente natural.

Consequências cognitivas de exploração motora

Marcos motores precoces, portanto, especialmente na forma de uso manual e ambulação, facilitam o início de capacidades exploratórias em crianças de desenvolvimento normal. Com o início da exploração motora, os efeitos no desenvolvimento são rapidamente alcançados. Rochat (1989) observa que "o surgimento destes comportamentos manuais é um marco no desenvolvimento, pois dão ao bebê novos significados de ação para possíveis descobertas das propriedades dos objetos e suas potencialidades" (p. 876). Em outras palavras, ao engajar-se na exploração de um objeto com as mãos, o bebê concede a si mesmo inúmeras oportunidades de aprendizado sobre os objetos que está explorando.

De modo similar, Gibson (1988) estipula que "quando as mãos tornam-se ativas e controláveis, um novo conjunto de potencialidades é revelado à descoberta infantil; coisas podem ser deslocadas, batidas, agitadas, apertadas e jogadas – ações que têm consequências informativas sobre as propriedades de um objeto" (p. 20). Gibson está interessado no fato de que a melhoria no uso das mãos torna possível o desempenho de novas ações, como chacoalhar e apertar objetos. A importância destes novos comportamentos reside no fato de que estes comportamentos exploratórios "têm consequências informativas sobre propriedades do objeto" (p. 20). Os resultados destes atos motores sobre um objeto ensinam ao bebê sobre o objeto. O que começa como uma exploração motora (isto é, um bebê tentando manipular um objeto de uma nova maneira) leva ao avanço cognitivo (isto é, uma nova representação da natureza do objeto a ser explorado).

Ao capturar este processo em laboratório, Needham (2000) examinou a relação entre o comportamento precoce exploratório e a habilidade infantil em interpretar dois objetos (um cilindro e uma caixa) separadamente, quando colocados próximo um do outro em um mostruário. No laboratório, bebês de 3 meses e meio de idade foram apresentados a um evento esperado (a condição de afastamento, onde uma mão empurra o cilindro e a caixa permanece fixa) e um evento inesperado (a condição de movimento onde uma mão empurra o cilindro e a caixa também se move). A autora descobriu que bebês classificados como exploradores mais ativos (avaliados pela quantidade de objetos manipulados, exploração oral, exploração visual e mudanças de modalidade exploratória) responderam com desabituação mais pronunciada ao movimento inesperado dos dois objetos do que ao movimento esperado de um só. Por outro lado, os bebês que foram categorizados como exploradores menos ativos não demonstraram diferenças significativas entre suas respostas de desabituação aos dois eventos. Para explicar este fenômeno, Needham (2000) formulou a hipótese de que os "bebês que exploram mais ativamente os objetos ganham maior informação acerca dos objetos que manipulam, e estas observações autoproduzidas sobre objetos e suas características podem ser especialmente úteis no aprendizado para interpretação destas características" (p. 152). Em outras palavras, foi através de exploração motora ativa que os bebês construíram uma representação básica das características dos objetos, como seus limites. Estes bebês que tiveram maior experiência exploratória aos 3 meses e meio de idade adquiriram uma representação mais sofisticada dos limites da natureza dos objetos.

Portanto, há evidência de que a exploração motora de objetos e o ambiente físico influenciam a consciência dos objetos do ambiente e a representação cognitiva das propriedades dos objetos em bebês que se desenvolvem de maneira normal. Dados os atrasos precoces motores finos e grosseiros observados em bebês com DS, estes achados sugerem que pode haver consequências no atraso do desenvolvimento motor que vão além do sistema motor e podem envolver o desenvolvimento de representações cognitivas de objetos e eventos no mundo físico. Na próxima seção, examinaremos de maneira mais aprofundada e crítica o papel da exploração motora de bebês na facilitação do desenvolvimento de dois tipos de representações cognitivas: (1) *affordances* dos objetos e (2) causalidade. O desenvolvimento atípico destas construções na DS, que será explorado mais tarde neste capítulo, pode ser significativo, pois pode predispor as crianças com DS a dificuldades em comportamentos autorreguladores, como o planejamento e a iniciação (aprendendo como ser a causa de eventos; Carlson, 2003) ao executar tarefas instrumentais.

Affordances dos objetos

Em seu desenvolvimento normal, assim que os bebês e as crianças prestes a andar começam a explorar objetos em seus ambientes, identificam aspectos específicos de um objeto, o que torna possível o desempenho de ações específicas nesse objeto. Por exemplo, segurar uma xícara proporciona à criança a oportunidade de agarrar sua alça com seus dedos e levantá-la. A estabilidade da mesa permite à criança que está prestes a andar a oportunidade de agarrá-la e suportar seu peso assim que tenta se firmar de pé. Estas propriedades de um objeto que podem tornar possível a interação de uma maneira particular são chamadas de *affordances* dos objetos (Gibson, 1988). Muitas propriedades diferentes dos objetos podem ser representadas por *affordances* – dimensões de forma, peso, tamanho e textura podem contribuir de forma individual para ações que alguém possa desempenhar com um objeto.

Rochat (1987, 1989) encontrou evidências de que estas representações de *affordances* dos objetos começam a se formar nos primeiros meses de vida e desenvolvem-se em conexão íntima com o comportamento motor exploratório. Em um estudo, Rochat (1987) encontrou que bebês recém-nascidos apresentam comportamentos orais e manuais diferenciados quando interagem com um cilindro feito de Lucite e quando interagem com um cilindro da mesma forma feito de espuma. Assim que são apresentados às mãos do bebê, recém-nascidos com desenvolvimento normal gastam cerca de 37 segundos apertando o cilindro rígido, mas somente 3 segundos apertando o cilindro macio. Por outro lado, quando os objetos foram apresentados à boca, os bebês com desenvolvimento normal gastaram, em média, 135 segundos sugando o cilindro macio e 89 segundos sugando o cilindro rígido. Nos momentos iniciais da vida, o comportamento dos recém-nascidos era objeto-dependente e o tipo de comportamento exploratório em evidência era específico. Rochat (1987) descreve que, desde cedo, os bebês formam representações quanto à possibilidade de sucção de um objeto que é explorado oralmente e ao domínio de um objeto que está sendo explorado manualmente. A maior sucção de um objeto macio demonstra que os recém-nascidos representaram as propriedades físicas deste objeto e organizaram seu comportamento futuro de acordo com esta representação. De modo similar, a maior preensão manual do objeto rígido sugere que os bebês representaram aspectos do objeto rígido e, da mesma forma, organizaram seu comportamento de acordo com esta representação.

Como o seu desenvolvimento continua progredindo nos primeiros meses de vida, os bebês continuam a engajar-se nesse processo de formulação de representações de *affordances* dos objetos. Em outro estudo, bebês de 4 meses de idade utilizaram um conjunto de ações manuais exploratórias ao explorar um objeto (um mordedor de borracha em forma de anel) e outro conjunto de ações manuais ao explorar outro objeto (uma esfera vermelha aderida a uma haste de madeira; Rochat, 1989). Rochat (1989) descreve que, "em segundos de interação com um objeto novo, bebês demonstram ações manuais que são apropriadas para aumentar as *affordances* dos objetos" (p. 882).

Estas habilidades continuam a se aperfeiçoar nos bebês de 6 a 10 meses de idade, que se adaptam ao comportamento exploratório manual demonstrado, com base no tipo de superfície que estão explorando (líquida, descontínua, flexível ou rígida) como também em outras dimensões (Bourgeois *et al.*, 2005). Descobriu-se que a idade influencia comportamentos como espremer, visto que bebês de 10 meses de idade tendem a espremer mais objetos macios do que objetos rígidos. Ao descrever a natureza da relação entre a exploração motora e a representação de *affordances* dos objetos, Bourgeois *et al.* (2005) notaram que "os bebês estão explorando as propriedades das superfícies dos materiais em seu mundo imediato. Pressionando a superfície flexível, os bebês estão ganhando mais informações sobre sua maleabilidade. Ao esfregar e bater suas mãos na superfície líquida, os bebês estão adquirindo informações sobre a umidade da superfície e sua reação ao movimento. Ao interagir com a superfície, os bebês estão ganhando mais informações sobre sua qualidade descontínua" (p. 247). Ações motoras de exploração, como pressionar, esfregar e bater, estão ensinando as crianças sobre a natureza dos objetos e as *affordances* dos objetos do mundo ao seu redor.

Através da exploração manual, há evidências de que a aquisição de marcos de ambulação facilita a representação de *affordances* nas quais um bebê engatinha e caminha. Campos *et al.* (1992) expuseram, visualmente, bebês prestes a engatinhar e que já engatinhavam a um precipício e encontraram respostas fisiológicas de medo em bebês que já engatinhavam que não foram observadas em bebês que ainda não haviam engatinhado. Isso sugere que os bebês que não engatinharam ainda não haviam formulado uma representação de estabilidade proporcionada por uma superfície sólida, enquanto os bebês que já engatinhavam já haviam formulado esta representação. No intuito de testar se foi a experiência de autoambulação que disparou o gatilho do medo de altura, Campos *et al.* (1992) conduziram um estudo com bebês que ainda não tinham engatinhado, em que metade deles foi colocada, diariamente, em um andador que permitia o movimento pelo ambiente com as pernas, dada a presença de um suporte, um assento com cinto de segurança. Quando foram expostos visualmente ao precipício, os bebês que ainda não tinham engatinhado, mas foram expostos ao andador, demonstraram respostas fisiológicas de medo, enquanto os bebês que ainda não haviam engatinhado e não usaram o andador não demonstraram reação.

Relevância para o desenvolvimento na síndrome de Down

Juntas, estas descobertas sugerem que as explorações manual e ambulatória facilitam o desenvolvimento de representação de *affordances* dos objetos. A habilidade de identificar como um objeto pode ser utilizado (quais oportunidades ele proporciona) é uma habilidade importante para o rápido desenvolvimento de ferramentas e outros aspectos de planejamento e solução de problemas (Fontenelle *et al.*, 2007). Como Lockman (2000) afirma, "as origens do uso de ferramentas em humanos pode ser encontrada durante o primeiro ano de vida, nas rotinas de percepção-ação que bebês executam repetidamente quando exploram seus ambientes" (p. 137). Ele explica que "o uso de ferramentas pode nascer das tentativas instrumentais dos bebês de relacionar objetos a outros objetos e superfícies em seu mundo. Isto envolve a detecção de *affordances* com base na informação do que é diretamente perceptível" (p. 138). O rompimento da habilidade de representar as *affordances* dos objetos, sem dúvida, tem um impacto direto na habilidade de uma criança de planejar e formular estratégias com objetos (o uso de objetos como ferramentas) em seu ambiente em vias dirigidas a metas. Isto pode ser um desafio crítico em crianças jovens com DS que, devido a déficits motores e exploração motora atenuada, podem não formular representações de *affordances* dos objetos de maneira fluida. A dificuldade de formular estas representações pode ser uma das principais causas da dificuldade de planejamento observada na solução de problemas instrumentais em estudos de laboratório nesta população (Fidler *et al.*, 2005).

Causalidade

Além de facilitar representações de *affordances* dos objetos, a experiência motora precoce também facilita o desenvolvimento de representações de causa e efeito. O desenvolvimento das representações de causalidade tem início no primeiro ano de vida, quando os bebês de 6 meses mostram maior interesse (desabituação) ao observar um ator que muda seu objetivo (alcançar um objeto e, então, alcançar outro objeto) do que quando observam mudanças na posição do objeto e outras propriedades semelhantes (Woodward, 1998). Entretanto, somente as pesquisas mais recentes começaram a entender melhor o papel crítico da experiência motora exploratória na formação das representações de causalidade na infância. Sommerville (2007) argumenta que "a experiência das crianças de suas próprias ações e as consequências que estas ações têm no mundo exercem um importante papel no entendimento de relações de causalidade" (p. 48). Quando crianças atuam no mundo com uma ação motora (batendo em uma superfície com um brinquedo ou puxando a corda de um brinquedo), elas começam a emparelhar os resultados de suas ações com a ação que provocaram. Deste processo, bebês começam a formular hipóteses sobre causa e efeito no mundo físico.

Em um estudo de laboratório, Somerville e colegas cuidadosamente isolaram o papel da experiência motora na facilitação do desenvolvimento de associações causais ou associações meios-fim. Em outro estudo, atribuiu-se, aleatoriamente, a bebês de 3 meses de idade tanto condições motoras de ação primária quanto de visualização primária (Sommerville *et al.*, 2008). Na condição motora de ação primária, os bebês utilizaram luvas com adesivos que continham Velcro cobrindo suas palmas, e eles interagiram com brinquedos que possuíam bordas cobertas com a outra extremidade do Velcro. Esta experiência simula o alcance e manuseio antes que estes comportamentos surjam de modo típico. Bebês do grupo de visualização primária foram expostos ao *display* de habituação/desabituação que envolvia a detecção de alcance dirigido ao alvo. Os resultados do estudo mostraram que os bebês do grupo de ação motora detectaram mudanças no comportamento direcionado a metas de modo muito mais significativo do que os bebês do grupo de visualização. Ao serem expostos a uma experiência motora (facilitada por meios artificiais) antes de desenvolvê-la por si mesmos, os bebês do grupo de ação representaram, rapidamente, a compreensão do objetivo da tarefa e foram capazes de detectar a presença deste comportamento de um modo que bebês sem a experiência motora foram incapazes de perceber.

Portanto, a exposição à experiência motora facilita o desenvolvimento do pensamento causal. A experiência motora também pode facilitar o desenvolvimento do comportamento motor dirigido a metas na infância; isto é, a experiência motora pode auxiliar os bebês não só a representar causa e efeito, mas também iniciar relações de causa e efeito a fim de executar estratégias reais. Em um estudo, Bojczyk e Corbetta (2004) expuseram bebês, de no mínimo 6 meses de idade a uma tarefa de solução de problemas que envolvia a retirada de um objeto desejado de uma caixa opaca. Os bebês tiveram a oportunidade de se engajar semanalmente com a tarefa de solução de problemas de modo exploratório até que eles retirassem com sucesso o objeto desejado da caixa. Os resultados mostraram que esta experiência prática motora facilitou a retirada bem sucedida do objeto muito mais cedo do que o observado em bebês expostos à tarefa uma vez só.

Com o intuito de explicar este efeito, os autores sugerem que experiências exploratórias facilitam o processo adaptativo contínuo que envolve um processo dinâmico de aquisição de informação do ambiente. Os autores afirmam que "cada encontro com a tarefa foi associado a uma experiência motora e cognitiva nova à criança que, por sua vez, contribuiu para a modificação do possível repertório cognitivo e perceptivo-motor (p. 63). Inicialmente, os bebês mostraram muitos comportamentos exploratórios, como arranhar, bater e empurrar a caixa. Quando, por acaso, suas ações resultaram na abertura da caixa, os bebês então tentaram recriar o resultado, empurrando a caixa para frente e para trás. Quando os bebês descobriram como abrir a tampa, iniciaram tentativas motoras para recuperar o brinquedo de dentro da caixa (Bojczyk & Corbetta, 2004). Esta caracterização da modificação gradual de estratégias através de várias sessões exploratórias captura, de certa forma, a ação dinâmica combinada entre o engajamento em comportamento exploratório motor e a organização do comportamento do indivíduo de modo a trazer resultados. Ao longo do tempo, houve uma mudança de comportamento dos bebês, da simples exploração aleatória na forma de batidas e arranhaduras a ações específicas que levaram à abertura da caixa e obtenção do brinquedo.

Relevância para o desenvolvimento na síndrome de Down

Estes estudos não só demonstram que comportamentos exploratórios facilitam a representação cognitiva de causa e efeito, mas também sugerem que esta habilidade de representar causa e efeito torna-se um aspecto crítico de comportamento objetivo e começa a ser a causa de ações que levam ao efeito desejado. Especificamente, parece que entre as oportunidades de exploração motora, bebês com desenvolvimento normal se engajam em um processo dinâmico que pode ter início de forma indiferenciada, mas o processo exploratório leva a associações entre comportamentos produzidos pelo bebê e os efeitos destes comportamentos, que então leva a padrões de comportamento propositais e mais organizados. Enfatizamos que, em crianças com DS, há uma ruptura em processos exploratórios desde cedo, o que resulta em comprometimento da integridade do sistema motor. Crianças com DS podem, como resultado, ter carência da experiência dinâmica do descobrimento de padrões de causa e efeito que resultam da interação exploratória entre objetos e suas mãos. Desta forma, as crianças podem perder importantes oportunidades onde possam mudar gradualmente da exploração à iniciação causal intencional com objetos.

Analisada de forma conjunta, a literatura sobre bebês de desenvolvimento normal sugere que a atividade motora na forma de preensão e ambulação exerce um papel importante na facilitação de comportamento exploratório no primeiro ano de vida. Esta exploração motora, por sua vez, exerce um papel importante na formulação de representações cognitivas tanto de *affordances* dos objetos como de causalidade. Particularmente, os bebês de desenvolvimento normal parecem estar aprendendo a usar objetos de maneira efetiva (*affordances* dos objetos) e como conectar ação a resultados (causalidade) no contexto destes comportamentos exploratórios. Na próxima seção, faremos a ligação destes processos precoces de desenvolvimento ao desenvolvimento de bebês com DS e examinaremos a possível relevância destes achados para o desenvolvimento do comportamento objetivo nesta população.

Direcionamento a metas e desenvolvimento na síndrome de Down

Dada a evidência do papel da exploração motora precoce na formação de representações cognitivas em bebês de desenvolvimento normal, agora examinamos a relevância destes achados para o desenvolvimento precoce na DS. Pode este caminho, em bebês normais, esclarecer os padrões fenotípicos emergentes de força e fraqueza que têm sido descritos nesta população? Um aspecto do fenótipo comportamental da DS que tem sido bem caracterizado envolve o atraso motor fino e grosseiro. Atrasos motores têm sido amplamente documentados no desenvolvimento da DS (Chen & Wooley, 1978; Dunst, 1988), incluindo a presença de padrões anormais de movimento, hipotonia e hiperflexibilidade (Harris & Shea, 1991). Atrasos na emergência e terminação dos reflexos provêm maior evidência de prejuízos ao sistema motor nesta população (Block, 1991; Harris & Shea, 1991).

Argumentamos que estes prejuízos motores precoces na DS podem ter efeitos cascata no desenvolvimento de direcionamento de metas nesta população. A exploração motora atípica é claramente evidenciada aos 9 meses em crianças com DS (MacTurk et al., 1985). Quando comparados a bebês normais de 6 meses de idade e mesma idade mental, os bebês com DS e 9 meses de idade demonstram episódios de comportamento exploratório significativamente menores, como bater, agitar, atingir, derrubar e examinar objetos (MacTurk et al., 1985). Por outro lado, eles dispensam significativamente mais tempo observando objetos do que seus pares (sem segurá-los). Com base na discussão apresentada na seção anterior, é claro que este padrão atípico de comportamento exploratório pode romper a formação de representações cognitivas importantes. A carência de exploração manual e ambulatória pode romper o processo típico de aprendizado sobre *affordances* dos objetos, assim como resultados de pareamento de ações com objetos, que leva a representações de causalidade. De fato, tem sido demonstrado que bebês com DS demonstram menor habilidade em detectar relações causais aos 9 meses de idade, em razão do fato de apresentarem dificuldade na representação de relação causal entre o movimento do braço e um resultado consequente (Ohr & Fagen, 1994).

Implicações do comportamento objetivo

De maneira crítica, argumentamos aqui que o desenvolvimento atípico de representações de *affordances* dos objetos e sua causalidade pode especificamente prejudicar a habilidade de uma criança com DS em organizar seu comportamento em padrões regulados e dirigidos a metas. Uma vez que as crianças com DS não constroem conhecimentos ricos sobre quais características dos objetos possibilitam sua utilização de maneira efetiva, ao encontrarem objetos no mundo real, podem ser menos eficientes em organizar suas ações sobre objetos de maneira que estes as auxiliem a atingir o resultado final desejado. Em outras palavras, um rompimento na representação de *affordances* dos objetos pode influenciar diretamente o desenvolvimento de habilidades de planejamento nesta população. Esta dificuldade em planejar também pode ser observada muito cedo no desenvolvimento, visto que bebês com DS demonstram dificuldade com tarefas de praxe, como colocar um colar em um copo, colocar moedas em um cofrinho e puxar um brinquedo com uma corda (Fidler et al., 2005). Mais tarde, este déficit de planejamento pode continuar a se manifestar de maneira mais complexa, como demanda envolvendo de vários passos em planejamento e pensamento estratégico mais abstrato.

Rupturas na formação da representação de causalidade também podem ter consequências negativas nesta população. Formulamos a hipótese de que dificuldades na detecção de causalidade pode impactar o desenvolvimento da habilidade de identificar seu próprio comportamento como causa de resultados específicos, que então podem influenciar o desenvolvimento inicial de habilidades nesta população. Se a habilidade de conectar causa e efeito for prejudicada, então crianças com DS podem ter dificuldade em organizar seu próprio comportamento de maneira à obter resultados específicos (Carloson, 2003). Esta dificuldade na iniciação tem um impacto direto no comportamento objetivo, pois as vias dirigidas ao alvo são, principalmente, dependentes da habilidade do indivíduo em enxergar-se como um agente causal.

Embora esta explicação de efeitos cascata requeira validação empírica de estudos longitudinais, suas previsões estão em concordância com a literatura do desenvolvimento precoce da DS: (1) os bebês com DS demonstram atrasos motores pronunciados (Block, 1991; Harris

& Shea, 1991); (2) os bebês com SD demonstram menor comportamento motor exploratório (MacTurk *et al.*, 1985); (3) os bebês com SD demonstram, muito cedo, dificuldades com habilidades de praxe (Fidler *et al.*, 2005), que envolvem a manipulação de objetos com base em suas *affordances* ; (4) os bebês com SD demonstram dificuldades na detecção de relações causais (Öhr & Fagen, 1994); e (5) há grande evidência de atenuação de direcionamento de metas em indivíduos com SD.

Enquanto a investigação empírica longitudinal do desenvolvimento desta via é necessário, oferecemos esta via hipotética como um esqueleto para iniciar o entendimento do processo dinâmico de auto-organização que ocorre no surgimento do comportamento no fenótipo da DS. Esta estrutura leva em conta restrições específicas, que são construídas dentro do sistema de desenvolvimento atípico na DS desde estágios precoces, e descreve como este conjunto de restrições movem a via cascata que, por fim, leva a uma área de fragilidade pronunciada, nesse caso de comportamento objetivo. Como tal, este modelo hipotético concorda com as perspectivas de sistemas dinâmicos que reconhecem os processos dinâmicos de auto-organização que geram vários padrões de resultados ao longo do desenvolvimento.

Interpretação clínica e implicações da intervenção

Embora a especulação a respeito de abordagens de intervenção apropriadas possa ser prematura, nesta seção apresentamos exemplos de abordagens de intervenção que podem fortalecer a construção de comportamento objetivo na DS. De uma perspectiva clínica, o direcionamento de metas é envolto em diversas dimensões observáveis em construções reais, como o ambiente domiciliar ou escolar. Persistência, domínio da motivação, direcionamento ao alvo, causalidade, operacionalidade são todos termos que podem ser aplicados no entendimento de como um indivíduo percebe sua competência na influência do ambiente ou reagindo a demandas da tarefa (Barrett & Morgan, 1995; Berk, 2001; Piaget, 2001; Zelazo & Cunningham, 2007). Embora a terminologia seja divergente, dependendo de orientação teórica, os campos conceituais concordam nos seguintes aspectos:

1. O desenvolvimento é facilitado pela habilidade da criança em tolerar e buscar desafios de desenvolvimento apropriados (Piaget & Inhelder, 1987).
2. A criança que não se percebe competente, um agente independente de ação tende a desenvolver um estilo dependente de imediatismo, recrutando passivamente outras pessoas para lidar com seus desafios, resultando em oportunidades de aprendizado falhas e na retificação da concepção da criança (e, talvez, dos pais) de que ela não é capaz (Baer & Pinkston, 1997; Bandura, 1997).
3. Sem o benefício da prática ativa, o manejo das habilidades diminui, provocando cada vez menos experiências de competência para a criança (Barrett & Morgan, 1995).
4. A falta de experiência em tolerar e administrar a frustração (isto é, o afeto negativo que surge a partir da experiência de encontrar um obstáculo na busca de um objetivo) resulta na falta de desenvolvimento da autorregulação em face do desafio (Sroufe, 1996). No mundo real, isto pode fazer com que a criança recorra a comportamentos mal-adaptados dentro de uma tarefa (p. ex., jogando materiais) ou comportamentos inadequados antes de uma tarefa (p. ex., em tarefas de comportamentos de esquiva, como recusar-se a tentar uma nova atividade).

Para resolver estas questões, primeiro oferecemos ideias para facilitar o desenvolvimento precoce do comportamento exploratório nesta população, o que pode facilitar a aquisição de competências cognitivas representadas como *affordances* dos objetos e causalidade. Em seguida, apresentamos mais sugestões que visam especificamente o direcionamento ao objetivo.

Exploração motora como alvo

Com base nos argumentos apresentados nesse capítulo, recomendamos que o alvo primário das intervenções na DS inclua, desde muito cedo, a facilitação da exploração motora de objetos e do ambiente. Evidências da maleabilidade de habilidades exploratórias precoces vêm de experimentos criativos conduzidos por Needham *et al.* (2002), que expuseram bebês de 3 meses de idade a um conjunto de experiências que simularam o comportamento de aproximação e alcance manual, uma habilidade que, tipicamente, não aparece antes dos 4 ou 5 meses de idade. Estas experiências foram desenvolvidas em casa, onde a criança utilizava as luvas pegajosas com o Velcro que cobria as palmas das mãos. Durante estas sessões, os bebês manejaram brinquedos que continham arestas cobertas com o outro lado do Velcro. Quando comparados aos seus pares que não tinham simulado a experiência de preensão, os bebês de 3 meses de idade que usaram as luvas pegajosas experimentaram golpear mais os objetos e os observaram mais em uma sessão posterior. Needham *et al.* (2002) concluíram que "sentir a ação em objetos é um contribuinte importante ao aumento da atenção e exploração do objeto que é tipicamente observada aos 6 meses de idade" (p. 293). Isso sugere que a exposição à experiência motora precoce de simulação de aproximação e alcance manual, mesmo antes do surgimento de comportamentos exploratórios típicos, facilitando sobremaneira a consciência e interesse em objetos, e leva à exploração posterior de objetos da maneira típica dos bebês.

Facilitação semelhante pode ser alcançada em contextos do mundo real, fornecendo suportes específicos a fim de facilitar a estabilidade do tronco, o uso de duas mãos, simultaneamente, a coordenação da mão/braço, alcance manual e outras habilidades motoras relacionadas. Fisioterapeutas e terapeutas ocupacionais são parceiros importantes para a identificação do suporte físico adaptativo que uma criança pode precisar para facilitar o comportamento exploratório ter sucesso e ser bem sucedida. Nossa visão é que estes apoios têm de ser fornecidos o mais cedo possível, para que a criança com DS tenha a oportunidade de explorar o seu ambiente de uma forma semelhante à de uma criança sem deficiência motora. A Tabela 15.1 lista suportes físicos específicos que poderiam ser úteis para bebês e crianças com deficiências motoras, adaptado de Finnie (1975) e Zeitlin e Williamson (1994).

Estratégias para melhorar o direcionamento ao objetivo

Além de estratégias que tentam alterar a trajetória do comportamento objetivo atípico observado nesta população, outras abordagens podem ser efetivas em atingir metas como persistência e direcionamento ao objetivo, uma vez que dificuldades com padrões de esquiva tornam-se pronunciadas. A intervenção precoce pode modificar a orientação de uma criança para lidar com desafios, particularmente se for desenvolvida de maneira sensível, com especial atenção para os próximos passos (isto é, escolhendo alvos de intervenção que sejam habilidades emergentes para a criança e não inteiramente novos nem familiares) e a especificação dos níveis adequados e dos tipos de suporte necessário para que a criança conquiste o domínio.

A intervenção precoce voltada para promover a melhoria do direcionamento de metas pode também ser necessária para se concentrar em vários domínios do funcionamento, de tal forma que um senso de competência é alcançada em interações sociais, na comunicação, habilidades motoras e controle emocional. Assim, uma abordagem abrangente e integrativa é necessária ao tentar promover uma tendência temperamental em um indivíduo – o direcionamento de metas pode ser experimentado por uma criança em vários domínios em múltiplas oportunidades de aprendizagem, a fim de evoluir para uma orientação geral de um indivíduo. Portanto, no caso de uma criança com DS, atividades que promovem um senso de domínio em várias áreas (p. ex., comunicação, habilidade motora) são, provavelmente, necessárias para incutir um sentimento de administração pessoal. Com estas ideias em mente, as seguintes

Tabela 15.1 Suporte físico para promover habilidades motoras precoces

Habilidade/alvo	Suporte físico
Estabilidade do tronco	Coloque a criança em um assento adaptável e estável e sopre bolhas sobre sua cabeça para encorajar seu alcance com a extensão do tronco
Usando as duas mãos ao mesmo tempo	Suspenda os brinquedos da preferência da criança por alças de diferentes comprimentos sobre o berço da criança ou assento adaptado; tenha certeza de que alguns deles sejam alcançáveis
Coordenação da mão/braço	Desenhos com guache (ou outra substância que possa ser ingerida com segurança) utilizando os dedos, em superfícies que variam de deitada a inclinada, para encorajar maior movimento muscular
	Prover brinquedos movidos a controle remoto de forma que a criança possa ativar o brinquedo através de um grande console
Movimentação de pernas e braços de maneira intencional	Coloque elásticos com sinos e prenda nos tornozelos e pulsos da criança para reforçar tentativas de movimento com sons prazerosos
	Use placas inclinadas ou cunhas reforçadas estáveis para que a criança possa deitar de bruços e usar as mãos para manipular os brinquedos
Alcance manual	Use quebra-cabeças com grandes botões nas peças
	Coloque objetos desejados em um tabuleiro levemente inclinado com pedaços de Velcro fixados de modo que a criança possa facilmente agarrar e puxar o objeto
	Use fixadores de Velcro em roupas como meio de grudar o cobertor favorito dela ou algum brinquedo de pano e encoraje a aquisição independente do objeto
Em pé	Coloque uma barra montada na parede ou em uma cadeira estável e ensine a criança a agarrá-la e a puxar para ficar em pé

ideias para a intervenção precoce para promover o direcionamento de metas em uma criança com DS são enumeradas para consideração:

1. Incorporar atividades desafiadoras em jogos sociais altamente envolventes. Para as crianças com DS que são motivadas por interações sociais com os cuidadores, considerar maneiras de desenvolver rotinas de jogo que ofereçam uma quantidade grande de interações sociais que sejam bastante agradáveis, concomitantemente, com algumas atividades mais desafiadoras. Jogos como o esconde-esconde (na qual o adulto cobre o rosto e depois diz algo tipo "achooou!") e esconde-esconde pode ser usado para incentivar o desejo de alcance e o engatinhar. A reprodução de músicas e jogos que exigem movimentos manuais básicos pode ser agradável para as crianças e promover muitas oportunidades práticas importantes. Responder com afeto e entusiasmo às tentativas de aproximação ou de rastejar da criança podem ser um estímulo muito eficiente para algumas crianças.

2. Desenvolver uma rotina de trabalho-descanso consistente. O trabalho das crianças no início da intervenção é muitas vezes definido como qualquer atividade que envolva participação ativa por parte da criança e frequentemente é escolhido por um adulto, porque é importante para facilitar o desenvolvimento de uma habilidade. Uma pausa para uma criança é definida como direcionada à criança e pode envolver a exploração não funcional ou passiva. Em outros momentos, atividades de descanso podem ser direcionadas à criança, à prática de habilidades funcionais já dominadas. Por exemplo, uma vez que uma criança tenha sido ensinada a como ativar um brinquedo que toca música, produzindo uma causa e efeito, este brinquedo pode ser movido da área de trabalho para a área de lazer. Um interventor ou cuidador pode desenvolver um ciclo rotineiro de engajamento no trabalho por alguns segundos ou alguns minutos e, em seguida, dar à criança uma

pausa na mesma quantidade de tempo. Manter a criança no mesmo local físico é geralmente melhor, para evitar dificuldades na transição entre áreas. Manter os intervalos entre trabalho e praticar a mudança da administração do adulto para a criança várias vezes em uma atividade de ensino também pode auxiliar na construção de flexibilidade. Os esforços da criança e sua participação são reforçados com a atividade de lazer preferida, e a ênfase não é na *performance*, mas no engajamento. A duração dos períodos de trabalho pode ser gradualmente aumentada, mas mantendo a consistência na rotina pode ajudar a estimular a previsibilidade e diminuir a aversão à tarefa. O suporte físico e visual geralmente é integrado às atividades de trabalho e lazer.

3. Aprender a lidar com a frustração. Durante os anos pré-escolares, as crianças são desafiadas a desenvolver estratégias de autorregulação para tolerar a frustração e angústia. Construir a tolerância à frustração pode ser especialmente difícil para as crianças cujas bocas, mãos e corpo não estão funcionando de forma muito eficiente. Nossa hipótese é que desenvolver ativamente formas adequadas de ensinar a lidar com crianças com desafios motores pode ser bastante útil na redução da evasão de tarefas, aumentando a participação de oportunidades de aprendizado e promovendo a aprendizagem direcionada a metas. Identificar sinais de perigo e, quando observados pela primeira vez, estar pronto para abrandar tarefas, fornecer mais estímulo físico, ou usar uma abordagem de encadeamento regressivo (ou seja, fornecer assistência completa no início de uma sequência de tarefas e apenas pedir à criança para completar a última etapa). Identificar comportamentos autocalmantes apropriados nos quais a criança pode se envolver quando chateada. Se isso envolver objetos (como um estimulador oral ou um cobertor macio), tente mantê-los em um local previsível que seja facilmente acessível à criança. Observar a criança nas mudanças de seu nível de atividade, da expressão facial, e da qualidade de vocalizações por pistas que indiquem frustração crescente. Tentar intervir antes que a criança esteja passando por intensa frustração, levando-a a alcançar o objeto calmante com cuidado e de maneira discreta. Permitir tempo à criança para se autoacalmar e realizar a transição gradual para uma nova atividade. Também pode ser útil para identificar padrões de frustração da criança e considerar maneiras de minimizar o sofrimento, simplificando a tarefa, acrescentando estrutura mais física ou visual, ou fornecer ajuda no início da sequência de tarefas. Algumas habilidades básicas (como o controle postural), se direcionadas, podem diminuir a frustração em muitas atividades. Em caso afirmativo, considere, então, a possibilidade de aumentar os esforços de intervenção neste domínio. Treinar cuidadores e interventores para modelar o comportamento calmo, principalmente quando o bebê ou criança é afligido.

É importante notar que estas recomendações de tratamento são sugeridas como um ponto de partida para futuras pesquisas sobre o tema. Outros estudos empíricos de tratamento serão necessários, a fim de determinar se estas abordagens podem alterar a trajetória do desenvolvimento associada à DS e fortalecer o comportamento objetivo em vias quantificáveis. No entanto, há crescentes evidências de que o comportamento objetivo é um alvo crítico para a intervenção precoce na população de crianças com DS. Esta conclusão é, provavelmente, o resultado de um processo dinâmico, em cascata, que começa com o comprometimento precoce da integridade motora, conduzindo a representações exploratórias e cognitivas alteradas. Trabalhos futuros nesta área devem tentar testar e refinar estas teorias, a fim de apoiar a comunidade de indivíduos com DS de forma mais eficaz.

Resumo

Há evidências de que indivíduos com síndrome de Down (DS) mostram interrupção no desenvolvimento de comportamento objetivo. Neste capítulo, apresentamos uma possível causa do desenvolvimento atípico do comportamento objetivo em crianças com DS, incluindo a discussão da hipótese dos efeitos em cascata nas deficiências motoras nas primeiras experiências exploratórias e representações cognitivas precoces. Revisamos a literatura relevante, especificamente o papel do comportamento motor precoce na formulação de representações de: (1) *affordances* dos objetos e (2) causalidade. Em seguida, identificamos como as alterações nas formulações destas representações podem impactar diretamente no resultado do comportamento objetivo observado na DS. Concluímos o capítulo com uma discussão de abordagens de intervenção que objetivam a alteração da via em cascata a fim de aumentar a persistência de tarefas e fortalecer o direcionamento de metas nesta população.

Referências

Baer, D. M. & Pinkston, E. M. (1997). *Environment and Behavior.* Boulder: Westview Press.

Bandura, A. (1997). *Self-efficacy: The Exercise of Control. New* York: W.H. Freeman.

Barrett, K. C. & Morgan, G. A. (1995). Continuities and discontinuities in mastery motivation during infancy and toddlerhood: a conceptualization and review. In R. H. MacTurk & G. A. Morgan (eds.), *Mastery Motivation: Origins, Conceptualizations, and Applications,* pp. 57-93. Westport: Ablex Publishing.

Belsky, J. & Most, R. K. (1981). From exploration to play: a cross-sectional study of infant free play behavior. *Developmental Psychology,* **17,** 630-639.

Berk, L. (2001). *Awakening Children's Minds: How Parents and Teachers Can Make a Difference.* New York: Oxford University Press.

Block, M. E. (1991). Motor development in children with Down syndrome: a review of the literature. *Adapted Physical Activity Quarterly,* **8,** 179-209.

Bojczyk, K. E. & Corbetta, D. (2004). Object retrieval in the 1st year of life: learning effects of task exposure and box transparency. *Developmental Psychology,* **40,** 54-66.

Bourgeois, K. S., Khawar, A. W., Neal., S. A., Lockman, J. J. (2005). Infant manual exploration of objects, surfaces, and their interrelations. *Infancy,* **8,** 233-252.

Campos, J. J., Bertenthan, B. I., Kermoian, R. (1992). Early experience and emotional development: the emergence of wariness of heights. *Psychological Science,* **3,** 61-64.

Carlson, S. M. (2003). Executive function in context: development, measurement, theory and experience. *Monographs of the Society for Research in Child Development,* **68,** 138-151.

Chen, H. & Woolley, P. V. (1978). A developmental assessment chart for non-institutionalized Down syndrome children. *Growth,* **42,** 157-165.

Dunst, C. (1988). Stage transitioning in the sensorimotor development of Down's syndrome infants. *Journal of Mental Deficiency Research,* **32,** 405-410.

Fidler, D. J. (2006). The emergence of a syndrome-specific personality-motivation profile in young children with Down syndrome. In J. A. Rondal & J. Perera (eds.), *Down Syndrome Neurobehavioral Specificity.* West Sussex: Wiley Publishers.

Fidler, D. J., Hepburn, S., Mankin, G., Rogers, S. (2005). Praxis skills in young children with Down syndrome, other developmental disabilities, and typically developing children. *American Journal of Occupational Therapy,* **59,** 129-138.

Finnie, N. (1975). *Handling the Young Cerebral Palsy Child at Home.* New York: Dutton.

Fontenelle, S., Kahrs, B. A., Neal, S. A., Newton, A. T., Lockman, J. J. (2007). Infant manual exploration of composite substrates. *Journal of Experimental Child Psychology,* **98,** 153-167.

Gelman, R. & Cohen, M. (1988). Qualitative differences in the way Down syndrome and normal children solve a novel counting problem. In L. Nadel (ed.), *The Psychobiology of Down Syndrome: Issues in the Biology of*

Language and Cognition, pp. 51-99. Massachusetts: MIT Press.

Gibson, E. J. (1988). Exploratory behavior in the development of perceiving, acting, and the acquiring of knowledge. *Annual Review of Psychology*, 39, 1-41.

Harris, S. R. & Shea, A. M. (1991). Down syndrome. In S. K. Campbell (ed.), *Pediatric Neurologic Physical Therapy (2nd edn.)*, pp. 131-168. Melbourne: Churchill Livingstone.

Kasari, C. & Freeman, S. E. N. (2001). Task-related social behavior in children with Down syndrome. *American Journal on Mental Retardation*, 106, 253-264.

Lockman, J. (2000). A perception-action perspective on tool use development. *Child Development*, 71, 137-144.

MacTurk, R. H., Vietze, P. M., McCarthy, M. E., McQuiston, S., Yarrow, L. J. (1985). The organization of exploratory behavior in Down syndrome and nondelayed infants. *Child Development*, 56, 573-581.

Needham, A. (2000). Improvements in object exploration skills may facilitate the development of object segregation in early infancy. *Journal of Cognition and Development*, 1, 131-156.

Needham, A., Barrett, T., Peterman, K. (2002). A pick-me-up for infants' exploratory skills: early simulated experiences reaching for objects using `sticky mittens' enhances young infants' object exploration skills. *Infant Behavior and Development*, 25,279-295.

Ohr, P. S. & Fagen, J. W. (1994). Contingency learning in 9-month-old infants with Down syndrome. *American Journal on Mental Retardation*, 99, 74-84.

Piaget, J. (2001). *The Child's Conception of Physical Causality*. *New* Brunswick Transaction Publishers.

Piaget, J. & Inhelder, B. (1987). The sensori-motor level. In J. Oates & S. Sheldon (eds.), *Cognitive Development in Infancy*, pp. 51-57. Hillsdale: Erlbaum.

Pitcairn, T. K. & Wishart, J. G. (1994). Reactions of young children with Down's syndrome to an impossible task *British Journal of Developmental Psychology*, 12, 485-489.

Rochat, P. (1987). Mouthing and grasping in neonates: evidence for the early detection of what hard or soft substances afford for action. *Infant Behavior and Development*, 10, 435-449.

Rochat, P. (1989). Object manipulation and exploration in 2- to 5-month-old infants. *Developmental Psychology*, 25, 871-884.

Ruskin, E. M., Kasari, C., Mundy, P., Sigman, M. (1994). Attention to people and toys during social and object mastery in children with Down syndrome. *American Journal on Mental Retardation*, 99, 103-111.

Sommerville, J. A. (2007). Detecting causal structure: the role of interventions in infants' understanding of psychological and physical causal relations. In A. Gopnik & L. Schulz (eds.), *Causal Learning: Psychology, Philosophy, and Computation*, pp. 48-57. New York Oxford University Press.

Sommerville, J. A., Hildebrand, E. A., Crane, C. C. (2008). Experience matters: the impact of doing versus watching on infants; subsequent perception of tool-use events. *Developmental Psychology*, 44, 1249-1256.

Sroufe, L. A. (1996). *Emotional Development*. Cambridge: Cambridge University Press.

Wachs, T. (1999). The what, why, and how of temperament: a piece of the action. In L. Baiter & C. S. Tamis-LeMonda (eds.), *Child Psychology: A Handbook of Contemporary Issues*, pp. 23-44. New York: Psychology Press.

Wishart, J. G. (1996). Avoidant learning styles and cognitive development in young children. In B. Stratford & P. Gunn (eds.), *New Approaches to Down Syndrome*, pp. 157-172. London: Cassell.

Woodward, A. L. (1998). Infants selectively encode the goal object of an actor's reach. *Cognition*, 69, 1-34.

Zeitlin, S. & Williamson, G. G. (1994). *Coping in Young Children: Early Intervention Practices to Enhance Adaptive Behavior and Resilience*. Baltimore: Brookes.

Zelazo, P. & Cunningham, W. A. (2007). Executive function: mechanisms underlying emotion regulation. In J. J. Gross (ed.), *Handbook of Emotion Regulation*, pp. 135-158. New York: Guilford.

Função dos pais da criança com síndrome de Down e outras deficiências de intervenção precoce

Gerald Mahoney ▪ Frida Perales

A intervenção precoce contemporânea tem sido intimamente ligada à proposição de que as intervenções que envolvem diretamente os pais são mais eficazes em promover a aprendizagem e o desenvolvimento das crianças do que aquelas que não o fazem (White *et al.*, 1992). Esta proposição foi parte da justificativa para o projeto do programa de intervenção precoce federal nos Estados Unidos, o que exigiu que cada família neste programa tivesse um Plano de Serviço Familiar Individualizado (IFSP, da sigla em inglês *Individualized Family Service Plan*). Enquanto um dos propósitos do IFSP foi garantir que os pais tivessem os recursos e suporte que eles precisam para cuidar de seus filhos, um propósito de igual importância era ajudar os pais a tornarem-se participantes ativos na intervenção de seus filhos. O relatório do comitê para as 1.986 emendas à Educação da lei para deficientes (Lei Pública 99-457) afirmou,

A comissão recebeu uma porção esmagadora de testemunhos afirmando que a família é o principal ambiente de aprendizagem para as crianças com menos de 6 anos de idade e apontando para a necessidade crítica de pais e profissionais para funcionar de forma colaborativa. (De *Home Report* N°. 99-860, como citado em Gilkerson *et al.*, 1987, p. 20.)

A ênfase no envolvimento dos pais em serviços de intervenção das crianças decorre de teorias ecológicas do desenvolvimento da criança (Bronfenbrenner, 1992, 1999; Dunst *et al.*, 2000, 2006; Sameroff & Fiese, 2000). Essas teorias postulam que a aprendizagem de desenvolvimento precoce é um processo contínuo, que pode ser afetada por cada uma das experiências que as crianças têm em seu ambiente cotidiano. Enquanto as intervenções de desenvolvimento que são prestadas por profissionais em programas de cuidados infantis, escolas, clínicas e visitas domiciliares podem prover experiências de aprendizagem importantes, o modelo ecológico salienta que oportunidades de aprendizagem de desenvolvimento de crianças são maiores do que isso. Os esforços para maximizar o desenvolvimento da aprendizagem das crianças serão incompletos se não incluir a maioria, se não todas, as oportunidades naturais de aprendizagem das crianças. Em vista do fato de que os pais têm muito mais oportunidades de interagir com seus filhos do que os profissionais de intervenção precoce (Mahoney & MacDonald, 2007), uma suposição geralmente aceita neste campo é que os pais devam desempenhar um papel ativo para maximizar os resultados de desenvolvimento atingido pelas crianças.

Apesar do papel central do envolvimento dos pais, teórica e legalmente, na intervenção precoce, bem como a crença disseminada por profissionais de que o envolvimento dos pais é fundamental, a prática real de envolver os pais na sua intervenção infantil é polêmica e desafiadora. Mesmo quando os serviços de intervenção precoce são fornecidos nas casas das crianças, tem sido relatado que os profissionais são recrutados principalmente para trabalhar diretamente com a criança, raramente com foco em ajudar os pais a aprender como eles podem realizar estratégias de intervenção e melhorar as oportunidades de aprendizado da criança no contexto da rotina e atividades diárias (McBride & Peterson, 1997; Peterson *et al.*, 2007).

Nos programas contemporâneos de intervenção precoce para crianças de 3 a 6 meses de idade, o principal foco está nos profissionais que provêm serviços diretos a crianças na pré-escola ou em centros de cuidados infantis (Mahoney *et al.*, 2004). Pouquíssimos esforços são empreendidos para coordenar os serviços de desenvolvimento que os profissionais provêm às crianças no sentido de avaliar de que forma os pais estão cuidando de suas crianças em casa ou em outros aspectos. O envolvimento parental é restrito, principalmente, à participação em reuniões do Programa Educacional Individualizado das crianças (IEP, da sigla em inglês *Individualized Educational Program*). Raramente programas para crianças desta faixa etária dedicam recursos substanciais para as atividades de envolvimento dos pais. Quando essas atividades ocorrem, elas são, muitas vezes, informais, complementando atividades iniciadas por professores individuais ou interventores, ao contrário de atividades focais e em curso suportadas por agência de intervenção precoce ou escola.

O envolvimento dos pais tem sido controverso, pois é percebido por alguns como incompatível com a filosofia de atendimento centrada na família, um dos pilares filosóficos centrados na intervenção precoce nos Estados Unidos, assim como em outros países do mundo (Turnbull *et al.*, 1999). A filosofia de atendimento centrada na família claramente apoia serviços que fortalecem e unem as competências dos pais, como ocorre em atividades que envolvem os pais. No entanto, essa filosofia também afirma que os pais devem ter o direito de escolher seu próprio nível de participação, e que a intervenção deve apoiar os pais e famílias e evitar sobrecarregá-los com as responsabilidades que poderiam aumentar seu estresse (Turnbull *et al.*, 1999). Desta forma, com base nessa filosofia, quando os pais optam por não participar na intervenção dos seus filhos ou parecem estressados e sobrecarregados com suas atividades e rotinas normais, os intervencionistas tendem a perceber sua tarefa como mera prestação de serviços às crianças, de maneira a provocar mínima inconveniência ou dificuldade para os pais.

Os desafios para o envolvimento dos pais são numerosos. Estes desafios variam desde profissionais cuja formação e experiência em intervenção são limitadas no que se refere ao trabalho com os pais, a pais que têm expectativas de que os profissionais devam ser diretamente responsáveis pela resolução de suas necessidades de desenvolvimento das crianças, passam por modelos de intervenção de serviços que fornecem recursos e oportunidades inadequados para trabalhar com os pais, até as dificuldades de pais e profissionais para encontrar horários convenientes e locais para trabalhar juntos (Mahoney *et al.*, 1999).

No entanto, por causa do compromisso filosófico da intervenção precoce para colaborar com os pais, as controvérsias que dizem respeito ao envolvimento dos pais e os desafios de realização não deve impedir este processo, particularmente se houver evidências de que o envolvimento dos pais fez a diferença para os resultados que as crianças alcançam em intervenção precoce. Até recentemente, entretanto, havia escassez de evidências científicas que comprovassem os benefícios do envolvimento parental.

Um exemplo dramático disto vem de um estudo relatado por White *et al.* (1992). Esses pesquisadores conduziram uma metanálise de 88 estudos de alta qualidade de intervenção para determinar se a efetividade das intervenções na promoção do desenvolvimento das crianças aumentou de acordo com o nível de envolvimento dos pais. Como indicado na Tabela 16.1, esses estudos envolveram crianças com desvantagens, crianças com deficiências, e crianças que possuíam riscos biológicos. Muitos destes programas foram reportados como tendo efeito mediano sobre as crianças da faixa de desenvolvimento pequeno a médio. Entretanto, programas com níveis moderado a extenso de envolvimento parental não obtiveram efeitos estatisticamente significantes em relação aos programas cujo envolvimento parental foi pequeno.

Tabela 16.1 Efeito de programas de intervenção como função de medida do envolvimento parental

	Grau de envolvimento parental	
Tipos de crianças	**Extenso/moderado[1]**	**Pouco/nenhum[1]**
Desamparadas	0,52 89 (14)	0,53 140 (29)
Deficientes	0,43 41 (8)	0,65 32 (12)
Em risco	0,30	0,32
Crianças	10 (4)	41 (21)

[1]O número na primeira linha é o tamanho do efeito médio. Números abaixo dos tamanhos de efeito indicam o número do tamanho e número de estudos (entre parênteses) em que o cálculo é baseado. (De White *et al.*, 1992.)

De fato, embora as diferenças não tenham sido significativas, os efeitos relatados da melhoria do desenvolvimento em programas para crianças com deficiência que tiveram pouco ou nenhum envolvimento dos pais foram 50% maiores do que os efeitos das intervenções com níveis moderado a elevado de envolvimento dos pais (Tabela 16.1).

Ao ser publicado, o estudo de White *et al.* (1992) foi criticado por avaliar os modelos arcaicos de envolvimento dos pais, e por não conceder um relato preciso de abordagens mais inovadoras. Mais recentemente, vários estudos de conteúdo individual semiexperimental de intervenções parentais têm sido relatados e indicam que os pais podem, efetivamente, acompanhar procedimentos de intervenção em casa e que esses procedimentos parecem resultar em mudanças significativas de comportamentos funcionais e de desenvolvimento das crianças (Kaiser *et al.*, 2000;. Stahmer & Gist, 2001, Chandler *et al.*, 2002). No entanto, uma recente revisão de estudos de intervenção implementados com pais de crianças com transtornos do espectro autista (TEA) concluiu que, embora a intervenção parental possa melhorar a qualidade da interação entre pais e filhos e melhorar o uso de comportamentos sociais comunicativos pelas crianças, não há evidências confiáveis de que melhorem o funcionamento geral do desenvolvimento das crianças (McConachie & Diggle, 2007). De fato, um estudo de controle aleatório relatado por Smith *et al.* (2000) indicou que um grupo de crianças com ASD, cujos pais implementaram a análise comportamental aplicada (ACA) com eles, obteve melhorias significativamente menores de desenvolvimento do que um grupo controle de crianças que receberam serviços intensivos ACA de tutores.

Modelo parental de desenvolvimento infantil

Para muitos, o envolvimento dos pais foi elaborado quase exclusivamente em termos de um modelo educativo ou de reparação. Ou seja, os pais foram convidados a participar das intervenções de seus filhos através da implementação de tipos de estratégias educacionais ou de reparação e de atividades que os profissionais implementam com crianças. Por exemplo, White *et al.* (1992) relataram que em 85% dos estudos de envolvimento parental que examinaram, foi pedido ao pais que seguissem tanto as atividades de ensino comportamentais, conforme prescrito no currículo, como o Guia Portage (Shearer & Shearer, 1972), como a prestação de atividades de estimulação sensorial para a sua crianças com características semelhantes ao que está prescrito na terapia de integração sensorial. McConachie e Diggle (2007) também comentaram que, na maioria dos estudos que avaliaram, foi pedido aos pais que realizassem estratégias de intervenção comportamental intensiva (ICI) derivadas da ACA. O envolvimento dos pais parece ter sido considerado como um processo complementar, em que a implementação de atividades de intervenção pelos pais tenha aumentado os efeitos de que eles, como pais, obteriam, naturalmente, no desenvolvimento de seu filho.

O modelo parental do desenvolvimento infantil é um termo cunhado por Goodman (1992). Esse modelo afirma que todos os pais normalmente desempenham um papel substancial no suporte e encorajamento do desenvolvimento do seu filho. Entender os caminhos pelos quais os pais tanto estimulam quanto inibem o desenvolvimento de seus filhos pode informar-nos não só sobre estratégias psicossociais que os pais naturalmente utilizam para estimular o desenvolvimento da criança, mas também sobre os processos que a criança utiliza para o desenvolvimento do seu aprendizado. Essa informação pode ser usada de duas maneiras: (1) como base para procedimentos de instrução ou corretivos que podem ser implementados por profissionais; ou (2) como base para o desenvolvimento de intervenções que maximizem os efeitos que os pais têm sobre o desenvolvimento do filho.

A chave para o modelo parental é identificar processos interativos usados pelos pais que parecem ter influência no desenvolvimento do aprendizado e no funcionamento social-emocional e para entender como funcionam esses processos. Esse é um esforço que vem ganhando espaço no contexto dos estudos de pesquisa de interatividade entre pais e filhos que foram conduzidos nos últimos 30 anos, tanto com crianças de desenvolvimento normal quanto naquelas que possuem uma gama ampla de riscos de desenvolvimento e deficiências, incluindo a síndrome de Down (DS).

Vários anos atrás, relatamos um estudo de interação pais-filho que incluiu uma amostra de 60 pares de pais-filhos nas quais as crianças tinham ou 12, 24 ou 36 meses de idade (Mahoney *et al.*, 1985;. Mahoney, 1988). Noventa por cento dessas crianças tinham DS. A interação pai-filho foi avaliada a partir de observações de mães e filhos brincando juntos por um período de aproximadamente 20 minutos. Estas observações foram utilizadas para abordar duas questões.

Primeiro, estávamos interessados em determinar como o estilo geral de interação das mães com seus filhos foi associado ao nível de funcionamento cognitivo de seus filhos (Mahoney *et al.*, 1985). Neste estudo, o padrão geral de interação das mães foi avaliado pela Escala de Avaliação do Comportamento Maternal (Mahoney *et al.*, 1986). Esta escala foi composta por 18 itens que avaliam três dimensões do estilo materno de interação. Uma delas se chamava realização/orientação de desempenho. Esta dimensão incluiu o grau em que as mães tentaram incentivar suas crianças a aprender e a usar habilidades avançadas de desenvolvimento. A segunda dimensão foi a quantidade de estímulo fornecido pelos pais enquanto brincavam com seus filhos. Isso se refletiu no número de atividades diferentes que os pais fizeram com os seus filhos, o quanto eles conversaram com seus filhos, bem como seu ritmo geral de interação. A terceira dimensão era a capacidade de resposta. Isto incluiu o grau em que os comportamentos dos pais estiveram ligados aos comportamentos anteriores da criança; se os pais responderam às crianças de forma que os interesses e intenções das crianças foram apoiados e encorajados; e o quanto os pais responderam ao comportamento de não exigência das crianças.

Avaliamos a relação destas três dimensões de interação das mães com o nível de atual de desenvolvimento de seus filhos, medido pelas Escalas Bayley de Desenvolvimento Mental (Bayley, 1969). Nossos resultados indicaram que o estilo materno de interação foi responsável por 23% da variabilidade da frequência de desenvolvimento das crianças. Aos 12, 24 ou 36 meses de idade as crianças tiveram quocientes Bayley de desenvolvimento mais elevados quando suas mães obtiveram em suas avaliações alta responsividade e baixa orientação de realização/desempenho e nível de estimulação. Crianças com DS foram mais propensas a obter níveis mais altos de funcionamento e desenvolvimento quanto mais os pais respondiam e apoiavam os comportamentos de que eles eram perfeitamente capazes de realizar e quanto menos estimulavam e tentavam ensinar a seus filhos habilidades avançadas de desenvolvimento. De maneira surpreendente, as crianças com escores de desenvolvimento menores tinham pais que focavam muito na estimulação de seus filhos, ensinando-os habilidades avançadas de desenvolvimento.

Segundo, estávamos interessados em determinar como a comunicação das mães com seus filhos estava ligada ao nível de desenvolvimento de comunicação e linguagem (Mahoney, 1998). Nós codificamos cada um dos 20.000 atos comunicativos verbais e não verbais produzidos pelas mães e as crianças durante essas observações. Nossos resultados indicaram que a quantidade com que as mães se comunicavam com seus filhos e a qualidade semântica e sintática da comunicação das mães não estavam associadas com o nível de desenvolvimento da comunicação das crianças. Em vez disso, de modo semelhante ao desenvolvimento cognitivo, o desenvolvimento de comunicação das crianças foi associado principalmente com a maneira com que as mães responderam a seus filhos. A quantidade com que as crianças se comunicavam com suas mães durante estas observações foi altamente associada a três qualidades de comunicação das mães. A primeira foi a frequência com que as mães responderam à comunicação das crianças como sendo significativa, mesmo se as crianças estivessem utilizando maneiras inferiores de comunicação, comparadas com o nível típico para sua idade cronológica. A segunda foi o grau com que as mães se comunicavam com frases curtas e simples, que foi diretamente relacionado com as ações consequentes das crianças, interesses ou comunicação. O terceiro foi o grau com que as mães se abstiveram de pedir ou não pressionarem os seus filhos para fazer certas ações ou falar em situações específicas. As crianças com DS que se comunicaram de maneira mais frequente com suas mães tinham mães cuja comunicação mais refletia essas três características. Além disso, o nível de desenvolvimento da linguagem dessas crianças, como mensurado pela Escala de Linguagem Receptiva e Expressiva Emergente, foi também associado às mesmas características de comunicação de suas mães.

De modo geral, há pelo menos duas importantes observações a serem feitas a partir deste estudo.

Primeiro, os tipos de interação que pareciam estar associados à eficácia dos pais na promoção do desenvolvimento de crianças com DS diferiram bastante das atividades de ensino e de reparação que a maioria dos programas de intervenção tem pedido aos pais como parte da intervenção de seus filhos. Os programas e os profissionais de intervenção têm pedido aos pais para se envolver em atividades como o aumento da quantidade de estímulo que davam a seus filhos, ensinando conjuntos predeterminados de habilidades de desenvolvimento para os seus filhos, ou modelando as palavras e frases específicas definidas como os objetivos da intervenção e levando as crianças a dizê-las. Os pais estavam sendo convidados a utilizar estratégias diretivas ou didáticas de ensino para incentivar os filhos a usar habilidades avançadas de desenvolvimento e de comunicação que profissionais haviam ensinado aos pais. Programas de intervenção tanto desanimaram quanto voltaram a enfatizar a importância dos pais se envolverem nos tipos de interações de resposta e de apoio que caracterizaram os pais mais eficazes observados em nossos estudos de interação pais-criança.

Segundo, os tipos de interações parentais associadas aos níveis mais altos de desenvolvimento cognitivo e de comunicação entre crianças com DS foram muito similares aos tipos de interação parental associadas ao desenvolvimento de todas as crianças. Pesquisas investigando como os pais estimulam o desenvolvimento cognitivo de suas crianças mostram que a responsividade é a única qualidade parental que prevê, de modo consistente, qual o desenvolvimento etário ou o escore de quociente de inteligência (QI) (Beckwith & Cohen, 1989; Bradley, 1989; Beckwith *et al.*, 1992; Fewell *et al.*, 1996; Landry *et al.*, 1997). De modo similar, os padrões de comunicação que têm sido reportados para facilitar o desenvolvimento da comunicação de crianças com DS também têm sido identificados como influências positivas em crianças com desenvolvimento normal tanto quanto entre crianças com ampla gama de riscos de desenvolvimento e deficiências (Nelson, 1973; Hoff-Ginsberg & Shatz, 1982; Bornstein *et al.*, 1999). Crianças adquirem maiores níveis de comunicação quanto mais seus pais respondem aos seus comportamentos comunicativos e interpretam como significativas suas tentativas de comunicação.

Modelo parental e a intervenção no desenvolvimento

Na medida em que o modelo de paternidade assume que os pais desempenham um papel importante no apoio e incentivo ao desenvolvimento de seus filhos, há duas questões importantes que este modelo levanta a respeito da eficácia da intervenção precoce. O primeiro é como é que a eficácia de pais em facilitar o desenvolvimento infantil contribui para os efeitos da intervenção de desenvolvimento? Pode a eficácia da intervenção estar relacionada com a eficácia dos pais, de modo que os pais mais responsivos aumentam a eficácia da intervenção, enquanto os pais menos responsivos minam ou diminuem a eficácia da intervenção? Segundo poderia a intervenção ser eficaz em promover o desenvolvimento das crianças, concentrando-se, principalmente, no aumento da eficácia dos pais em apoiar o desenvolvimento de seus filhos?

Parentalidade e eficácia da intervenção

Existe pouco, senão nenhum, desacordo de que os pais desempenham um papel significativo na estimulação do desenvolvimento de seus filhos, e que também existe uma variabilidade bastante grande na eficácia dos pais em fazê-lo. Mesmo assim, em sua maior parte, os pesquisadores não examinaram como os pais e os serviços de intervenção contribuem cada um para a eficácia dos serviços de intervenção. No entanto, nós relatamos dois estudos que tentaram investigar o problema. Em um estudo conduzimos uma análise secundária de 629 crianças e seus pais que participaram em quatro diferentes estudos de intervenção precoce (Mahoney *et al.*, 1998). A amostra incluiu 298 díades pais-filhos do *Infant Health and Development Program* (IHDP, Programa de Desenvolvimento da Saúde Infantil) (Brooks-Gunn *et al.*, 1994), 238 díades dos Estudos Longitudinais de Tipos Alternativos de Intervenção Precoce (White & Boyce, 1993), 42 indivíduos do *Play and Leaning Strategies Program* (PALS, Programa de Estratégias de Inclinação e do Brincar) (Fewell & Wheeden, 1998), e 47 indivíduos do *Family-Centered Outcomes Study* (Estudo de Resultados Centrados na Família; Mahoney & Bella, 1998). Os elementos comuns a esses quatro estudos foram que as crianças começaram a participar quando tinham menos de 3 anos de idade e que as observações da interação pais-criança que poderiam ser usadas para determinar como os efeitos da intervenção tinham sido associados ao estilo de interação da mãe com o seu filho foram analisadas. Em todos os quatro estudos, o estilo de interação entre as mães e seus filhos foi avaliado com o mesmo instrumento, a Escala de Avaliação de Comportamento Materno (Mahoney, 1992).

Essas intervenções diferiram entre si no que se refere a deficiências de desenvolvimento e riscos das crianças que foram envolvidos, bem como os tipos e a intensidade dos serviços de intervenção que receberam. O IHDP foi uma intervenção intensiva e abrangente, que envolveu crianças de baixo peso ao nascer e seus pais. Esta intervenção foi iniciada quando as crianças chegaram da UTI neonatal e continuou até que as crianças tivessem 3 anos de idade. O primeiro ano desta intervenção consistiu, principalmente, de visitas domiciliares semanais em que os pais receberam informações sobre atividades lúdicas que poderiam fazer para apoiar o desenvolvimento de seus filhos. Durante o segundo e terceiro anos, os pais continuaram a receber visitas domiciliares mensais, enquanto as crianças também participaram de uma experiência pré-escolar de alta qualidade de 25 horas por semana.

Os *Longitudinal Studies* (Estudos Longitudinais) foram conduzidos com crianças com deficiência que foram inscritas em programas infantis educacionais especiais. Este estudo multitarefa comparou diferentes tipos de serviços de intervenção precoces em sala de aula aprimoradas a serviços de intervenção com base em salas de aula padrão. As crianças receberam serviços de intervenção por 2 a 5 dias por semana. Em alguns casos, os pais também receberam aulas de educação parental sobre como lidar com suas crianças em casa. Como não houve variação de nenhuma das melhorias de intervenção precoce em termos do seu impacto no desenvolvimento das crianças (White & Boyce, 1993) neste estudo, as crianças que receberam intervenções iniciais de sala de aula reforçada foram comparadas a crianças que receberam serviços de intervenção precoce padrão.

O projeto PALS avaliou os efeitos da intervenção dos pais em 3 meses (24 sessões, de 30 minutos cada), que foi projetado para ensinar as mães adolescentes a se envolverem em interações mais sensíveis com seus filhos normais.

O *Family-Centered Outcomes Study* examinou o impacto dos serviços de apoio à família que foram fornecidos durante as sessões semanais de intervenção com crianças com deficiência que foram inscritos na Parte C de programas de intervenção precoce durante um período de 12 meses.

A análise dos dados tentou se concentrar em como as melhorias do funcionamento do desenvolvimento em crianças, que ocorreram durante cada uma dessas intervenções, foram associadas com o estilo materno de interação. Em dois dos estudos, IHDP e PALS, a intervenção teve um efeito estatisticamente significativo sobre o nível de desenvolvimento das crianças. Além disso, em ambos os estudos, as mães aumentaram o nível de capacidade de resposta com seus filhos enquanto participam da intervenção. No IHDP, o nível de resposta das mães em 30 meses foi significativamente associado com os ganhos que as crianças fizeram durante a intervenção. Na verdade, a capacidade de resposta das mães correspondeu a aproximadamente 20% da variabilidade da taxa de desenvolvimento em crianças entre 24 e 36 meses de idade, enquanto os serviços de intervenção que as crianças e os pais receberam (p. ex., visita em casa e pré-escola) foram responsáveis por apenas 4% da variância.

No programa PALS, após 3 meses de intervenção, as crianças do grupo tratado atingiram quocientes de desenvolvimento nove pontos superiores aos de crianças no grupo controle de não tratamento. Além disso, consistente com o foco desta intervenção, a capacidade de resposta das mães no grupo de tratamento foi significativamente maior do que a de mães no grupo-contraste. Uma análise de regressão acerca das contribuições ao desenvolvimento da criança em pré-testes e a resposta das mães no pós-teste, ao final da intervenção indicou que a capacidade de resposta das mães foi o único fator preditivo significativo do desenvolvimento das crianças, sendo responsável por 10% da variância.

Em outros dois estudos de intervenção, *Family-Centered Outcomes Study* e *Longitudinal Studies*, não houve alterações significativas na taxa de desenvolvimento infantil durante a intervenção. No *Family-Centered Outcomes Study*, os quocientes de desenvolvimento das crianças passaram de 62 no pré-teste para 63 no pós-teste, enquanto nos *Longitudinal Studies*, os quocientes de desenvolvimento de crianças de ambos os grupos de tratamento expandido e normal foram de 67 no pré-teste e 68 no pós-teste. Além disso, em ambos os estudos não houve alterações significativas pré e pós-teste na capacidade de resposta das mães com seus filhos. É interessante notar que, nos *Longitudinal Studies*, embora a capacidade de resposta das mães não tenha sido alterada durante a intervenção, este foi o único fator significativamente associado à taxa de desenvolvimento das crianças, tanto no início quanto no final da intervenção. Nem o tipo de serviços, nem a intensidade de intervenção que as crianças receberam neste projeto teve qualquer influência sobre a taxa de desenvolvimento que crianças alcançaram durante a intervenção.

Em outro estudo (Mahoney *et al.*, 2004), analisamos o impacto da educação pré-escolar especial ao longo de 1 ano escolar em uma amostra de 70 crianças com deficiência. Essas crianças tinham entre 3 e 5 anos de idade (média de idade cronológica = 41 meses) no início do ano letivo e níveis moderados de atraso no desenvolvimento (média quociente de desenvolvimento = 59 [Escalas Bayley de Desenvolvimento Mental)]. As crianças vieram de 41 salas de aula, que operaram durante 4 meios períodos por semana, em um total de 36 semanas. Classificamos essas salas de aula de acordo com o tipo de modelo instrucional implementado pelos professores. Aproximadamente 27 crianças estavam recebendo serviços em classes orientadas ao desenvolvimento, nas quais os professores focavam em fornecer atividades de desenvolvimento apropriadas em atividades de instrução e brincadeiras infantis selecionadas; 15 crianças receberam serviços nos quais os professores focaram em instrução didática relacionada com objetivos educacionais individualizados em atividades individuais e de grupo orientadas pelos professores; e 28 crianças receberam serviços de intervenção naturalista, nos quais os professores misturaram atividades infantis selecionadas com atividades instrucionais orientadas por professores. Analisamos, então, o impacto desses modelos instrucionais no nível de desenvolvimento das crianças e no estilo de interação parental. Os resultados indicaram que não houve melhorias significativas no nível de funcionamento do desenvolvimento de crianças durante o curso desta intervenção. Os quocientes de desenvolvimento das crianças alcançaram, em média, 59 pontos no início e 60 ao final da intervenção. Enquanto os três tipos de modelos instrucionais claramente afetaram as experiências que as crianças receberam em sala de aula, não houve diferenças entre esses modelos com relação ao seu impacto no desenvolvimento das crianças. Comparações pré- e pós-teste também indicaram que o estilo de interação com suas crianças não se alterou durante o curso do ano escolar. Este resultado não foi surpreendente, pois essas pré-escolas tinham pouco, se nenhum, envolvimento direto com os pais e não fizeram esforços para influenciar a interação dos pais com seus filhos. Tais resultados são também consistentes com vários relatos que indicam que, na ausência de intervenções projetadas para alterar o estilo de interação dos pais com seus filhos, este pareceu ser estável ao longo do tempo (Masur & Turner, 2001). Apesar disto, o nível de responsividade dos pais a suas crianças foi a única variável investigada neste estudo que foi associada ao desenvolvimento das crianças no final da intervenção. Isto é, enquanto a experiência da sala de aula pré-escolar não teve efeito sobre o desenvolvimento das crianças, a não ser pelo tipo de modelo instrucional usado, o nível de responsividade parental foi responsável por 10% da variabilidade do quociente de desenvolvimento de suas crianças.

Todos esses achados, que são baseados em estudos que incluíram cerca de 700 crianças e pais, fornecem evidências altamente consistentes com o modelo parental de desenvolvimento infantil. Tais achados sugerem que: (1) os pais continuam a ser a maior influência no desenvolvimento de seus filhos, mesmo quando seus filhos participam de intervenções e (2) a efetividade da intervenção é altamente associada à colaboração dos pais em manifestar esses processos interativos, que, segundo os relatos, influenciam o desenvolvimento de crianças que não estão envolvidas na intervenção.

Isto é, essas descobertas indicam que o nível de desenvolvimento dessas crianças enquanto participam de intervenção foi altamente associado em quão colaborativos são seus pais no engajamento de interações responsivas com as crianças. O nível de responsividade das mães ou outros cuidadores primários tiveram uma relação muito mais forte com o nível de desenvolvimento da criança durante a intervenção do que os serviços que as crianças receberam, independentemente do tipo ou intensidade desses serviços. A intervenção pareceu acelerar o desenvolvimento infantil quando foi também bem sucedida ao melhorar a responsividade materna com seus filhos. Quando as intervenções não afetaram o nível de responsividade materna, o nível de desenvolvimento da criança durante a intervenção foi similar àquele observado antes da intervenção, que também foi associado ao nível de responsividade da mãe. O efeito da responsividade da mãe no desenvolvimento da criança durante a intervenção pareceu ocorrer entre todas as crianças, e não variou de acordo com a natureza ou etiologia das deficiências de desenvolvimento da criança.

Estes resultados sugerem que intervenções de desenvolvimento que são realizadas diretamente nas crianças podem aumentar os efeitos que os pais têm sobre o desenvolvimento de seus filhos, mas, mesmo quando as intervenções são intensivas e de alta qualidade, sua influência não é tão grande quanto aquela exercida pelos pais sobre a criança. A peça central do IHDP, por exemplo, foi a experiência pré-escolar de alta qualidade e 25 horas por semana, que as crianças receberam quando tinham entre 12 e 36 meses de idade. Já os resultados de nossas análises indicaram que a melhora da responsividade dos pais, que foi uma consequência não intencional do componente "visita em casa" do IHDP, colaborou para cerca de 5 vezes mais variabilidade em resultados de desenvolvimento infantil do que a experiência pré-escolar de alta intensidade. Além disso, entretanto, nossos resultados também indicaram que serviços de intervenção de alta qualidade direcionados a crianças não impactam o nível de desenvolvimento das crianças se não aumentam também a eficácia dos pais. Nos *Longitudinal Studies*, tanto quanto na investigação de classes de educação pré-escolar especial, relatados por Mahoney *et al.*, 2004, a intervenção não aumenta a eficácia dos pais na interação com seus filhos. Em ambos os estudos, independentemente da qualidade e intensidade dos serviços dirigidos aos filhos, as crianças não conseguiram mostrar melhorias em seu ritmo de desenvolvimento durante a intervenção.

Parentalidade como intervenção

Se pais podem ter um impacto significativo no desenvolvimento das crianças, então uma possibilidade é a de que a taxa de crescimento de desenvolvimento das crianças pode ser reforçada principalmente por focar os esforços de intervenção no aumento da eficácia dos pais em se engajar em interações sensíveis com seus filhos. Esta abordagem à intervenção de desenvolvimento tem sido referida à intervenção com foco no relacionamento porque é derivada da pesquisa de interação de pai-filho. Durante os últimos 30 anos, a partir de quando os efeitos aparentes de capacidade de resposta dos pais começaram a ser registrados, vários estudos têm investigado os efeitos potenciais de desse tipo de intervenção (McCollum & Hemmeter, 1997; Trivette, 2003). Em geral, esta pesquisa produziu alguns resultados muito promissores. Primeiro, esta pesquisa estabeleceu claramente que o foco nas estratégias de intervenção de relações pode ser eficaz ao incentivar os pais a modificarem seu estilo de interação com seus filhos por meio da utilização de estratégias de interação sensíveis que são descritas abaixo (McCollum, 1984; Girolametto, 1988; Hemmeter & Kaiser, 1994). Segundo, melhorias na interação dos pais com seus filhos, em especial no que se reflete no aumento de seu nível de capacidade de resposta, são, muitas vezes, associadas a melhorias na qualidade do envolvimento de crianças ou na participação em interações com seus pais (McCollum, 1984; Hemmeter & Kaiser, 1994). Terceiro, quando o foco na relação intervenção é realizado por cerca de seis meses ou mais, pode resultar em melhorias nas áreas cognitivas e de desenvolvimento da linguagem das crianças, bem como do funcionamento socioemocional (Mahoney, 1988; Seifer *et al.*, 1991;. Landry *et al.*, 2003, 2006). A seguir, vamos descrever os resultados de um estudo de intervenção com foco no relacionamento com uma amostra de crianças com deficiência e seus pais.

O Ensino Responsivo (Mahoney & MacDonald, 2007) é uma intervenção de desenvolvimento projetada para melhorar o funcionamento e desenvolvimento socioemocional das crianças, incentivando os pais a participar de interações altamente responsivas com eles. Os pais são ensinados a utilizar várias estratégias de Ensino Responsivo como meio de aumentar seu nível de responsividade com suas crianças durante interações de rotina. Essas estratégias ajudam os pais a aumentar cinco dimensões de responsividade. Isso inclui reciprocidade (p. ex., tomar uma vez e esperar), contingência (p. ex., responder imediatamente a comportamentos pequenos), compartilhar o controle (p. ex., seguir o líder; obstrução brincalhona), emoção (p. ex., interagir por prazer), e jogo interativo (p. ex., faça o que meu filho pode fazer). Essas estratégias são, geralmente, ensinadas a pais em sessões pai-filho individuais semanais, nas quais o profissional descreve e demonstra a estratégia com a criança e então orienta os pais no uso dessa estratégia. Embora os interventores possam recomendar que os pais dispendem breves períodos de tempo na prática de aprender como implementar essas estratégias com a criança, o foco dessa intervenção é encorajar os pais a usar essas estratégias durante cada interação de rotina que eles normalmente têm enquanto cuidam, socializam ou brincam com suas crianças.

Mahoney e Perales (2005) relataram uma evolução em Ensino Responsivo com uma amostra de 50 crianças e seus pais. A média de idade das crianças no começo da intervenção era de 30 meses. Vinte crianças foram diagnosticadas com TEA enquanto as outras 30 tinham uma grande variedade de transtornos do neurodesenvolvimento, incluindo a DS. A intervenção teve duração de 1 ano, durante a qual a amostra recebeu uma média de 32 sessões de Ensino Responsivo que duraram aproximadamente uma hora cada.

Comparações pré- e pós-teste indicaram que a intervenção promoveu: (1) aumentos significativos na responsividade dos pais; e (2) melhorias dramáticas e significativas na cognição, na comunicação, e no funcionamento socioemocional das crianças. Em média, o nível de desenvolvimento cognitivo das crianças aumentou em 64% durante o curso da intervenção, enquanto o nível de desenvolvimento de linguagem aumentou aproximadamente 150%. Além disso, essa intervenção teve um impacto significativo no funcionamento socioemocional das crianças, embora esse efeito tenha sido mais intenso em crianças com TEA que estavam mostrando mais problemas nesse domínio do que crianças com outros tipos de deficiência. De modo similar a relatos descritos previamente nesse capítulo, melhorias em responsividade parental foram responsáveis por 10 a 20% da variabilidade na melhoria de desenvolvimento que as crianças obtiveram durante a intervenção.

Algumas das crianças que participaram desta intervenção estavam recebendo outros serviços de intervenção precoces dirigidos a crianças além do Ensino Responsivo. Já para a maioria das crianças, o ensino responsivo foi a única intervenção que receberam. Os efeitos da intervenção no desenvolvimento de crianças não foram associados ao número de outras intervenções que vinham recebendo. Em vez disso, a chave para a efetividade dessa intervenção foi o grau de aprendizado dos cuidadores e a integração a estratégias de Ensino Responsivo na interação de rotina com suas crianças. Quando os pais foram bem-sucedidos em fazer isso, as crianças apresentaram ganhos significativos e a magnitude da sua melhoria de desenvolvimento foi associada às mudanças na responsividade que os pais tiveram com suas crianças. Se os pais não mudassem sua responsividade durante a intervenção, as crianças teriam mínima ou nenhuma melhoria em seu desenvolvimento.

Efeitos de longo termo da responsividade parental

Uma questão razoável a respeito dos efeitos da intervenção focada no relacionamento é qual efeito essas intervenções têm no desenvolvimento das crianças a longo termo. A este ponto, nenhum estudo tem sido reportado por ter conduzido acompanhamento de longo termo que poderiam ser usados para direcionar esse questionamento. Entretanto, Fewell e Deutscher (2004) relataram os efeitos da responsividade parental em 543 crianças que participaram no

IHDP quando tinham entre 5 e 8 anos de idade. Nesse estudo, análises de regressão foram usadas para determinar se o nível de responsividade das mães, que foi avaliado quando as crianças tinham 30 meses de idade, foi associado com escores de QI verbal quando as crianças tinham entre 5 e 8 anos de idade. Conduzindo essa análise, esses autores controlaram os efeitos do QI das crianças quando tinham 3 anos de idade, que foi uma variável altamente associada com classificações de responsividade materna como reportado em uma seção anterior desse capítulo. No entanto, apesar deste procedimento estatístico bastante conservativo, a responsividade das mães contribuiu, assim mesmo, com 7% da variância do QI verbal das crianças e escores de aquisição de leitura quando tinham 8 anos de idade. Embora os tamanhos de efeito de resposta tenham sido pequenos, eles foram, ainda assim, estatisticamente significativos. Mais importante ainda, os serviços de intervenção em sala de aula que as crianças receberam quando tinham entre 12 e 36 meses de idade foram reportados por não ter relação com qualquer destes resultados de desenvolvimento. Mais uma vez, estes dados fornecem evidências que indicam que a capacidade de resposta dos pais, que foi reforçada com a IHDP, teve efeito muito maior sobre os resultados a longo prazo de desenvolvimento das crianças que participaram nessa intervenção do que a intervenção intensiva pré-escolar de alta qualidade que receberam.

Dando sentido ao papel dos pais na intervenção

Neste capítulo, apresentamos dados que indicam que os pais são, talvez, a mais importante influência no desenvolvimento psicossocial das crianças, incluindo crianças com deficiência, como a DS, pelo menos durante o período da primeira infância. Em particular, a eficácia dos pais na estimulação do desenvolvimento de seus filhos está relacionada com sua sensibilidade ao participar em jogos de rotina e interações sociais com seus filhos. Apresentamos evidências que sugerem que a influência que os pais têm no desenvolvimento infantil não diminui quando as crianças estão recebendo serviços de intervenção precoce. Na verdade, apenas o contrário parece ser verdade. O bom desempenho das crianças em vários tipos de intervenções parece estar altamente associado ao o nível da capacidade de resposta dos pais em relação a seus filhos. Quando as crianças participam de uma intervenção precoce, os resultados de desenvolvimento alcançados pelas crianças com deficiência, cujos pais são altamente responsivos, geralmente são maiores do que os obtidos pelas crianças com deficiências similares cujos pais são menos sensíveis.

Em estudos de intervenção que avaliaram os efeitos de ambos os pais e serviços de intervenção formais sobre o desenvolvimento das crianças, as intervenções parecem ter uma influência significativa no desenvolvimento das crianças apenas se elas também são bem sucedidas em estimular o nível de capacidade de resposta com seus filhos. Descrevemos algumas evidências que indicam as atividades de intervenção dirigidas a crianças que podem contribuir para os efeitos que os pais têm no desenvolvimento das crianças, mas a melhoria que estas intervenções de estímulo têm sobre o desenvolvimento das crianças parece ser muito menor do que os efeitos provocados nos pais. No entanto, se as intervenções não melhoram a resposta dos pais a seus filhos, os estudos que revisamos indicaram que serviços dirigidos à criança podem ter pouco ou nenhum impacto sobre a taxa de desenvolvimento da criança.

Estes resultados levantam duas questões importantes: (1) por que os pais parecem ter um efeito maior sobre o desenvolvimento das crianças do que as atividades de intervenção dirigidas a crianças, e (2) como é que a interação responsiva estimula o desempenho do desenvolvimento das crianças?

Por que os pais são tão importantes no desenvolvimento da criança

Há pelo menos três razões principais por que os pais desempenham um papel crítico no desenvolvimento das crianças. Em primeiro lugar, todos os pais, sejam eles biológicos ou adotivos, têm um vínculo socioemocional especial ou apego a seus filhos que nenhuma outra pessoa pode, ou deve, tentar substituir (Bowlby, 1969). Esta ligação coloca os pais no papel único de ser a mais poderosa influência na vida de seus filhos, mesmo se o tempo dispendido a seus filhos seja limitado devido ao trabalho ou outras responsabilidades. Não só esse vínculo é a razão pela qual as crianças preferem estar com seus pais, é também o que torna as coisas que seus pais dizem ou fazem mais influentes em crianças pequenas do que quaisquer outras que os demais adultos fazem ou dizem.

Segundo, o desenvolvimento e aprendizado das crianças é um processo contínuo que pode ocorrer em qualquer situação na qual as crianças estejam ativamente engajadas. Quando ou onde as crianças aprendem novas informações ou habilidades de desenvolvimento é determinado no que as crianças prestam atenção e o que as interessa ou excita. Há pouco, ou nada, a ver com experiências especiais que os adultos estejam ativamente tentando ensinar ou proporcionar às crianças para ajudá-las a aprender. As crianças pequenas são mais propensas a aprender novas informações ou habilidades quando elas estão acordando de manhã, tomando café da manhã, tomando banho, brincando com seus pais ou andando de carro do que quando estão em uma sala de aula ou na pré-escola ou quando eles recebem instrução especial de terapeutas ou especialistas em desenvolvimento infantil. A capacidade única que os pais têm para influenciar a aprendizagem de seus filhos de desenvolvimento vem do fato de que eles são as pessoas mais prováveis de estarem ali quando seus filhos estiverem prontos para aprender.

Em terceiro lugar, as oportunidades que os pais têm de interagir e influenciar o desenvolvimento de seus filhos são muito maiores do que as oportunidades que quaisquer outros profissionais ou adultos poderiam ter. Este efeito é acentuado pelo fato de que a maioria dos pais é uma influência constante na vida de seus filhos ao longo dos anos da primeira infância.

Para ilustrar este último ponto, foi realizada uma análise hipotética das oportunidades que os pais têm de influenciar o desenvolvimento infantil em comparação com os professores, terapeutas, ou especialistas em intervenção quando as crianças estão na educação especial pré-escolar ou em intervenção precoce (Mahoney & MacDonald, 2007). Com base nos tipos de serviços de intervenção precoce que são comumente prestados nos Estados Unidos, assumiu-se que, quando as crianças estão matriculadas na educação especial pré-escolar, as aulas de que participam duram cerca de 2 horas e meia por dia, 4 dias por semana, por cerca de 30 semanas por ano. Se as crianças também recebem tratamento, como a fonoaudiologia ou fisioterapia, essas sessões de terapia duram cerca de 30 minutos cada e geralmente são fornecidas um dia por semana durante aproximadamente 35 semanas por ano. Além disso, assumimos que a maioria dos pais gasta pelo menos 1 hora por dia em contato individual com seus filhos.

Quando analisamos salas de aula em termos da quantidade total de tempo que os professores interagem com as crianças (assumindo que dois professores em sala de aula divididas entre 12 crianças e distribuídas entre aulas em grupo, gerenciamento de atividades e interações individuais), estimou-se que as crianças recebem cerca de 33 minutos de interação individual com seus professores a cada semana. Por outro lado, as crianças interagem aproximadamente 25 minutos com terapeutas e 420 minutos com os pais a cada semana.

Entretanto, como os pais estão com suas crianças 52 semanas por ano, enquanto os professores e terapeutas estão, em média, entre 30 e 35 semanas, a grande maioria do tempo individual gasto pelos pais com suas crianças semanalmente é ampliada pelo número de semanas que estão com seus filhos durante 1 ano inteiro. Assumindo que a maioria dos adultos se engaja em 10 interações por minuto, os pais entram em, pelo menos, 220.000 interações diferentes com suas crianças a cada ano; enquanto os professores de intervenção precoce se engajam em aproximadamente 9.900 e os terapeutas, em 8.750 interações no mesmo período.

Como ilustrado na Figura 16.1, se uma criança for inscrita em uma sala de aula de educação especial ou um grupo de interação precoce e também receber terapia 1 vez por semana, em 1 ano os pais terão 200.000 interações a mais com suas crianças ou 10 vezes mais oportunidades de influenciar o desenvolvimento de suas crianças do que professores e terapeutas juntos.

Esta é uma estimativa extremamente conservadora das oportunidades que os pais têm de influenciar o desenvolvimento de suas crianças. Se os pais gastam 2, 3 ou mais horas a cada dia interagindo com suas crianças, como a maioria dos pais faz, a discrepância entre as oportunidades que o pais têm de interagir com seus filhos comparadas com as oportunidades dos professores e terapeutas poderia ser ampliada em 2 ou 3 vezes. Portanto, nosso exemplo ilustra como as oportunidades que os pais têm de influenciar o desenvolvimento dos seus filhos são substancialmente maiores do que os profissionais poderiam jamais ter, mesmo quando os pais têm tempo limitado para dispender com seus filhos em decorrência do trabalho ou outras responsabilidades.

Dadas as oportunidades relativamente limitadas de profissionais interagirem e estimularem as crianças, por que é que existe a expectativa de que os profissionais tenham mais capacidade de alterar o desenvolvimento do curso da vida de qualquer criança do que os pais, particularmente se a criança tiver deficiências significativas? Dado o fato de que os pais tenham pelo menos 10 vezes mais oportunidades de interagir com suas crianças do que os profissionais, não é de surpreender que, como os estudos revisados neste capítulo indicaram, os resultados de desenvolvimento que as crianças adquirem relatados, principalmente, pela efetividade dos pais, e não dos profissionais, de influenciar o desenvolvimento da criança. A influência dos pais no desenvolvimento de seus filhos vem do enorme número de oportunidades que eles têm de interagir com suas crianças. Eles não renunciam ao seu papel de desenvolvimento, pois suas crianças têm deficiências ou estão recebendo serviços de intervenção precoce (Figura 16.1).

Por que a responsividade é tão importante no desenvolvimento infantil

Embora numerosos estudos tenham relatado que a responsividade parental desempenha um papel importante em promover o desenvolvimento da criança, muito menos pesquisas tentaram determinar as razões pelas quais a responsividade tem esse efeito. Uma das explicações mais comuns para esse fenômeno é que a responsividade parental contribui para a qualidade da

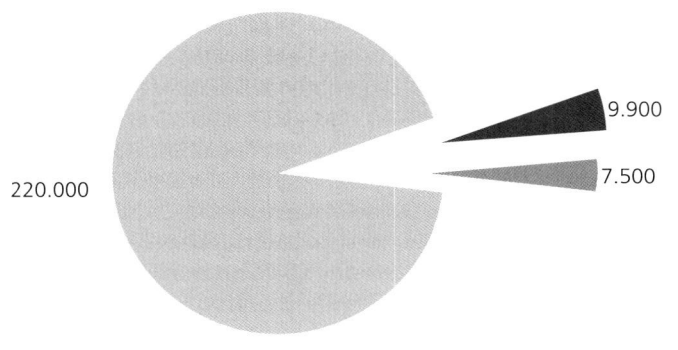

Figura 16.1 Oportunidades de interação de professores, terapeutas e pais com as crianças durante 1 ano (de Mahoney e MacDonald, 2007).

9.900

7.500

220.000

■ Professores   ■ Terapeutas   ■ Pais

relação entre as crianças e seus pais, de maneira que as crianças são mais propensas a tornar-se mais ligadas a pais mais responsivos do que menos responsivos (Bowlby, 1969). Estima-se que crianças ligadas com mais segurança a seus pais (ou a outros cuidadores adultos) possuam dois fatores que contribuam ao desenvolvimento de seu aprendizado. Primeiro, são menos medrosas e mais propensas a interagir e explorar os objetos e as pessoas em seu mundo (van Ijzendoorn *et al.*, 1999; Venderman *et al.*, 2006). Segundo, são mais propensas a ser mais receptivas ou reativas à estimulação e suporte fornecidos pelos pais e outros cuidadores adultos (Landry *et al.*, 2006).

Embora estas explicações tenham mérito considerável, recentemente relatamos um estudo (Mahoney *et al.*, 2007) que sugeriu que a responsividade também pode influenciar o desenvolvimento ao aumentar a frequência com que as crianças utilizam comportamentos importantes de desenvolvimento, que são comportamentos de base para o aprendizado do desenvolvimento. Esse estudo incluiu 45 díades mãe-filho, nas quais cada criança apresentava transtornos de desenvolvimento e tinha menos do que 3 anos de idade. Observações gravadas em vídeo dessas díades foram utilizadas para avaliar a responsividade das mães e uso de comportamentos pelas crianças como atenção, iniciação, persistência, cooperação de interesses, atenção conjunta e afeto. Dois achados interessantes foram feitos pelo estudo. O primeiro foi que o nível de responsividade das mães foi relacionado à frequência com que suas crianças utilizaram esses comportamentos. Crianças cujas mães foram avaliadas com alta responsividade foram mais bem posicionadas em cada um desses comportamentos do que as crianças cujas mães tiveram menor responsividade. O segundo achado foi que a frequência com que as crianças usaram esses comportamentos (p. ex., atenção, iniciação, persistência, cooperação de interesses e desenvolvimento cognitivo, como mensurado por duas avaliações de desenvolvimento, a Escala de Comportamento Adaptativo de Vineland (Sparrow *et al.*, 1984) e a Avaliação Transdisciplinar Centrada no Jogo (Linder, 1993).

Esses achados sugerem que o comportamento que os pais encorajam quando interagem de forma responsiva com suas crianças são processos de aprendizado fundamentados para o desenvolvimento do aprendizado. Seguindo o trabalho de Koegel *et al.* (Koegel *et al.*, 1999), nós referimo-nos aos comportamentos importantes, que são "comportamentos fundamentais para amplas áreas de funcionamento de tal forma que uma mudança no comportamento central vai produzir melhoria através de uma série de comportamentos" (p. 579) (Koegel *et al.*, 1999).

Baseados nesses achados de pesquisa, propusemos o modelo de comportamento principal de desenvolvimento de aprendizado para explicar como a responsividade promove o aprendizado de desenvolvimento precoce nas crianças (Mahoney *et al.*, 2007). Este modelo postula que os comportamentos mais críticos para este processo são comportamentos fundamentais ou processos de aprendizagem que são a base para a aprendizagem de desenvolvimento. Ao interagir de forma responsiva, os adultos influenciam menos o desenvolvimento da aprendizagem das crianças, ensinando habilidades e comportamentos que são os pontos de referência dos níveis mais elevados do funcionamento de desenvolvimento ou socioemocional, e mais ao encorajar as crianças a usar os comportamentos importantes ou processos de aprendizagem, que são necessários para aprender de cada rotina de atividades sociais e não sociais das crianças. Quanto mais os adultos mais responsivos interagem com as crianças, mais provável é que as crianças usem seus comportamentos fundamentais.

O papel essencial que os pais desempenham na promoção do desenvolvimento infantil é amplamente atribuído ao número de oportunidades que eles têm de se engajar em interações individuais com as crianças. Enquanto o estilo de interação parental transcender cada uma das 220.000 interações que têm com seus filhos a cada ano, pais altamente responsivos irão encorajar repetidamente suas crianças a usar frequências de comportamento fundamental. Ao longo do tempo, esse padrão repetitivo de interação pais-filho auxilia a criança a aprender a se tornar um usuário habitual de comportamentos fundamentais de desenvolvimento (isto é, aprendizes mais eficazes) de modo que o uso destes comportamentos de alto nível que crianças experimentam com seus pais transita em atividades de sua rotina diária. Como resultado, filhos de pais responsivos aprendem mais não só quando interagem com seus pais, mas também quando estão sozinhos ou interagem com outros. Ao longo do tempo, isso resulta em alcançar níveis mais altos de funcionamento cognitivo e de comunicação.

Neste capítulo, argumentamos que os pais desempenham um papel importantíssimo no apoio e na alimentação do desenvolvimento de seus filhos, e que esse papel continua mesmo quando as crianças são submetidas a serviços de intervenção precoce. Apresentamos dados de vários estudos que indicaram que os resultados de desenvolvimento que as crianças obtêm enquanto participam de intervenções precoces estão altamente associadas ao nível de responsividade de seus pais. Descrevemos estudos que indicaram que quando a intervenção não melhorou a responsividade dos pais com suas crianças, essa intervenção pareceu não ser bem-sucedida em melhorar o nível de desenvolvimento das crianças, a não ser pelo tipo ou intensidade de serviços que as crianças receberam. Também descrevemos estudos que indicaram que quando a responsividade dos pais aumenta durante a intervenção, indiferentemente se é um resultado pretendido ou não, a intervenção pareceu ser eficaz em acelerar o crescimento do desenvolvimento das crianças. Além disso, relatamos que as intervenções focadas no relacionamento que tentam ligar diretamente o nível de responsividade dos pais com seus filhos têm sido bem-sucedidas em promover o desenvolvimento das crianças, e que os progressos de desenvolvimento que as crianças obtêm nessas intervenções são proporcionais ao grau com que os pais aprimoram sua responsividade com relação a seus filhos.

Argumentamos que o tipo de envolvimento parental que descrevemos neste capítulo é muito diferente da maneira com que vários programas de intervenção têm orientado os pais a seguir através de atividades instrucionais com seus filhos. Mesmo assim, a noção de que os pais precisam interagir de modo mais responsável com seus filhos é muito sensata quando interpretada no contexto do modelo parental de desenvolvimento da criança. Esse modelo afirma que os pais são a principal influência no desenvolvimento precoce de crianças. A influência dos pais se deve tanto dos laços sem igual que eles têm com suas crianças, tanto quanto de numerosas oportunidades que têm de se engajar em interações individuais com seus filhos. Também argumentamos que a responsividade parental exerce um papel fundamental em promover o desenvolvimento, não só por ensinar às crianças habilidades e comportamentos de que são deficientes, mas também por encorajar as crianças a se tornarem aprendizes mais eficientes pelo aumento do uso de comportamentos de desenvolvimento fundamentais, como atenção, persistência, iniciativa e cooperação.

Há quem sustente a ideia de que os efeitos singulares que a DS provoca no aprendizado das crianças e nas habilidades sociais e de comunicação exigem que essas crianças tenham diferentes tipos de suporte psicossocial ou experiências educacionais do que indivíduos com outros tipos de deficiência. Embora a pesquisa revisada neste capítulo não tenha sido conduzida exclusivamente em crianças com DS, as crianças com DS foram altamente representadas na maioria dos estudos revisados. Os estudos reportados por Mahoney *et al.* (1985) e Mahoney (1988) consistiram principalmente de crianças com DS. Esses estudos forneceram forte suporte para duas premissas básicas do argumento apresentado nesta publicação: (1) os pais desempenham um papel substancial em promover o desenvolvimento precoce de seus filhos; e (2) a responsividade parental é uma das principais qualidades dos pais que estimula o aprendizado e desenvolvimento da criança. Os estudos que indicaram que a intervenção não foi eficaz a menos que estimulasse a responsividade dos pais com relação a suas crianças (p.ex. Mahoney *et al.*, 1998, 2004) e que o desenvolvimento infantil possa ser estimulado pelo encorajamento dos pais a interagir de forma mais responsiva com suas crianças (Mahoney & Perales, 2005), incluindo crianças com SD. Nenhum desses estudos relatou qualquer evidência em indicar que esses achados não foram aplicados a crianças com SD. Portanto, embora seja possível que crianças com SD possam requerer experiências educacionais ou de intervenção especializadas para orientar algumas de suas necessidades singulares de aprendizado e de socialização, nos sentimos seguros para concluir que o envolvimento parental é fundamental para o sucesso que as intervenções precoces têm como suporte empírico em crianças com SD, como acontece com crianças que possuem outros tipos de deficiências.

Como nota de conclusão, observamos em trechos anteriores deste capítulo que, embora o envolvimento parental esteja altamente avaliado pela maioria dos profissionais de intervenção precoce e seja um componente central de políticas de intervenção precoce, a prática atual de intervencionistas que trabalhem de maneira colaborativa com os pais ocorre esporadicamente. As evidências obtidas nas novas pesquisas em relação ao papel fundamental dos pais no desempenho da intervenção não significam apenas que os pais precisam exigir uma maior participação na intervenção de seus filhos, mas também que os organismos e programas de intervenção devem começar a abordar os fatores que têm impedido a ocorrência desta prática. Um forte compromisso com o envolvimento dos pais exigirá que o campo da intervenção precoce envolva-se em várias atividades, incluindo: reexame dos modelos de prestação de serviços; garantia de que os profissionais sejam bem treinados para realizar esta missão; e a utilização de currículos de intervenção e estratégias de ensino que têm demonstrado ser eficazes no trabalho com os pais.

Resumo

Este capítulo defende que o envolvimento dos pais seja essencial para o sucesso das intervenções de desenvolvimento com crianças com síndrome de Down (DS) e outras deficiências. Um importante ponto de viragem nas visões contemporâneas de envolvimento parental tem sido relacionado com os recentes esforços para conceituar isso a partir do esqueleto do modelo de parentalidade no desenvolvimento da criança. O modelo de parentalidade enfatiza atividades de intervenção que maximizem a utilização dos pais dessas qualidades interativas que a pesquisa mostrou estar associadas ao desenvolvimento das crianças. A pesquisa indica que a responsividade dos pais tem uma influência fundamental sobre o bem-estar e o desenvolvimento socioemocional das crianças com síndrome de Down e outras deficiências. Descrevemos como as intervenções que melhoram a capacidade de resposta dos pais têm resultado em melhorias substanciais no desenvolvimento da criança.

Referências

Bayley, N. (1969). *Bayley Scales of Infant Development. New* York Psychological Corporation.

Beckwith, L. & Cohen, S. E. (1989). Maternal responsiveness with preterm infants and later competency. In M. H. Bornstein (ed.), Maternal responsiveness: characteristics and consequences. *New Directions for Child Development*, **43**, 75-87.

Beckwith, L., Rodning, C., Cohen, S. (1992). Preterm children at early adolescence and continuity and discontinuity in maternal responsiveness from infancy. *Child Development*, **63**(5), 1198-1208.

Bornstein, M. H., Tamis-LeMonda, C. S., Haynes, O. M. (1999). First words in the second year: continuity, stability, and models of concurrent and predictive correspondence in vocabulary and verbal responsiveness across age and context. *Infant Behavior and Development, 22*(1), 65-85.

Bowlby, J. (1969). *Attachment and Loss.* New York: Basic Books.

Bradley, R. (1989). HOME measurement of maternal responsiveness. In M. H. Bornstein (ed.), Maternal responsiveness: characteristics and consequences. *New Directions for Child Development, 43*, 63-74.

Bronfenbrenner, U. (1992). Ecological systems theory. In Vasta, R. (ed.), *Six Theories of Child Development*, pp. 3-28. Philadelphia: Jessica Kingsley.

Bronfenbrenner, U. (1999). Environments in developmental perspective: theoretical and operational models. In S. L. Freidman & T. D. Wachs (eds.), *Measuring Environment Across the Lifespan: Emerging Methods and Concepts.* Washington, DC: American Psychological Association.

Brooks-Gunn, J., McCarton, C. M., Casey, P. H., *et al.* (1994). Early intervention in low birthweight, premature infants. *Journal of the American Medical Association, 272*, 1257-1262.

Chandler, S., Christie, P., Newson, E., Prevezer, W. (2002). Developing a diagnostic and intervention package for 2- to 3- year olds with autism. *Autism, 6*(1), 47-69.

Dunst, C. J., Hamby, D. W., Trivette, C. M., Raab, M., Bruder, M. B. (2000). Everyday family and community life and children's naturally occurring learning opportunities. *Journal of Early Intervention, 23*, 151-164.

Dunst, C. J., Trivette, C. M., Hamby, D. W, Bruder, M. B. (2006). Influences of contrasting natural learning environment experiences on child, parent and family well-being. *Journal of Developmental and Physical Disabilities, 18*(3), 235-250.

Fewell, R. R., Casal, S. G., Glick, M. P., Wheeden, C. A., Spiker, D. (1996). Maternal education and maternal responsiveness as predictors of play competence in low birth weight, premature infants: a preliminary report. *Developmental and Behavioral Pediatrics, 17*(2), 100-104.

Fewell, R. R. & Deutscher, B. (2004). Contributions of early language and maternal facilitation variables to later language and reading abilities. *Journal of Early Intervention, 26*(2), 132-145.

Fewell, R. & Wheeden, C. A. (1998). A pilot study of intervention with adolescent mothers and their children: a preliminary examination of child outcomes. *Topics in Early Childhood Special Education, 17*(4), 18-25.

Gilkerson, L., Hilliard, G. A., Schrag, E., Schonkoff, J. P. (1987). *Report accompanying the Education of the Handicapped Act Amendments of 1986* (House Report No. 99-860). Washington, DC: National Center for Clinical Infant Programs.

Girolametto, L. (1988). Improving the social conversational skills of developmentally delayed children: an intervention study. *Journal of Hearing and Speech Disorders, 53*, 146-157.

Goodman, J. F. (1992). *When Slow is Fast Enough: Educating the Delayed Preschool Child.* New York Guilford.

Hemmeter M. L. & Kaiser A. P. (1994). Enhanced milieu teaching – effects of parent-implemented language intervention. *Journal of Early. Intervention, 18*(3), 269-289.

Hoff-Ginsberg, E. & Shatz, M. (1982). Linguistic input and the child's acquisition of language. *Psychological Bulletin, 92*, 3-26.

Kaiser, A. P., Hancock, T. B., Neitfeld, J. P. (2000). The effects of parent-implemented enhanced milieu teaching on the social communication of children who have autism. *Early Education and Development, 11*(4), 423-446.

Koegel, R. L., Koegel, L. K., Carter, C. M. (1999). Pivotal teaching interactions for children with autism. *School Psychology Review, 28*(4), 576-594.

Landry, S. H., Smith, K. E., Miller Loncar, C. L., Swank, P. R. (1997). Predicting cognitive-language and social growth curves from early maternal behaviors in children at varying degrees of biological risk. *Developmental Psychology, 33*(6), 1040-1053.

Landry, S. H., Smith, K. E., Swank, P. R. (2003). The importance of parenting during early childhood for school-age development. *Developmental Neuropsychology, 24*(2-3), 559-591.

Landry, S. H., Smith, K. E., Swank, P. R. (2006). Responsive parenting: establishing early foundations for social, communication, and independent problem-solving skills. *Developmental Psychology, 42*(4), 627-642.

Linder, T. W. (1993). *Transdisciplinary Play-based Assessment: A Functional Approach to Working with Young Children.* Baltimore: Brookes.

Mahoney, G. J. (1988). Maternal communication style with mentally retarded children.

American Journal on Mental Retardation, **92**, 352-359.

Mahoney, G. (1992). *The Maternal Behavior Rating Scale-Revised.* Available from the author, Family Child Learning Center, 143 Northwest Ave. (Bldg A), Tallmadge, Ohio 44278, USA.

Mahoney, G. & Bella, J. (1998). The effects of family-centered early intervention on child and family outcomes. *Topics in Early Childhood Special Education,* **18**(2), 83-94.

Mahoney, G., Boyce, G., Fewell, R., Spiker, D. Wheeden, C. A. (1998). The relationship of parent-child interaction to the effectiveness of early intervention services for at-risk children and children with disabilities. *Topics in Early Childhood Special Education,* **18**(1), 5-17.

Mahoney, G. J., Finger, I., Powell, A. (1985). The relationship between maternal behavioral style to the developmental status of mentally retarded infants. *American Journal of Mental Deficiency,* **90**, 296-302.

Mahoney, G., Kaiser, A., Girolametto, L., *et al.* (1999). Parent education in early intervention: a call for a renewed focus. *Topics in Early Childhood Special Education,* **19**(3), 131-140.

Mahoney, G. J., Kim, J. M., Lin, C. S. (2007). The pivotal behavior model of developmental learning. *Infants and Young Children,* **20**(4), 311-325.

Mahoney, G. & MacDonald, J. (2007). *Autism and Developmental Delays in Young Children: The Responsive Teaching Curriculum for Parents and Professionals.* Austin: PRO-ED.

Mahoney, G. & Perales, F. (2005). A comparison of the impact of relationship-focused intervention on young children with pervasive developmental disorders and other disabilities. *Journal of Developmental and Behavioral Pediatrics,* **26**(2), 77-85.

Mahoney, G., Powell, A., Finger, I. (1986). The maternal behavior rating scale. *Topics in Early Childhood Special Education,* **6**, 44-56.

Mahoney, G., Wheeden, C. A., Perales, F. (2004). Relationship of preschool special education outcomes to instructional practices and parent-child interaction. *Research in Developmental Disabilities,* **25**(6), 493-595.

Masur, E. F. & Turner, M. (2001). Stability and consistency in mothers' and infants' interactive style. *Merrill-Palmer Quarterly,* **47**(1), 100-120.

McBride, S. L. & Peterson, C. (1997). Home-based intervention with families of children with disabilities: who is doing what? *Topics in Early Childhood Special Education,* **17**(2), 209-233.

McConachie, H. & Diggle, T. (2007). Parent-implemented early intervention for young children with autism spectrum disorder: a systematic review. *Journal of Evaluation of Clinical Practice,* **13**, 120- 129.

McCollum, J. A. (1984). Social interaction between parents and babies: variation of intervention procedure. *Child Care, Health, and Development,* **10**, 301-315.

McCollum, J. A. & Hemmeter, M. L. (1997). Parent-child interaction intervention when children have disabilities. In M. J. Guralnick (ed.), *The Effectiveness of Early Intervention,* pp. 549-576. Baltimore: Brookes.

Nelson, K. (1973). Structure and strategy in learning to talk. *Monograph of the Society for Research in Child Development,* **38**(1-2 serial), 149.

Peterson, C. A., Luze, G. J.. Eshbaugh, E. M., Jeon, H., Kantz, K. R. (2007). Enhancing parent-child interactions through home visiting: promising practice or unfulfilled promise? *Journal of Early Intervention,* **29**(2), 119-140.

Sameroff, A. J. & Fiese, B. H. (2000). Models of development and developmental risk. In C. H. Zeanah (ed.), *Handbook of Infant Mental Health,* pp. 3-13. New York: Guilford.

Seifer, R., Clark, G. N., Sameroff, A. J. (1991). Positive effects of interaction coaching and infants with developmental disabilities and their mothers. *American Journal on Mental Retardation,* **96**, 1-11.

Shearer, M. S. & Shearer, D. E. (1972). The Portage project: a model of early childhood intervention. In T. J. Tjossen (ed.), *Intervention Strategies for High Risk Infants and Young Children.* Baltimore: University Park Press.

Smith, T., Groen, A. D., Wynne, J. W. (2000). Randomized trial of intensive early intervention for children with pervasive developmental disorder. *American Journal on Mental Retardation,* **105**(4), 269-285.

Sparrow, S., Balla, D., Cicchetti, D. (1984). *Vineland Adaptive Behavior Scales.* Circle Pines: American Guidance Service.

Stahmer, A. & Gist, K. (2001). The effects of an accelerated parent education program on technique mastery and child outcome. *Journal of Positive Behavioral Interventions, 3*, 75-82.

Trivette, C. (2003). Influence of caregiver responsiveness on the development of children with or at-risk for developmental disabilities. *Bridges, 1*(6), 1-13.

Turnbull, A. P., Blue-Banning, M., Turbiville, V. (1999). From parent education to partnership education: a call for a transformed focus – response. *Topics in Early Childhood Special Education, 19*(3), 164-172.

van Ijzendoorn, M. H., Schuengel, C., Bakermans-Kranenburg, M. J. (1999). Disorganized attachment in early childhood: meta-analysis of precursors, concomitants, and sequelae. *Development and Psychopathology, 11*(2), 225-249.

Velderman, M. K., Bakermans-Kranenburg, M. J., Juffer, F., van Ijzendoorn, M. H. (2006). Effects of attachment-based interventions on maternal sensitivity and infant attachment: differential susceptibility of highly reactive infants. *Journal of Family Psychology, 20*(2), 266-274.

White, K. R. & Boyce, G. C. (eds.) (1993). Comparative evaluations of early intervention alternatives [Special issue]. *Early Education and Development, 4*(4).

White, K. R., Taylor, M. J., Moss, V. D. (1992). Does research support claims about the benefits of involving parents in early intervention programs? *Review of Educational Research, 62*(1), 91-125.

Perspectivas das estratégias terapêuticas híbridas nas deficiências intelectuais e na síndrome de Down

Jean-Adolphe Rondal ▪ Juan Perera

O grande progresso da genética molecular nas últimas décadas possibilitou o mapeamento de diversos genótipos mamíferos, incluindo o humano, composto por aproximadamente 23.000 genes distribuídos em 23 pares de cromossomos. Embora as localizações particulares destes genes sejam conhecidas, seus papéis exatos no funcionamento celular ainda não foram especificados, à exceção de algumas poucas centenas. No entanto, o conhecimento atual é suficiente para apoiar a definição de análogos animais a algumas doenças que provocam deficiências intelectuais em seres humanos, como a síndrome do X frágil (etiologicamente associada à mutação do gene FMR-1 ou FMR-2 do cromossomo X) e a síndrome de Down (DS) (trissomia do cromossomo 21). A trissomia do cromossomo 21 em seres humanos é mimetizada (genotípica e fenotipicamente) em camundongos, por exemplo, pela trissomia do cromossomo 16 experimentalmente induzida.

Trabalhos recentes sugerem que é possível obter melhoras, pelo menos parciais, em camundongos FMR-1 *knockout* (KO), um modelo animal da síndrome do X frágil (FXS), em níveis celulares e comportamentais, pela inibição da atividade catalítica da quinase ativada por p21 (PAK), conhecida por desempenhar um importante papel na polimerização da actina e na morfogênese dos dendritos da medula espinal (Hayashi *et al.*, 2007). A maior densidade e o alongamento dos dendritos no córtex, anomalias sinápticas morfológicas comumente observadas na FXS, são parcialmente restaurados por meio da expressão pós-natal de um transgene PAK dominante negativo no prosencéfalo. Da mesma maneira, o déficit da potencialização cortical em longo prazo observado em camundongos FMR-1 KO é completamente restaurado pelo transgene PAK. Diversas anomalias comportamentais associadas a camundongos FMR-1 KO, incluindo alterações da atividade locomotora, estereotipia e ansiedade, são também parcialmente melhoradas ou eliminadas pelo transgene PAK. É muito interessante que os dados *in vivo* obtidos em camundongos sugerem que a inibição de PAK ainda é possível após o surgimento dos sintomas da FXS. Os camundongos FMR-1 KO apresentam anomalias precoces, já na primeira semana pós-natal. Em pacientes humanos com FXS, o retardo do desenvolvimento também é precoce, surgindo entre os 9 e 12 meses de idade e, de modo geral, o diagnóstico ocorre logo a seguir. Os dados atuais sugerem que a inibição de PAK poderia ser ainda um tratamento eficaz nos bebês com FXS, mesmo durante o primeiro ano de vida.

Há outras estratégias genômicas, que têm como alvo produtos genômicos ou vias descendentes (Delabar, 2007; e Capítulo 4 deste livro). O ácido ribonucleico (RNA) mensageiro estende a ação do material gênico (ácido desoxirribonucleico, DNA) além do núcleo celular. Acredita-se que qualquer excesso de produtos de DNA (p. ex., na trissomia do cromossomo

21) determina um aumento no RNA mensageiro correspondente. O uso de uma classe restrita de pequenos RNA, denominados interferentes ou siRNA, é uma das estratégias que permitem a redução, primeiro, da quantidade de RNA alvo e, segundo, da quantidade de proteínas codificadas. As moléculas de siRNA podem, de modo seletivo, silenciar qualquer gene do genoma. Em um modelo murino de esclerose lateral amiotrófica, uma forma mutada do gene superóxido dismutase 1 (SOD1) foi usada como alvo experimental; a expressão do gene foi reduzida, melhorando a sobrevida dos neurônios motores vulneráveis e o desempenho motor dos animais (Delabar, 2007).

A segunda estratégia é ter como alvo o produto proteico do gene candidato. Anticorpos, por exemplo, podem ser usados na redução da quantidade de peptídeos beta-amiloides, derivados da proteína precursora do amiloide. Em camundongos, por infusão direta do hipocampo, os pesquisadores foram capazes de restaurar a liberação de acetilcolina nesta área do cérebro e reduzir o déficit no aprendizado por condicionamento (Pritchard & Kola, 2007). Este trabalho traz esperanças acerca da possibilidade terapêutica direcionada à inibição da superprodução de beta-amiloide em pacientes com mal de Alzheimer ou DS nos estágios iniciais do desenvolvimento do Alzheimer.

Uma terceira possibilidade é usar compostos químicos que modificam a atividade da proteína via fisiológica alvo. Por exemplo, a quinase regulada por quinase minicérebro/fosforilação de tirosina de especificidade dupla (Mnb/DYRKIA) é codificada por um gene localizado em uma importante região do cromossomo 21 da DS (região DSCR1; Korenberg *et al.*, 1997). A expressão de Mnb/DYRKIA é maior nos indivíduos com DS. Acredita-se que esta molécula participe do controle da neurogênese. As pesquisas *in vitro* mostram que este tipo de quinase é inibido por uma molécula natural que é o principal componente dos polifenóis do chá verde. Delabar (2007; e Capítulo 4 deste livro) relatou o sucesso de tentativas *in vivo* de correção parcial das alterações da morfogênese cerebral em camundongos transgênicos por meio da administração de uma dieta rica em polifenois a fêmeas gestantes, mantida na prole até que esta fosse submetida à ressonância magnética (RM), entre os 2 e 4 meses de idade. Estes resultados sugerem que é possível melhorar o fenótipo cerebral por meio do uso de algumas moléculas, sem afetar o restante do organismo.

Duas hipóteses gerais foram propostas para explicar a genética do fenótipo DS: (1) a hipótese da instabilidade amplificada do desenvolvimento, sugerindo que a DS é o resultado de uma alteração do equilíbrio cromossômico devido à presença do cromossomo extra; e (2) a hipótese da dose gênica, propondo que o fenótipo DS é causado pelos efeitos da superexpressão de alguns determinados genes em uma área do cromossomo 21 (HSA21) e/ou, indiretamente, pela interação destes genes com o genoma, transcriptoma (eventos de transcrição de DNA a RNA) ou proteoma (síntese proteica conforme as instruções definidas pelos genes) total. Evidências obtidas em modelos murinos apontam para a presença de efeitos inespecíficos de determinados genes que influenciam os fenótipos, e não para efeitos inespecíficos da quantidade de material genético extra (Pritchard & Kola, 2007). Parece, porém, que o abrangente fenótipo DS não pode ser provocado apenas pelos efeitos da dose genética. Em fetos ou adultos com DS, diversos genes são expressos em níveis de transcrição maiores ou menores do que o normal (Jenkins & Velinov, 2001). A este respeito, é interessante notar algumas abordagens murinas com introdução de longos trechos de DNA estranho com homologias a HSA21 no genoma dos animais. Tais abordagens superam algumas das limitações dos transgênicos de um único gene, como os modelos com utilização de partes sobrepostas ou contínuas que recobrem uma parcela significativa do cromossomo.

Hoje é possível utilizar como alvo genes ou fragmentos específicos do genoma de modelos animais. No entanto, as intervenções corretivas podem criar efeitos colaterais negativos que precisam ser controlados ou suprimidos. As estratégias de resgate com escopo maior também estão sendo aventadas. Pritchard e Kola (2007), por exemplo, investigaram os efeitos de um fator de transcrição denominado Ets2. Este fator regula a expressão de diversos genes envolvidos no ciclo celular, na sobrevida celular e no remodelamento de tecidos. Em camundongos, a superexpressão de Ets2 produz algumas das anomalias esqueléticas características da SD, assim como o menor volume do timo, observado em pessoas com SD, e aumenta a apoptose de neurônios. Parece que Ets2 regula positivamente genes pró-apoptóticos e negativamente os genes antiapoptóticos análogos àqueles correspondentes a HSA21 em camundongos. Esta tendência experimental forma o quadro inicial da função celular dos fatores de transcrição que regulam os efeitos celulares dos genes. Tais evidências possibilitam a criação de novas terapias medicamentosas que agirão, especificamente, em vias alteradas pelos desequilíbrios cromossômicos.

As doenças genéticas, etiologicamente associadas à mutação de um único gene (como as síndromes do X frágil ou de Rett), serão, provavelmente, as primeiras a testemunhar a normalização dos fenótipos cerebrais alterados em alguns anos. As síndromes caracterizadas pela ausência de material genético (como a síndrome de Williams, a síndrome de Cri-du-Chat ou a síndrome de Turner 45XO) serão mais difíceis de tratar por meio destas abordagens. Os progressos obtidos nos últimos anos permitirão a inserção de genes novos ou modificados no genoma de um indivíduo para tratamento ou prevenção de doenças (p. ex., da hemofilia do tipo B e da imunodeficiência ligada ao cromossomo X; Seppa, 2000). Nos Estados Unidos, já em ensaios clínicos avançados, são oferecidos tratamentos para distúrbios hereditários, como a fibrose cística, por meio da inserção de cópias funcionais dos genes ausentes nas células que deles necessitam. Tratamentos cardíacos desta natureza também estão sendo aventados. Células do sistema imunológico estão ajudando a descoberta de células tumorais e o fortalecimento do organismo contra infecções. Os cientistas atualmente utilizam vírus modificados (p. ex., retrovírus [vírus sem DNA, apenas RNA] e adenovírus [vírus com DNA]) como vetores para administração da terapia gênica. Os vírus são bons liberadores de cargas genéticas às células. Afinal, é o que naturalmente fazem. A estratégia é remover o material genético viral e substituí-lo por genes terapêuticos, que serão liberados nas células-alvos. No entanto, assegurar que os genes cheguem a seus alvos não é tarefa fácil. Os retrovírus podem também induzir mutações celulares, que provocam câncer (Wenner, 2008). Os pesquisadores tendem a preferir os adenovírus, menos perigosos. Há outro problema, porém; nosso sistema imunológico evoluiu de forma a rejeitar vírus. Assim, mesmo que o vírus atinja seu alvo, deve-se assegurar que o organismo receptor não ataque as células submetidas à reengenharia, que podem ser identificadas pelo sistema imunológico como infectadas. Diversas estratégias podem ser usadas para inibir ou pelo menos reduzir este tipo de complicação (p. ex., a diminuição das doses terapêuticas e o pré-tratamento dos pacientes com drogas imunossupressoras, fazendo com que os vetores virais não sejam detectados pelo sistema imunológico). Alguns pesquisadores têm desenvolvido DNA e genes nus (sem vetores), embalados de formas diferentes e menos invasivas. É óbvio que muitas pesquisas básicas ainda são necessárias para determinar a segurança destes procedimentos.

A transferência gênica *in utero* pode ser realizada. Diversas técnicas eficazes, *ex vivo* e *in vivo*, foram relatadas (Ye *et al.*, 2001). As técnicas *ex vivo* exigem a remoção das células-alvo do feto. As células são infectadas com o vírus que carreia o gene estranho e reintroduzidas no feto. Na técnica *in vivo*, o vetor é administrado diretamente ao feto, onde a infecção/transdução ocorre *in utero*. A transferência gênica introduz certos riscos à mãe e ao feto, mas principalmente ao feto (p. ex., danos que influenciam o desenvolvimento fetal, além de reações imunológicas adversas e possível formação tumoral, como anteriormente indicado), que precisam ser cuidadosamente avaliados. Mais uma vez, novas pesquisas são necessárias para assegurar que estas estratégias terapêuticas podem ser realizadas de forma segura. O que torna a terapia gênica tão promissora também a faz extremamente desafiadora. Em um grande contraste com a farmacoterapia tradicional, em que somente uma pequena porção do produto injetado atinge o local em que é necessário, a terapia gênica tem como alvo apenas aquelas estruturas biológicas que dela precisam.

Além disso, aneuploidias, como a trissomia do cromossomo 21, serão mais difíceis de resolver por outro motivo: o grande número de genes e, consequentemente, de produtos proteicos, que precisa ser corrigido. O sequenciamento do DNA de HSA21 foi completado (Hattori *et al.*, 2000). O cromossomo 21 é o segundo menor autossomo humano, com um total de 33,8 Megabases (Mb). Acredita-se que o HSA21 contém entre 261 e 364 genes codificadores de proteínas, participantes de 87 diferentes processos biológicos. A função exata de muitos destes genes ainda não foi descoberta, assim como sua contribuição individual, caso existente ao fenótipo DS. No entanto, sabe-se que diversas proteínas codificadas por genes localizados em HSA21 podem afetar a estrutura e/ou função do cérebro. Uma lista curta, contendo 25 entidades, foi desenvolvida (Wisniewsky *et al.*, 2006). Com base na análise de seres humanos com trissomia parcial segmentar do cromossomo 21, foi possível identificar a região de importância da DS (DSCR), localizada na porção q deste cromossomo e composta por uma área de 1,2 Mb ao redor de D21S55 (Peterson *et al.*, 1994). Esta é a parte de HSA21 onde os *loci* genéticos provavelmente apresentam genes com os principais efeitos sobre o fenótipo DS (p. ex., características somáticas, retardos de desenvolvimento, deficiências cognitivas). A princípio, não há uma forma de determinar o número exato de genes envolvidos no surgimento de um fenótipo tão complexo. Assumindo a distribuição linear de genes ao longo de HSA21, pode-se especular que DSCR contém cerca de uma dúzia de genes. Não se deve esquecer, porém, que as interações entre os genes DSCR e outros genes localizados no cromossomo 21, assim como, talvez, em outros cromossomos, podem contribuir para o fenótipo e provavelmente o fazem. Além disso, nem todos os genes de HSA21 podem ser sensíveis à dose, ou seja, provocam danos quando triplicados (o que aumenta a expressão de RNA e proteínas em 50%). Ainda assim, o número de genes candidatos à intervenção genética mostra as complexidades únicas relativas à DS. A comparação de trissomias parciais do cromossomo 21 humano será relativamente mais simples do que a comparação com modelos murinos, onde as trissomia correspondentes são completas. Os ortólogos murinos dos genes humanos localizados em HSA21 estão nos cromossomos 10, 16 e 17. Os fragmentos trissômicos do cromossomo 16 murino, correspondente a 132 genes de HSA21 em um caso e a 85 genes em outro, estão disponíveis (Davisson *et al.*, 1990; Sago *et al.*, 1998). Os camundongos transgênicos apresentam uma série de características da DS: anomalias cranianas, retardo do desenvolvimento, dificuldades de aprendizado, redução neuronal em algumas partes do cérebro, redução do volume cerebelar (Baxter *et al.*, 2000).

O resgate do fenótipo completo na DS parece, hoje, uma tarefa formidável. No entanto, uma vez que as estratégias direcionadas a genes específicos já estão gerando resultados promissores, uma abordagem pragmática, que consiste na inibição de determinados produtos gênicos e cuidadosamente evitando possíveis efeitos negativos, é algo que pode logo estar no cronograma clínico. O objetivo imediato não seria tanto a cura da DS, mas sim a melhora gradual do fenótipo. "É provável que não seja essencial conhecermos todos os genes do cromossomo 21 antes que terapias racionais possam ser aventadas" (Epstein, 1999, p. 221). O diagnóstico precoce, então, provavelmente passará a ser um evento com consequências positivas para o feto e o bebê, e não mais uma sentença de morte. A plasticidade fenotípica é maior nos primeiros anos (o que não significa ser restrita a estes períodos; o cérebro mantém sua plasticidade e é um órgão altamente maleável durante toda a vida; Bailey *et al.*, 2001). Quanto antes o desenvolvimento fenotípico puder ser resgatado, melhor para o restante da ontogênese, dado seu caráter altamente cumulativo.

Com o progresso da ciência genômica, cada vez mais estaremos em posição melhor para determinar os efeitos precisos das intervenções neurocomportamentais sobre a expressão gênica (Reiss & Niederhiser, 2000). Os fatores genéticos, por si só, são responsáveis por apenas uma fração da variância do comportamento humano. O restante desta variância é decorrente das interações funcionais entre biologia, ambiente e comportamento (Rutter, 2002). É provável que o maior potencial das neurociências, hoje e no futuro, resida em sua integração a expansão dos conhecimentos genômicos. Estamos caminhando em direção às abordagens híbridas de intervenção (Warren, 2002), ou seja, aquelas nas quais os neurocientistas enfatizarão mais em como os genes se expressam em termos das funções cerebrais e dos comportamentos. Isto exigirá um novo grau de entendimento e colaboração interdisciplinar. O conhecimento atualmente gerado e as futuras descobertas das ciências biológicas aumentarão muito as possibilidades de obtenção de resultados melhores nos indivíduos com deficiências intelectuais e do desenvolvimento.

As futuras alterações no prognóstico da DS, por exemplo, poderiam influenciar a forma com que as pessoas leigas conceitualizam a doença. Caso a síndrome possa ser melhorada o bastante por meio da aplicação das estratégias aqui previstas e/ou novas descobertas dos anos vindouros, as pressões sociais em favor da interrupção da gestação em razão do diagnóstico fetal de uma forma grave de deficiência do desenvolvimento serão reduzidas e poderão vir a favorecer a manutenção da vida do bebê cujo desenvolvimento tem prognóstico muito melhor caso submetido a uma eficiente intervenção híbrida desde o começo, já que seria uma terrível vergonha, em todos os campos, privar a vida de uma pessoa tão próxima da normalidade.[1] No futuro, nossa capacidade já maior de analisar o DNA de um indivíduo ao nascimento será aplicada na vida intrauterina, com o objetivo de instituir uma ação terapêutica assim que possível.

A frequência de aneuploidias ocorridas após a concepção humana é alta. A trissomia do cromossomo 21 não é a forma mais frequente de aneuploidia reconhecida durante a gestação. Existem outras formas que são muito mais frequentes. Estima-se que aproximadamente 20% das concepções conhecidas são abortadas de forma espontânea e que metade destas é geneticamente anormal. Em caso de análise, no início da gestação, das concepções que não perduram além de algumas semanas, a frequência de aneuploidias é mesmo mais elevada. Nenhum fator predisponente, à exceção da idade materna, foi identificado. Epstein (1999) especula que parece haver algo inerente à reprodução humana que provoca ou permite que a taxa de não disjunção meiótica continue elevada. A evolução deve ter trabalhado outra maneira de reduzir esta taxa ao diminuir a capacidade de reprodução da espécie. É possível que a relativa fragilidade da meiose humana esteja associada a algum processo celular vital desconhecido, já que é improvável que a evolução preservaria um mecanismo reprodutivo falho por nenhuma razão biológica.

Uma vez a concepção de indivíduos com trissomia do cromossomo 21 (ou outras aneuploidias) continua a ocorrer independentemente de nossas ações, gostaríamos de poder prevenir, em primeiro lugar, a ocorrência de déficits do sistema nervoso central. As técnicas da intervenção neurocomportamental eficiente fazem parte de nosso arsenal hoje e começam a ser amplamente usadas nos países desenvolvidos. Há poucas dúvidas de que estas podem ser aperfeiçoadas e mais especificadas, como sugerido nos capítulos anteriores deste livro. A

---

[1] Não estamos dizendo que não é terrível interromper a vida de um feto, independentemente do diagnóstico de qualquer anomalia.

intervenção neurocomportamental precoce não compete e nem competirá com as abordagens terapêuticas genéticas. É por isso que, enquanto aguardamos a materialização segura da abordagem terapêutica genética humana, os cientistas devem continuar a aperfeiçoar a intervenção precoce, já que os esforços e energias empreendidas são bem direcionados não apenas para o presente, mas também para o futuro.

Resumo

Propomos uma análise em que vemos a convergência, em um futuro próximo, entre as terapias genéticas em seres humanos com deficiências intelectuais e as intervenções neurocomportamentais. Isto levará à radical modificação da perspectiva de vida destas pessoas, com a melhora substancial de sua condição biológica através do conhecimento mais refinado e ferramentas técnicas mais potentes. Tal alteração, em um período maior, poderia influenciar a opinião pública de modo favorável e sua atitude em relação às pessoas com graves deficiências intelectuais.

Referências

Bailey, D., Bruer, J., Symons, F., Lichtman, J. (2001). *Critical Thinking about Critical Periods*. Baltimore: Brookes.

Baxter, L., Moran, T., Richtmeier, J., Troncoso, J., Reeves, R. (2000). Discovery and genetic localization of Down syndrome cerebellar phenotype using the Ts65Dn mouse. *Human Molecular Genetics*, **9**, 195-202.

Davisson, M., Schmidt, C., Akeson, E. (1990). Segmental trisomy of murine chromosome16: a new model system for studying Down syndrome. *Progress in Clinical Biological Research*, **360**, 263-280.

Delabar, J. (2007). Perspective on gene-based therapies. In J. A. Rondal & A. Rasore Quartino (eds.), *Therapies and Rehabilitation in Down Syndrome*, pp. 1-17. Chichester: Wiley.

Epstein, C. (1999). The future of biological research on Down syndrome. In J. A. Rondal, J. Perera, L. Nadel (eds.), *Down Syndrome. A Review of Current Knowledge*, pp. 210-222. London: Whurr.

Hattori, M., Fujiyama, A., Taylor, D., *et al.* (2000). The DNA sequence of human chromosome 21. *Nature*, **405**, 311- 319.

Hayashi, M., Rao, S., Seo, J., *et al.* (2007). Inhibition of p21-activated kinase rescues symptoms of fragile X syndrome in mice. *Proceedings of the National Academy of Sciences of the United States of America*, **104**(27), 11489-11494.

Jenkins, E. & Velinov, M. (2001). Down syndrome and the human genome. *Down Syndrome Quarterly*, **6**, 1-12.

Korenberg, J., Aaltonen, J., Brahe, C., *et al.* (1997). Report and abstracts of the 6th International Workshop on Human Chromosome 21 Mapping 1996. Cold Spring Harbor, New York, USA. May 6-8, 1996. *Cytogenetic Cell Genetics*, **79**(1-2), 21-52.

Peterson, A., Patil, N., Robins, C., *et al.* (1994). A transcript map of the Down syndrome critical region of chromosome 21. *Human Molecular Genetics*, **3**, 1735-1742.

Pritchard, M. & Kola, I. (2007). The biological bases of pharmacological therapies in Down syndrome. In J. A. Rondai & A. Rasore Quartino (eds.), *Therapies and Rehabilitation in Down Syndrome*, pp. 18-27. Chichester: Wiley.

Reiss, D. & Niederhiser, J. (2000). The interplay of genetic influences and social processes in developmental theory: specific mechanisms are coming into view. *Development and Psychopathology*, **12**, 357-374.

Rutter, M. (2002). Nature, nurture, and development: from evangelism through science toward policy and practice. *Child Development*, **73**, 1-21.

Sago, H., Carlson, E., Smith, D., *et al.* (1998). Ts1Cje, a partial trisomy 16 mouse model for Down syndrome, exhibits learning and behavioral abnormalities. *Proceedings of the National Academy of Sciences of the United States of America*, **95**(14), 6256-6261.

Seppa, N. (2000). Bubble babies thrive on gene therapy. *Science News Online* (retrieved from www.science online.org).

Warren, S. (2002). Presidential address 2002 - Genes, brains, and behavior: the road ahead. *Mental Retardation,* 40(6), 471-476.

Wenner, M. (2008). Regaining lost luster. New developments and clinical trials breathe life back into gene therapy. *Scientific American,* January, 9-10.

Wisniewski, K., Kida, E., Golabeck, A., *et al.* (2006). Down syndrome: from pathology to pathogenesis. In J. A. Rondai & J. Perera (eds.), *Down Syndrome. Neurobehavioural Specificity,* pp. 17-33. Chichester: Wiley.

Ye, X., Mitchell, M., Newman, K., Batshaw, M. (2001). Prospects for prenatal gene therapy in disorders causing mental retardation. *Mental Retardation and Developmental Disabilities Research Review,* 7, 65-72.

Conclusões

Cada vez mais estados e governos promulgam leis e regulamentos que asseguram que a educação e o tratamento precoce da criança com deficiências congênitas e sua família estejam à disposição, de forma igualitária, a todas as pessoas. Grandes progressos conceituais e técnicos ocorreram nas últimas décadas, principalmente nos países industrializados. O que ainda falta, porém, é a integração completa entre a ciência e a reabilitação neurocognitiva. Discutimos as diversas facetas da reabilitação precoce direcionada principalmente a bebês e crianças com síndrome de Down (DS). Os princípios metodológicos básicos e as recomendações, provavelmente, são válidos para outras síndromes genéticas de deficiência intelectual, mas mais pesquisas acerca do desenvolvimento na presença destas doenças são necessárias. Um dos objetos deste livro foi reunir, em uma única obra, as contribuições técnicas de diferentes campos relacionadas a um problema geral; como melhorar, dadas as limitações biológicas presentes, as habilidades de uma criança com DS à máxima extensão, em diversos aspectos relevantes a seu lugar como membro ativo da sociedade. Como enfatizado em vários capítulos, as melhores chances de atingir tal objetivo passam pela intervenção precoce (até mesmo muito precoce), intensiva e sistemática, conduzida por profissionais competentes em colaboração constante com pais e professores. É bastante óbvio que a reabilitação eficiente não termina aos 6 ou 7 anos de idade. Além disso, enfatizar a necessidade de desenvolvimento de melhores programas de intervenção precoce e mais sistemáticos não significa que os períodos seguintes, até a adolescência e a vida adulta, não são igualmente importantes. No entanto, o progresso nos estágios tardios é, provavelmente, facilitado pelas bases sólidas antes adquiridas. A necessidade de profissionais e professores adequados e da informação e envolvimento corretos dos pais foi reconhecida. A este respeito, uma das dificuldades é assegurar que o conhecimento derivado das pesquisas de diferentes áreas, como as descritas neste livro e na literatura atual, seja posto em prática pelos profissionais.

Como explicado em diversos capítulos, a terapia genética não é mais considerada ficção científica embora sua prática ainda esteja um pouco distante, principalmente nas doenças cromossômicas, como a DS. Devemos nos preparar, mental, ética e socialmente para esta perspectiva, que permitirá a gradual melhora (provavelmente gene a gene ou produto gênico a produto gênico, em primeiro lugar) de alguns dos aspectos mais negativos do fenótipo DS. É importante ter em mente, porém, que precisamos manter, e até mesmo aumentar, a sinergia entre as terapias genéticas e orgânicas e as intervenções neurocognitivas. Estas últimas serão sempre necessárias à obtenção dos melhores resultados possíveis para aperfeiçoamento dos estados biológicos e psicológicos das pessoas com DS e outras doenças genéticas causadoras de deficiência intelectual. Mais uma vez, nos encontramos encarando a DS na convergência das disciplinas genotípicas e fenotípicas e com a necessidade de desenvolvimento de relações e colaborações interdisciplinares genuínas, como bastante defendido neste livro.

Índice Remissivo